W0232364

Tropon-Symposium V

Mit freundlicher Empfehlung
Tropon Arzneimittel
Köln

Therapieresistenz unter Antidepressiva-Behandlung

Herausgegeben von Hans-Jürgen Möller

Mit 34 Abbildungen und 76 Tabellen

Springer-Verlag
Berlin Heidelberg New York
London Paris Tokyo
Hong Kong Barcelona

Tropon-Symposium V
am 4.11.1989

Prof. Dr. med. HANS-JÜRGEN MÖLLER
Universitäts-Nervenklinik
Psychiatrie
Sigmund-Freud-Straße 25
D-5300 Bonn 1

ISBN 3-540-52765-6 Springer-Verlag Berlin Heidelberg New York
ISBN 0-387-52765-6 Springer-Verlag New York Berlin Heidelberg

CIP-Titelaufnahme der Deutschen Bibliothek
Therapieresistenz unter Antidepressiva-Behandlung / hrsg. von Hans-Jürgen Möller. – Berlin; Heidelberg; New York; London; Paris; Tokyo; Hong Kong; Barcelona: Springer, 1990
(Tropon-Symposium; 5)
ISBN 3-540-52765-6 (Berlin ...) brosch.
ISBN 0-387-52765-6 (New York ...) brosch.
NE: Möller, Hans-Jürgen [Hrsg.]; Tropon-Werke ⟨Köln⟩: Tropon-Symposium

Dieses Werk ist urheberrechtlich geschützt. Die dadurch begründeten Rechte, insbesondere die der Übersetzung, des Nachdrucks, des Vortrags, der Entnahme von Abbildungen und Tabellen, der Funksendung, der Mikroverfilmung oder der Vervielfältigung auf anderen Wegen und der Speicherung in Datenverarbeitungsanlagen, bleiben, auch bei nur auszugsweiser Verwertung, vorbehalten. Eine Vervielfältigung dieses Werkes oder von Teilen dieses Werkes ist auch im Einzelfall nur in den Grenzen der gesetzlichen Bestimmungen des Urheberrechtsgesetzes der Bundesrepublik Deutschland vom 9. September 1965 in der jeweils geltenden Fassung zulässig. Sie ist grundsätzlich vergütungspflichtig. Zuwiderhandlungen unterliegen den Strafbestimmungen des Urheberrechtsgesetzes.

© Springer-Verlag Berlin Heidelberg 1990
Printed in Germany

Die Wiedergabe von Gebrauchsnamen, Handelsnamen, Warenbezeichnungen usw. in diesem Werk berechtigt auch ohne besondere Kennzeichnung nicht zu der Annahme, daß solche Namen im Sinne der Warenzeichen- und Markenschutz-Gesetzgebung als frei zu betrachten wären und daher von jedermann benutzt werden dürften.

Produkthaftung: Für Angaben über Dosierungsanweisungen und Applikationsformen kann vom Verlag keine Gewähr übernommen werden. Derartige Angaben müssen vom jeweiligen Anwender im Einzelfall anhand anderer Literaturstellen auf ihre Richtigkeit überprüft werden.

Satz: K+V Fotosatz GmbH, Beerfelden
2125/3130-543210 – Gedruckt auf säurefreiem Papier

Vorwort

In der Behandlung depressiver Patienten mit Antidepressiva kommt es in einem nicht unerheblichen Prozentsatz zu Therapieresistenz. Von diesem Problem, das seit Erforschung der ersten Antidepressiva bekannt ist, sind vor allem stationär behandlungsbedürftige Patienten betroffen, weil es im ambulanten Vorfeld zu einer Selektion dieser Patienten kommt.

Die Relevanz der Problematik wird aus den kontrollierten Therapiestudien mit Antidepressiva deutlich. Die schon aus den Studien mit den klassischen Trizyklika bekannte Drittel-Regel für Therapieresistenz nach ca. 4–6 Wochen Behandlung wurde auch von den modernen Antidepressiva nicht durchbrochen. Selbst unter den, im Vergleich zu kontrollierten Therapiestudien, weniger restriktiven Bedingungen der psychiatrischen Routineversorgung (Möglichkeit zu längerer Behandlung, zu höherer Dosierung, zu Präparatewechsel etc.) kommt es in einem noch immer erheblichen Prozentsatz, insbesondere im stationären Bereich, zu Therapieresistenz. Antidepressiva-Therapieresistenz ist einer der häufigsten Einweisungsgründe ambulant behandelter depressiver Patienten zu einer stationären Behandlung.

Im Rahmen des Tropon-Symposiums, das im Herbst 1989 in Köln durchgeführt wurde, stand diese Thematik im Zentrum. Hintergrundfaktoren und Behandlungsmöglichkeiten der Antidepressiva-Non-Response wurden von verschiedenen Experten dargestellt und zusammen mit dem Plenum diskutiert. Dabei wurde insbesondere darauf geachtet, praktische Handlungsanweisungen zu geben.

Der Leitung der Troponwerke, insbesondere Herrn O. Rohde und Herrn S. Sieberns, sei herzlich gedankt für die Bereitstellung der organisatorischen und finanziellen Rahmenbedingungen für das Symposium. Einen herzlichen Dank auch an die Referenten, die hervorragende Beiträge geliefert haben, und den Teilnehmern des Symposiums, die durch intensive Diskussionsbeiträge viele Anregungen gegeben haben.

Ganz besonders danken möchte ich Herrn Oberarzt Dr. S. Kasper und Frau M. Linz für ihre große Hilfe bei der editorischen Bearbeitung der Manuskripte sowie Herrn Dr. E. Klemm für die Erstellung des Sachverzeichnisses.

Bonn, Sommer 1990 HANS-JÜRGEN MÖLLER

Inhaltsverzeichnis

Mitarbeiterverzeichnis

BAUMANN, PIERRE, Priv.-Doz. Dr. med., Clinique psychiatrique, Hôpital de Cery, CH-1008 Prilly-Lausanne

BRÖMER, ARIANE, Dipl.-Psychol., Universitäts-Nervenklinik, Osianderstr. 22, D-7400 Tübingen

DEISTER, ARNO, Dr. med., Universitäts-Nervenklinik, Psychiatrie, Sigmund-Freud-Str. 25, D-5300 Bonn 1

DELINI-STULA, ALEXANDRA, Dr. med., Ciba-Geigy AG, Klybeckstr. 141, CH-4002 Basel

DIETZFELBINGER, THOMAS, Dr. med., Universitäts-Nervenklinik, Psychiatrie, Sigmund-Freud-Str. 25, D-5300 Bonn 1

ERFURTH, ANDREAS, Dr. med., Psychiatrische Universitäts-Klinik, Nußbaumstr. 7, D-8000 München 2

FÄHNDRICH, ERDMANN, Priv.-Doz. Dr. med., Psychiatrische Abteilung des Krankenhauses Neukölln, Rudower Str. 56, D-1000 Berlin 47

FIMMERS, ROLF, Dipl.-Math., Institut für Medizinische Statistik, Dokumentation und Datenverarbeitung der Universität Bonn, Sigmund-Freud-Str. 25, D-5300 Bonn 1

FISCHER, G., Dr., Universitäts-Nervenklinik, Psychiatrie, Sigmund-Freud-Str. 25, D-5300 Bonn 1

GASTPAR, MARKUS, Prof. Dr. med., Allgemeine Psychiatrie, Rheinische Landes-Hochschulklinik, Virchowstr. 174, D-4300 Essen 1

HAUTZINGER, MARTIN, Priv.-Doz. Dr. phil., Dipl.-Psychol., Fachgruppe Psychologie der Sozialwissenschaftlichen Fakultät der Universität Konstanz, D-7750 Konstanz 1

HELMCHEN, HANFRIED, Prof. Dr. med., Psychiatrische Universitäts-Klinik, Eschenallee 3, D-1000 Berlin 19

HOLE, GÜNTER, Prof. Dr. med., Psychiatrisches Landeskrankenhaus, Abteilung Psychiatrie I der Universität Ulm, D-7980 Ravensburg-Weißenau

KASPER, SIEGFRIED, Dr. med., Universitäts-Nervenklinik, Psychiatrie, Sigmund-Freud-Str. 25, D-5300 Bonn 1

KELLER, FERDINAND, Dipl.-Psychol., Psychiatrisches Landeskrankenhaus, Abteilung Psychiatrie I der Universität Ulm, D-7980 Ravensburg-Weißenau

KISSLING, WERNER, Dr. med., Psychiatrische Klinik der Technischen Universität München, Ismaninger Str. 22, D-8000 München 80

LAUX, GERD, Priv.-Doz. Dr. med., Dipl.-Psychol., Psychiatrische Universitäts-Klinik, Füchsleinstr. 15, D-8700 Würzburg

MARNEROS, ANDREAS, Prof. Dr. med., Universitäts-Nervenklinik, Psychiatrie, Sigmund-Freud-Str. 25, D-5300 Bonn 1

MÖLLER, HANS-JÜRGEN, Prof. Dr. med., Universitäts-Nervenklinik, Psychiatrie, Sigmund-Freud-Str. 25, D-5300 Bonn 1

SCHMAUSS, MAX, Dr. med., Psychiatrische Abteilung des Bezirkskrankenhauses Augsburg, Dr.-Mack-Str. 1, D-8900 Augsburg

SCHOLDERLE, MONIKA, Dr. med., Psychiatrische Universitäts-Klinik, Nußbaumstr. 7, D-8000 München 2

SCHOU, MOGENS, Prof. Dr. med., Psychiatric Hospital, 2 Skovagervej, DK-8240 Risskov

STEINER, BEATE, Dr. med., Psychiatrisches Landeskrankenhaus, Abteilung Psychiatrie I der Universität Ulm, D-7980 Ravensburg-Weißenau

STEINMEYER, ECKHARD M., Prof. Dr. phil., Psychiatrische Klinik der Technischen Hochschule Aachen, Pauwelsstraße, D-5100 Aachen

WOGGON, BRIGITTE, Prof. Dr. med., Psychiatrische Universitäts-Klinik, Lenggstr. 31, CH-8029 Zürich 8

WOLFERSDORF, MANFRED, Priv.-Doz. Dr. med., Psychiatrisches Landeskrankenhaus, Abteilung Psychiatrie I der Universität Ulm, D-7980 Ravensburg-Weißenau

ZERSSEN, DETLEV v., Dr. med., Dr. phil., Max-Planck-Institut für Psychiatrie, Kraepelinstr. 2, D-8000 München 40

ZIMMER, FRIEDERIKE T., Dr. med., Universitäts-Nervenklinik, Osianderstr. 22, D-7400 Tübingen

1 Chronische Depression – Psychopathologie, Verlaufsaspekte und prädisponierende Faktoren

A. MARNEROS und A. DEISTER

1.1 Einleitung

Das Problem der „chronischen Depression“ ist in der Psychiatrie nicht neu. Schon kurz nach der Kraepelin'schen Dichotomisierung der Psychosen in die ungünstig verlaufenden Syndrome der Dementia Praecox und das angebliche günstig verlaufende manisch-depressive Irresein wurde erkannt, daß die Grenzen zwischen den beiden Gruppen nicht so klar gezogen werden können.

Kraepelin selbst erkannte, daß es Fälle von manisch-depressivem Irresein gibt, die doch keinen Ausgang in Heilung haben (Kraepelin 1920).

Vor allem Stransky (1911) machte auf Verläufe des manisch-depressiven Irreseins aufmerksam, in denen sich ein „Defekt“ entwickelt, wobei von ihm auch Übergänge zu organischen Krankheitsbildern konzidiert wurden. Außerdem beschreibt er eine weitere Form des ungünstigen Ausganges des manisch-depressiven Irreseins, die durch einen chronischen Verlauf gekennzeichnet ist.

Die Frage jedoch der sogenannten „chronischen Depression“ wurde nach der Einführung der modernen Pharmakotherapie aktueller, vor allem im Zusammenhang mit der Problematik der sog. Therapieresistenz.

Was unter chronischer Depression, bzw. unter chronifizierter Depression jedoch zu verstehen ist, wurde bis heute nicht einheitlich definiert. Es gibt also nicht *die* Definition der chronischen Depression. Es gibt vielmehr verschiedene Definitionsansätze, die sich nicht selten gegenseitig ausschließen. Der definitorische Wirrwar ist einer der wesentlichen Gründe, warum ein vernünftiger Vergleich der verschiedenen Studien praktisch nicht möglich ist (Pichot 1974; Shapiro u. Keller 1981; Angst 1987; Scott 1988).

Die Problematik wird noch größer, wenn alle Formen depressiven Erlebens oder depressiven Ausdrucks in einen Topf geworfen werden, wenn also kein Unterschied zwischen den typologisch definierten endomorphen Syndromen auf der einen Seite und Persönlichkeitsentwicklungen oder organischen Formen auf der anderen Seite gemacht wird.

1.2 Definitionsansätze

Zur Definition des Begriffes der chronifizierten Depression werden sehr unterschiedliche Parameter herangezogen. Man berücksichtigt dabei Parameter des Verlaufes, so etwa die Phasendauer und die Phasenhäufigkeit (Laux 1986a), Parameter des Ausganges wie etwa die Persistenz von psychopathologischen Symptomen (Klages 1967; Huber et al. 1969), aber auch die sozialen Konsequenzen der

Tropon-Symposium V
Therapieresistenz unter Antidepressiva-Behandlung
Hrsg. H.-J. Möller
© Springer-Verlag Berlin Heidelberg 1990

Erkrankung (Bothwell u. Weissman 1977). Darüber hinaus wird die Art der psychopathologischen Konstellation (Huber et al. 1969), aber auch ihre Intensität als definitorischer Ansatz benutzt. In einigen Studien wird sogar ein Syndromshift in Richtung Schizophrenie oder schizoaffektive Psychose (Lee u. Murray 1988) oder gar Organizität als ein definitorisches Merkmal der Chronifizierung angesehen.

Es wird eine Depression z. B. dann als chronisch bezeichnet, wenn sie im Verlauf mehr als 5 Hospitalisationen aufweist (Laux 1986a). Einschränkend muß man hier natürlich fragen, wie lange dieser Verlauf denn eigentlich sein muß.

Es wird aber auch ein Verlauf dann als chronisch bezeichnet, wenn die kumulative Hospitalisationsdauer ein Jahr übersteigt (Laux 1986a), oder wenn die Gesamtkrankheitsdauer mindestens 10 Jahre beträgt. Schließlich wird gefordert, daß die Dauer der gegenwärtigen Episode mehr als zwei Jahre betragen muß, um eine chronische Depression annehmen zu können (Guensberger u. Fleischer 1972; Garvey et al. 1986; American Psychiatric Association 1987).

Wollen wir tatsächlich an diesem fragwürdigen und problematischen Begriff der *chronischen* Depression bzw. *chronifizierten* Depression festhalten, dann müssen wir wohl den Weg der psychopathologischen Konsequenz gehen und als chronische Depression diejenige lang andauernde depressive Episode bezeichnen, die einige feste und bestimmte psychopathologische Kriterien erfüllt, wie etwa die Kriterien einer endogenen Depression, die des melancholischen Subtypes der Major Depression, oder die irgendeines entsprechenden Konzeptes.

Wichtig ist, daß die kriteriologischen Merkmale einer bestimmten psychoathologischen Konstellation erfüllt sind und nicht jede Adynamie oder jedes hypochondrische Verhaltensmuster oder jede Mißstimmung als chronische Depression bezeichnet wird.

1.3 Häufigkeit

Bezeichnen wir als chronische Depression eine melancholische Phase, die über mehrere Jahre dauert, dann wird uns jeder erfahrene Kliniker und jeder Verlaufsforscher sagen: Das sind aber extreme *Raritäten.*

Benutzen wir dagegen andere kriteriologische Merkmale für Chronizität, wie einige von denen, die wir oben erwähnt haben, so etwa die kumulative Hospitalisierungsdauer, die Anzahl der Episoden, die Persistenz von Symptomen, die soziale Behinderung usw., dann wird uns jetzt der erfahrene Kliniker und der Verlaufsforscher sagen: Das ist ein sehr *häufiges* Phänomen.

Dies erklärt die sehr unterschiedlichen Angaben in der Literatur bezüglich der *Häufigkeit* der chronischen Depression.

Nach einer Übersicht von Angst (1987) wird die Häufigkeit in der internationalen Literatur zwischen 1% (Winokur u. Morrison 1973) und 77% (Berti Ceroni et al. 1984) angegeben. Dazwischen sind so ziemlich alle Prozentzahlen ebenfalls vertreten.

Wie ausgeprägt die Häufigkeit der sog. chronischen Depression von der Definition abhängig ist, kann sehr eindrucksvoll am Material der affektiven Psychosen unserer Köln-Studie demonstriert werden.

Tabelle 1. Merkmale der untersuchten Population

Zahl der Patienten	106	
Geschlecht		
Männlich	26	(24,5%)
Weiblich	80	(75,5%)
Alter bei Erstmanifestation (Jahre)		
Arithmetisches Mittel	36,1	
Median	35,0	
Standardabweichung	11,0	
Minimum	15	
Maximum	63	
Katamnesendauer (Jahre)		
Arithmetisches Mittel	27,9	
Median	25,0	
Standardabweichung	9,3	
Minimum	10	
Maximum	56	
Alter bei Katamnese (Jahre)		
Arithmetisches Mittel	64,0	
Median	66,0	
Standardabweichung	12,5	
Minimum	32	
Maximum	87	
Verlauf		
Unipolar	76	(72%)
Bipolar	30	(28%)

In der Köln-Studie wurden bislang insgesamt 402 Patienten persönlich und unter Verwendung standardisierter Instrumente nach einem durchschnittlichen Verlauf von etwa 25 Jahren nachuntersucht.

106 Patienten erfüllten unter Berücksichtigung des Längsschnittes die Kriterien der Diagnose „Affektive Psychose" (Marneros et al. 1986, 1988a, 1989a). Diese Diagnose wurde nur dann gestellt, wenn während des gesamten Verlaufes nur reine affektive Episoden, aber keine schizophrenen oder schizoaffektiven Episoden aufgetreten waren. Die Kriterien für die affektive Psychose orientieren sich an den Kriterien des melancholischen Subtypes der Major Depression des DSM-III, lediglich gering modifiziert (Marneros et al. 1986, 1988a, 1989a).

Tabelle 1 zeigt einige Merkmale der untersuchten Population.

Werden die oben erwähnten Kriterien zur Definition einer chronischen Depression auf diese Patienten angewendet, so zeigen sich sehr große Häufigkeitsunterschiede (Tabelle 2).

Eine Episodendauer über mindestens zwei Jahre finden wir nur bei einem einzigen Patienten. Dagegen erfüllt ein Drittel der Patienten das Kriterium „mehr als 5 Episoden im Verlauf". Einen ähnlich hohen Prozentsatz (36%) finden wir, wenn wir den Definitionsansatz einer kumulativen Hospitalisationsdauer von mehr als 1 Jahr übernehmen. Die meisten unserer Patienten (65%) müßten als chronisch depressiv bezeichnet werden, wenn wir eine Krankheitsdauer von über 10 Jahren

Tabelle 2. Anzahl derjenigen Patienten, die verschiedene Definitionsansätze erfüllen im Material der Köln-Studie

Affektive Psychosen (n = 106)	
Dauer der gegenwärtigen Episode mindestens 2 Jahre	1 (1%)
Im Verlauf mehr als 5 Episoden	35 (33%)
Kumulative Hospitalisationdauer > 1 Jahr	38 (36%)
Gesamtkrankheitsdauer größer als 10 Jahre	69 (65%)

zugrunde legen. Es findet sich also auch in dem von uns untersuchten Patientenkollektiv ein ähnlich breites Häufigkeitsspektrum, wie von Angst (1987) beschrieben.

Alle vier hier genannten Definitionen werden gleichzeitig nur von einem einzigen Patienten erfüllt. 25% der Patienten erfüllen mindestens drei Definitionen, mindestens 2 Definitionen werden von 39% erfüllt. Wenn wir nur die Erfüllung eines einzigen der vorgeschlagenen Definitionsansätze fordern, finden wir 72% aller von uns untersuchten Patienten, die wir als „chronisch" bezeichnen müssen.

Dies ist natürlich unsinnig.

1.4 Zum Begriff der „Symptompersistenz" als definitorisches Kriterium

Wenn Definitionen einen Anspruch auf Seriosität haben und nicht den Eindruck einer pseudowissenschaftlichen Spielerei erwecken sollen, müssen sie Kriterien einer epistemiologischen Teleologie erfüllen:

Was ist der Zweck der Definition, was will man erfassen und welche Konsequenz hat die Erfassung.

Ideal wäre es natürlich – wie schon erwähnt wurde – daß man als chronische Depression die lange Persistenz einer kriteriologisch faßbaren depressiven Phase bezeichnen würde. Wir haben aber gesehen, daß diese Fälle eine große Rarität sind.

Wenn der Begriff „chronische Depression" für die Praxis und die Forschung, für Therapie, Prophylaxe und Rehabilitation angewendet werden soll, dann muß dieser Begriff erweitert werden. Das Studium der internationalen Literatur und unsere eigene Verlaufsforschung haben uns dazu geführt anzunehmen, daß die diesbezügliche größere Relevanz eine Definition besitzt, die die Persistenz von psychopathologischen Symptomen über einen längeren Zeitraum berücksichtigt. Wie lange dieser Zeitraum sein muß, ist eine Frage des klinischen Kompromisses. In unserer Studie haben wir 3 Jahre als Grenze angenommen.

So ganz willkürlich ist diese Zeitperiode nicht. Sie basiert auf empirischer Forschung und sie wurde durch wichtige Verlaufsparameter verifiziert, wie etwa Zyklusdauer, Verlaufsdauer, Aktivitäts- und Inaktivitätsdauer. Die Grundlagen dieser Definition lieferten die Züricher Studie von Angst (1986) und unsere eigene Kölner Studie (Marneros et al. 1988a–c; Rohde et al. 1990).

Wir werden ab diesem Punkt mit großer Erleichterung auf den umstrittenen Begriff der chronischen Depression verzichten und jetzt von *Verläufen mit Sym-*

ptompersistenz sprechen, weil dieser Terminus die psychopathologische Unspezifität impliziert.

Die Symptompersistenz wurde in unserem Patientenkollektiv mit Hilfe verschiedener standardisierter Instrumente erfaßt, die auch verschiedene Schwerpunkte haben. Außer klinisch-psychopathologischen Kriterien wurde die Global Assessment Scale (GAS, Spitzer et al. 1976), das Disability Assessment Schedule der WHO (WHO/DAS, WHO 1979) sowie das Psychological Impairment Rating Schedule – ebenfalls von der WHO (WHO/PIRS, Biehl et al. 1986) angewendet.

Nach einem durchschnittlichen Verlauf von 28 Jahren boten 36% der Patienten eine in dieser Weise definierte Symptompersistenz. Diese Befunde stehen in sehr guter Übereinstimmung mit vielen ähnlich strukturierten Untersuchungen, wie etwa denen von Tsuang et al. (1979) und von Winokur (1975). Es sei jedoch betont, daß Verlaufsuntersuchungen, die eine so lange Beobachtungszeit berücksichtigen, in der internationalen Literatur selten sind.

1.5 Prädisponierende Faktoren

Eine der interessantesten Aspekte der Verlaufsforschung ist die Fahndung nach prädisponierenden Faktoren von Symptompersistenz.

Ähnlich wie bezüglich der Häufigkeit sind die Ergebnisse in der internationalen Literatur widersprüchlich.

Dafür ist nicht nur der definitorische Wirrwar verantwortlich zu machen, sondern auch andere Faktoren, wie etwa ungenügende Beobachtungszeit, die Globalität der Evaluation, die Begriffsegalisierung von Verlauf und Ausgang (Marneros et al. 1990) und die Untersuchung von selektierten Populationen. Laux (1986b) hat in diesem Zusammenhang darauf hingewiesen, daß das Krankengut einer Universitätsklinik relevante Differenzen zu dem eines Landeskrankenhauses aufweist, und dieses sich wiederum unterscheidet von einer ambulanten Population. Wenn wir die Aussagen in der Literatur bezüglich sog. prädisponierender Faktoren einander gegenüberstellen, dann ist festzustellen, daß praktisch jedem Faktor von einigen Autoren ein Einfluß zugeschrieben wird, der dann von anderen Autoren bestritten wird. Einige Beispiele anhand einer begrenzten Literaturauswahl zeigt Tabelle 3.

Der prämorbiden Persönlichkeit wird in der Literatur zwar weitgehend einhellig eine prognostische Bedeutung zugesprochen (Kulenkampff 1969; Laux 1986a), es muß aber betont werden, daß diese Angaben relativ wenig zuverlässig sind, da es sich dabei entweder um retrospektive Rekonstruktionen oder nur um globale Schätzungen der Persönlichkeitsstruktur handelt. Die diesbezüglichen Befunde müssen sicherlich durch prospektive Forschung noch verifiziert werden.

Sucht man eine Katharsis durch die gesamte Literatur, so findet man noch drei weitere Faktoren, denen besonders häufig eine prognostische Bedeutung zugesprochen wird: Polarität der Erkrankung, Alter bei Erstmanifestation und Zahl der Episoden.

Auch in unserer Studie fanden wir, daß Patienten mit Symptompersistenz signifikant mehr Episoden hatten (Tabelle 4) als Patienten mit einer Vollremission. Nach unseren Untersuchungen scheint es so zu sein, daß die *absolute* Zahl der Episoden von Bedeutung ist und weniger die jährliche Episodenfrequenz.

Tabelle 3. Angaben zu prädisponierenden Faktoren in der Literatur (Auswahl)

	Einfluß vorhanden	Einfluß nicht vorhanden
Polarität	Lauter (1967)	Garvey et al. (1986)
	Scott (1988)	Angst (1987)
Geschlecht	Guensberger u. Fleischer (1972)	Laux (1986a)
Alter bei Erstmanifestation	Lundquist (1945)	Glatzel (1973)
	Angst u. Frey (1977)	Winokur (1974)
	Laux (1986)	
Familiäre Belastung	Akiskal (1982)	Winokur (1974)
	Scott (1988)	Garvey et al. (1986)
Life Event	Akiskal (1982)	Hirschfeld et al. (1986)
Broken Home-Situation	Laux (1986a)	Akiskal (1982)
		Hirschfeld et al. (1986)
Ausmaß der depressiven Symptomatik	Scott (1988)	Akiskal (1982)
		Hirschfeld et al. (1986)
Zahl der Episoden	Zis et al. (1980)	Garvey et al. (1986)
	Laux (1986a)	Angst (1974)
Phasendauer	Scott (1988)	Glatzel (1967)
Prämorbide Persönlichkeit	Kulenkampff (1969)	
	Laux (1986a)	

Tabelle 4. Alter bei Erstmanifestation, Episodenzahl und jährliche Episodenfrequenz

	Patienten mit Symptompersistenz (n = 38)	Patienten mit Vollremission (n = 68)	Signifikanz
Alter bei Erstmanifestation (Mittelwert, Jahre)	37,1	35,6	$p = 0{,}515$ (1)
Zahl der Episoden			
– Mittelwert	4,8	3,3	$p = 0{,}004$ (2)
– Median	6,0	3,0	$p = 0{,}003$ (3)
Jährliche Episodenfrequenz			
– Geometrischer Mittelwert	0,166	0,133	$p = 0{,}080$ (2)

(1), t-Test; (2), t-Test (logarithmierte Werte); (3), Mann-Withney U-Test

Untersuchungen, die eine lange Beobachtungszeit, also über 20 Jahre, berücksichtigen, konnten nicht bestätigen, daß bipolare Erkrankungen eine schlechtere Prognose haben als monopolare Erkrankungen. Weder die Untersuchungen von Angst (1989) noch unsere Untersuchungen konnten irgendeine Differenz in bezug auf Häufigkeit der Symptompersistenz zwischen monopolaren und bipolaren Verläufen zeigen. Wir haben andernorts gezeigt (Deister et al. 1990; Marneros et al. 1989b, Rohde et al. 1990), daß die Tatsache, daß einige Autoren über schlechtere Prognose der bipolaren Erkrankungen berichten, vorwiegend auf eine Begriffsegalisierung von Verlauf und Ausgang zurückzuführen ist. Es wird dabei häufig übersehen, daß der Ausgang nur eines von mehreren kriteriologischen Merkmalen des Verlaufes ist. Der Verlauf dagegen beinhaltet alle Phänomene und Symptome, die während der gesamten Lebenszeit des Patienten als Ausdruck der Psychose aufgetreten sind, wie Angst (1986) es definiert hat. Beide Begriffe, also Verlauf und Ausgang, werden häufig undifferenziert als Prognose bezeichnet. So wird unter der Bezeichnung „gute Prognose“ auf der einen Seite das Auftreten weniger oder seltener Rezidive verstanden, und auf der anderen Seite das Fehlen von Behinderung und Residuum nach kurzem oder langem Verlauf der Erkrankung. In diesem Zusammenhang kann gesagt werden, daß bipolare Erkrankungen – nicht nur bipolare affektive, sondern auch bipolare schizoaffektive Erkrankungen – eine schlechtere Prognose als unipolare Erkrankungen haben, wenn als Prognose die Häufigkeit der Rezidive bezeichnet wird. Sie haben jedoch per se keine schlechtere Prognose, wenn man die Symptompersistenz, Behinderung und Residuum damit meint. Wir haben aber gesehen, daß die absolute Zahl der Episoden häufiger mit dem Auftreten von Symptompersistenz korreliert. Bipolare Erkrankungen haben insgesamt viel mehr Episoden als unipolare Erkrankungen, also damit auch eine größere Korrelation mit Symptompersistenz.

Ein weiterer Faktor, der sehr häufig mit dem Auftreten von Symptompersistenz verbunden ist, ist das Alter bei Erstmanifestation. Viele Untersuchungen (Lundquist 1945; Angst u. Frey 1977; Laux 1986a) zeigen, daß, je älter der Patient bei Erstmanifestation war, desto häufiger kam es zum Auftreten von Symptompersistenz. Es muß dabei jedoch berücksichtigt werden, daß es sich hierbei um ein Interferrieren mehrerer Faktoren handelt. Höheres Alter der Patienten korreliert u.a. häufiger mit kürzeren Zyklen, wie die Züricher Studie zeigen konnte. Das Vorhandensein kürzerer Zyklen bedeutet aber viel häufigere Episoden, dies ist dann wiederum ein positiv korrelierender Faktor mit Symptompersistenz. Es darf nicht übersehen werden, daß bei Patienten mit Spätformen der Depression eine Beimischung von organischen psychopathologischen Symptomen zu der endomorphen Symptomatik nicht selten ist. Ebenfalls nicht selten betrifft die Symptompersistenz nicht die depressive, sondern eine hintergründige organische Symptomatik. In unserem Material fanden wir keine Unterschiede bezüglich des Alters bei Erstmanifestation. Studien, die einen sehr langen Krankheitsverlauf berücksichtigen, sind selten. Sie zeigen jedoch alle die enorme Bedeutung des Faktors „Beobachtungszeit“.

Wie aus Abb. 1 ersichtlich ist, steigt mit zunehmender Dauer der Beobachtungszeit auch die Zahl derjenigen Patienten, die eine Symptompersistenz aufweisen. In den ersten 5 Jahren findet man sie nur bei etwa 18%, in den ersten 15 Jahren aber schon bei 28%, nach 20 Jahren bei 32%, nach 35 Jahren bei 36%.

In der von uns untersuchten Population begann die Symptompersistenz durchschnittlich nach der 3. Episode, wobei auch direkt nach der ersten Episode eine Symptompersistenz möglich ist, bei anderen Patienten aber auch erst nach der 13. Episode.

Die Symptompersistenz beginnt durchschnittlich 9,9 Jahre (arithmetisches Mittel; Median 7,0 Jahre) nach der Erstmanifestation. Diese Ergebnisse stehen in Übereinstimmung mit anderen Arbeiten (Huber et al. 1969). Auch hier muß betont werden, daß sowohl direkt nach der Erstmanifestation eine Symptompersistenz bestehen kann, aber auch erst nach 33 Jahren mit Symptomfreiheit während der Intervalle.

Die Prophylaxe mit Lithium hat sowohl in der Gruppe der Patienten mit Symptompersistenz als auch in der Gruppe mit Vollremission einen Einfluß auf

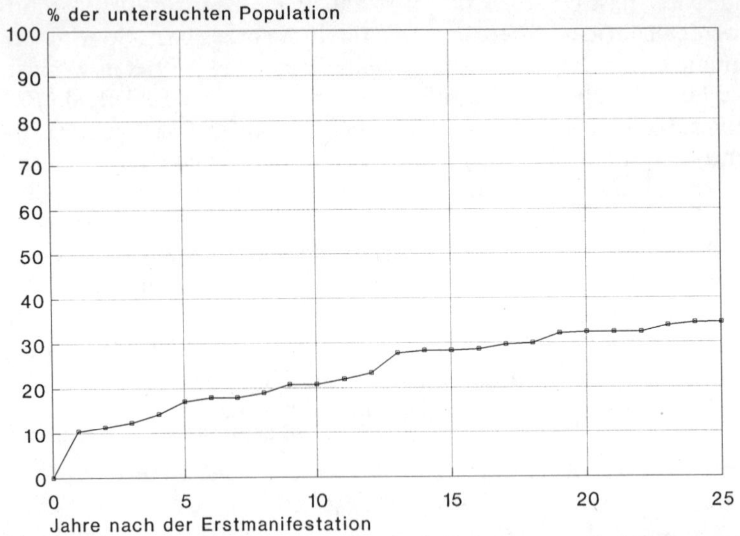

Abb. 1. Patienten mit Symptompersistenz in Abhängigkeit von der Dauer seit der Erstmanifestation

Tabelle 5. Jährliche Episodenfrequenz vor und unter Prophylaxe mit Lithium bzw. Antidepressiva

	Patienten mit Symptompersistenz (n = 38)		Patienten mit Vollremission (n = 68)
Jährliche Episodenfrequenz (Median)			
– Vor Lithiumprophylaxe	0,354		0,550
– Unter Lithiumprophylaxe	0,062		0,000
	(1)	$p = 0{,}028$	$p = 0{,}000$
– Vor Antidepressiva-Prophylaxe	0,222		0,247
– Unter Antidepressiva-Prophylaxe	0,036		0,000
	(1)	$p = 0{,}000$	$p = 0{,}000$

(1), Intraindividueller Vergleich vor und unter Prophylaxe, t-Test

die Rezidivhäufigkeit. Dabei scheint die Wirkung in der Gruppe mit Symptompersistenz schwächer zu sein als in der Gruppe mit Remission. Das gleiche gilt für die Wirkung von Antidepressiva, wenn sie als Prophylaktikum eingesetzt, also mindestens 3 Jahre ununterbrochen eingenommen werden (Tabelle 5).

Die beschriebenen Befunde müssen allerdings unter der Einschränkung eines vorwiegend retrospektiven Ansatzes interpretiert werden.

1.6 Psychopathologisches Bild

Das psychopathologische Bild variiert sehr. Wie wir schon festgestellt haben, müßte nach den Regeln der psychopathologischen Konsequenz die Episode einfach unverändert weiterlaufen. Wir haben aber gesehen, daß dies eine ausgesprochene Rarität ist, so daß wir diesen Fall praktisch vernachlässigen können. Das psychopathologische Bild manifestiert sich vielmehr mit verschiedenartigen Facetten und mit verschiedengradiger Intensität. Entsprechend sind auch die unterschiedlichen Verlaufstypen der sog. chronischen Depression in der Literatur beschrieben worden.

Glatzel u. Lungershausen (1970) haben fünf prägnante Typen aufgezählt, Laux (1986a) beschrieb eine Verlaufstypologie mit neun verschiedenen Typen.

Bei einem Überblick über die Literatur ist zu bemerken, daß sowohl in der Zeit, als die deskriptive Phänomenologie ihre Hochkonjunktur hatte, z. B. in den Arbeiten von Mendel (1881), Kraepelin (1920), Stransky (1911), Schneider (1980) und Weitbrecht (1960), als auch in der modernen Literatur – wie etwa bei Kielholz (1980), Lauter (1969), Glatzel und Lungershausen (1970), Huber et al. (1969), Guensberger und Fleischer (1972) –, eine Vielzahl von Symptomen zu finden sind, die recht unspezifisch sind.

Zu Recht betonen Glatzel u. Lungershausen (1970), Huber et al. (1969) und andere, daß, wenn man einen sog. Residualzustand einer affektiven Psychose nur vom Querschnitt her erkennen muß, dies ein schwieriges Unterfangen ist. Häufig ist ohne Kenntnis der Vorgeschichte eine diagnostische Zuordnung des Krankheitsbildes schwer möglich.

Die operationalistische Erfassung der chronisch persistierenden Symptomatik ergibt ein u. E. sehr vereinfachtes Bild, das ungefähr so dargestellt werden kann:

Eine Gruppe von Patienten zeigt am ehesten Störungen der Affektivität, eine andere Gruppe am ehesten Störungen des Antriebes. Dazwischen gibt es natürlich einen großen Überlappungsbereich.

Dieses Bild zeigt sich auch bei der Auswertung des Psychological Impairment Rating Schedule (WHO/PIRS) in der von uns untersuchten Patientenpopulation. Tabelle 6 listet diejenigen 10 Einzelitems auf, die bei Patienten mit Symptompersistenz am häufigsten zu finden waren. Es zeigt sich, daß keines der erfaßten Items bei allen Patienten mit Symptompersistenz zu finden ist, ja noch nicht einmal bei der Hälfte der Patienten.

Dies steht in Übereinstimmung mit rein deskriptiven Arbeiten über die chronisch persistierende Depression bzw. Symptompersistenz, die von einer Labilität

Tabelle 6. Häufigkeit der 10 am häufigsten gestörten Einzel-Items des Psychological Rating Impairment Schedule (PIRS) (n = 38)

Depressivität	36,8%
Mimik vermindert	36,8%
Sparsame Gestik	31,6%
Verlangsamung	28,9%
Affektverarmt	26,3%
Verminderte Variationsbreite der Mimik	23,7%
Verminderte Mimik	23,7%
Mangel an non-verbalem Verhalten	18,4%
Mangel an Individualität	15,2%
Ratlosigkeit	15,2%

der Stimmungslage, Konzentrationsschwäche, Einbuße an Spannkraft und Energie, von kurz andauernden Verstimmungen, Hypochondrismen, Ängstlichkeit und Einengung des Aktions- und Interessenfeldes berichten. Es werden sekundäre neurotische Verhaltensmuster, aber auch organisch anmutende Symptome beschrieben (Klages 1967; Glatzel u. Lungershausen 1970; Huber et al. 1969; Lauter 1969; Kielholz 1980).

Diese unspezifische Symptomatik ist ein weiterer Faktor, der zu definitorischer Konfusion, wahrscheinlich aber auch zu irrtümlicher Annahme einer Sympompersistenz führt, und infolgedessen auch zu einer irrtümlichen Annahme einer Therapieresistenz; Helmchen (1974) hat auf die Beziehung zwischen Symptompersistenz und Therapieresistenz hingewiesen.

Wir meinen damit, daß durch Evaluationsglobalität – eine Gefahr, die einige Evaluationsskalen mit sich bringen, vor allem die so modisch gewordenen „Kurz-Skalen" – modifizierte interaktionale Muster nach langer Erkrankungsdauer, neu erworbene Verhaltensweisen und Bewältigungsstrategien fälschlicherweise als persistierende Symptome erfaßt werden. Damit ergibt sich die Gefahr, daß sekundäre Phänomene, die zwar eine Folge der depressiven Erkrankung sind, aber doch keine krankheitsimmanenten Symptome, als Parameter der Chronifizierung erfaßt werden. Wir wissen aus der Verlaufsforschung, daß außer einer persistierenden Symptomatik, einer sog. residualen Symptomatik, auch neue Phänomene, Verhaltensweisen und neue Strategien von dem Patienten entwickelt werden, die im Rahmen entweder einer sekundären Habitualisierung – wie Glatzel (1975) es beschrieben hat – oder einer sekundären Neurotisierung – wie Weitbrecht (1967) das beschrieben hat –, also im Rahmen einer Umstrukturierung von Interaktionssystemen, entstehen. Darauf haben viele Autoren hingewiesen, sowohl in der Zeit vor der modernen Pharmakotherapie als auch danach, wie etwa Lauter (1969), Glatzel u. Lungershausen (1970), Huber et al. (1969), Peters u. Glück (1972), Wieser (1969) u.v.a.

Viele psychogene Fixierungen depressiver Verhaltensstile können als Bewältigungsversuche verstanden werden, um dem Ich wieder einen festen Standort in seiner depressiv verwandelten Daseinsform zu ermöglichen und damit ein neues Selbst- und Weltverhältnis zu gewinnen (Lauter 1969).

Dies macht deutlich, wie bedeutend die feine psychopathologische Differenzierung sog. chronifizierter depressiver Symptomatik ist. Werden sekundäre, psychologisch ableitbare Phänomene als Chronizitäts-Parameter erfaßt – und dies geschieht häufig, wenn wir im Rahmen einer wissenschaftlichen Betriebsamkeit unkritisch die „Kurz-Skalen" anwenden – und werden feine psychopathologische Regeln vernachlässigt, dann dürfen wir uns auch nicht wundern, wenn wir hohe Zahlen einer Therapieresistenz haben.

Nicht jedes pathologische Ausdrucksphänomen, nicht jede abweichende Verhaltensweise und nicht jede mitgeteilte pathologische Erlebnisweise gehört zur chronifizierten Depression.

So fasziniert wir von den Fortschritten der labortechnisch orientierten Psychiatrie und der operationalen Forschung sein dürfen – und wir gehören zu denjenigen, die sie mit Begeisterung betreiben und Verfechter einer operationalen Forschung sind – bleibt die *gekonnte* Anwendung von feinen psychopathologischen Kriterien auch zur Erfassung einer sog. chronischen Depression der königliche

Weg der psychiatrischen Diagnostik und damit auch Conditio sine qua non jeder vernünftigen therapeutischen Strategie.

Literatur

Akiskal HS (1982) Factors associated with incomplete recovery in primary depressive illness. Clin Psychiatry 43:266–271

American Psychiatric Association (1980) Diagnostic and statistical manual of mental disorders. 3rd edn. APA, Washington

American Psychiatric Association (1987) Diagnostic and statistical manual of mental disorders. 3rd edn (revised). APA, Washington

Angst J (1986) The course of schizoaffective disorders. In: Marneros A, Tsuang MT (Hrsg) Schizoaffective psychoses. Springer, Berlin Heidelberg New York Tokyo

Angst J (1987) Verlauf der affektiven Psychosen. In: Kisker KP et al. (Hrsg) Psychiatrie der Gegenwart 3. Aufl Bd 5: Affektive Psychosen. Springer, Berlin Heidelberg New York Tokyo, pp 115–133

Angst J (1989) Der Verlauf schizoaffektiver Psychosen. In: Marneros A (Hrsg) Schizoaffektive Psychosen. Springer, Berlin Heidelberg New York Tokyo, pp 47–54

Angst J, Frey R (1977) Die Prognose endogener Depressionen jenseits des 40. Lebensjahres. Nervenarzt 48:571–574

Berti Ceroni GB, Neri C, Pezzoli A (1984) Chronicity in major depression. A naturalistic prospective study. J Affect Dis 7:123–132

Biehl H, Maurer K, Schubart C, Krumm B, Jung E (1986) Prediction of outcome and utilization of medical services in a prospective study of first onset schizophrenics. Eur Arch Psychiatr Neurol Sci 236:139–147

Bothwell S, Weissman MM (1977) Social impairments four years after an acute depressive episode. Am J Orthopsychiatry 47:231–237

Deister A, Marneros A, Rohde A (1990) Long-term outcome of affective, schizoaffective and schizophrenic disorders: A comparison. In: Marneros A, Tsuang MT (eds) Affective and schizoaffective disorders: Similarities and differences. Springer, Berlin Heidelberg New York Tokyo, pp 157–167

Garvey MJ, Tollefson GD, Tuason VB (1986) Is chronic primary depression a distinct depression type? Comp Psychiatry 27:446–448

Glatzel J (1975) Sozialpsychiatrische Aspekte zyklothymer Depression. Nervenarzt 46:143–151

Glatzel J, Lungershausen E (1970) Phasenüberdauernde Befindlichkeitsstörungen bei cyclothymen Depressionen. Arch Psychiatr Nervenkr 213:388–395

Guensberger E, Fleischer J (1972) Zur Psychopathologie und zur nosologischen Stellung der chronischen Depression. Schweiz Arch Neurol Neurochirurg Psychiatr 110:109–119

Helmchen H (1974) Symptomatology of therapy-resistant depressions. Pharmacopsychiatry 7:145–155

Hirschfeld RMA, Klerman GL, Andreasen N, Clayton PJ, Keller MB (1986) Psycho-social predictors of chronicity in depressed patients. Br J Psychiatry 148:648–654

Huber G, Glatzel J, Lungershausen E (1969) Über zyklothyme Residualsyndrome. In: Schulte W, Mende W (Hrsg) Melancholie in Forschung, Klinik und Behandlung. Thieme, Stuttgart

Kielholz P (1980) Zum Verlauf manisch-depressiver Erkrankungen. In: Schimmelpenning GW (Hrsg) Psychiatrische Verlaufsforschung. Methoden und Ergebnisse. Huber, Bern Stuttgart Wien

Klages W (1967) Zur Struktur der chronischen endogenen Depression. In: Panse F (Hrsg) Problematik, Therapie und Rehabilitation der chronischen endogenen Psychosen. Enke, Stuttgart

Kraepelin E (1920) Die Erscheinungsformen des Irreseins. Z Gesamt Neurol Psychiatrie 62:1–29

Kulenkampff C (1969) Diskussionsbemerkung zu Wieser (1969) Über den Defekt bei phasischen Psychosen. In: Hippius H, Selbach H (Hrsg) Das depressive Syndrom. Urban & Schwarzenberg, München Berlin Wien

Lauter H (1969) Phasenüberdauernder Persönlichkeitswandel und persistierende Symptome bei der endogenen Depression. In: Hippius H, Selbach H (Hrsg) Das depressive Syndrom. Urban & Schwarzenberg, München Berlin Wien

Laux G (1986a) Chronifizierte Depressionen. Enke, Stuttgart

Laux G (1986b) Chronifizierte Depressionen – Eine klinische Verlaufsuntersuchung unter Berücksichtigung typologischer, therapeutischer und prognostischer Aspekte. In: Keup W (Hrsg) Biologische Psychiatrie. Forschungsergebnisse. Springer, Berlin Heidelberg New York Tokyo

Lee AS, Murray RM (1988) The long-term outcome of maudsley depressives. Br J Psychiatr 153:741–751

Lundquist G (1945) Prognosis and course in manic-depressive psychoses. A follow-up study of 319 first admissions. Acta Psychiatr Scand [Suppl] 35:1–96

Marneros A, Deister A, Rohde A (1986) The Cologne study on schizoaffective disorders and schizophrenia suspecta. In: Marneros A, Tsuang MT (eds) Schizoaffective Psychoses. Springer, Berlin Heidelberg New York Tokyo, pp 123–142

Marneros A, Deister A, Rohde A, Jünemann H, Fimmers R (1988a) Long-term course of schizoaffective disorders. Definitions, methods, frequency of episodes and cycles. Eur Arch Psychiatr Neurol Sci 237:264–275

Marneros A, Rohde A, Deister A, Jünemann H, Fimmers R (1988b) Long-term course of schizoaffective disorders. Length of cycles, episodes and intervals. Eur Arch Psychiatr Neurol Sci 237:276–282

Marneros A, Rohde A, Deister A, Fimmers R, Jünemann H (1988c) Long-term course of schizoaffective disorders. Onset, type of episodes and syndrome shift, precipitating factors, suicidality, seasonality, inactivity of illness and outcome. Eur Arch Psychiatr Neurol Sci 237:283–290

Marneros A, Deister A, Rohde A, Steinmeyer EM, Jünemann H (1989a) Long-term outcome of schizoaffective and schizophrenic disorders – a comparative study. I.: Definitions, methods, psychopathological and social outcome. Eur Arch Psychiatr Neurol Sci 238:118–125

Marneros A, Deister A, Rohde A (1989b) Unipolar and bipolar schizoaffective disorders – a comparative study. Part III: Long-term Outcome. Eur Arch Psychiatr Neurol Sci 239:158–163

Marneros A, Rohde A, Deister A, Steinmeyer EM (1990) Behinderung und Residuum bei schizoaffektiven Psychosen: Daten, methodische Probleme und Hinweise für zukünftige Forschung. Fortschr Neurol Psychiatr 58:66–75

Mendel E (1881) Die Manie. Urban & Schwarzenberg, Wien Leipzig

Peters UH, Glück A (1972) Die Problematik der ausklingenden depressiven Phase. Nervenarzt 43:505–511

Pichot P (1974) Therapy resistant depressions. Methodological problems. Pharmacopsychiatry 7:80–84

Rohde A, Marneros A, Deister A, Staab B (1990) The course of affective and schizoaffective disorders: Similarities and differences. In: Marneros A, Tsuang MT (eds) Affective and schizoaffective disorders: Similarities and differences. Springer, Berlin Heidelberg New York Tokyo, pp 146–156

Schneider K (1980) Klinische Psychopathologie, 13 Aufl. Thieme, Stuttgart New York

Scott J (1988) Chronic depression. Br J Psychiatry 153:287–297

Shapiro RW, Keller MB (1981) Initial 6-month follow-up of patients with major depressive disorder. A preliminary report from NIMH Collaborative Study of the psychobiology of depression. J Affect Dis 3:205–220

Spitzer RL, Gibbon M, Endicott J (1976) The global assessment scale. Arch Gen Psychiatry 33:768

Stransky E (1911) Das manisch-depressive Irresein. In: Aschaffenburg G (Hrsg) Handbuch der Psychiatrie. Deuticke, Leipzig Wien

Tsuang MT, Woolson RF, Fleming JA (1979) Long-term outcome of major psychoses. I. Schizophrenia and affective disorders compared with psychiatrically symptom-free surgical conditions. Arch Gen Psychiatry 36:1295–1301

Weitbrecht HJ (1960) Depressive und Manische endogene Psychosen. In: Gruhle HW, Jung R, Mayer-Gross W, Müller M (Hrsg) Psychiatrie der Gegenwart. 1. Aufl. Bd. II: Klinische Psychiatrie: Springer, Berlin Heidelberg New York Tokyo, pp 73–118

Weitbrecht HJ (1967) Die chronische Depression. Wien Z Nervenheilkunde 24:265–281

Wieser S (1969) Über den Defekt bei phasischen Psychosen. In: Hippius H, Selbach H (Hrsg) Das depressive Syndrom. Urban & Schwarzenberg, München Berlin Wien

Winokur G (1974) Genetic and clinical factors associated with course in depression. Pharmacopsychiat 7:122–126

Winokur G (1975) The Iowa 500: Heterogeneity and course in manic-depressive illness (Bipolar). Comp Psychiatry 16:125–131

Winokur G, Morrison J (1973) The Iowa 500: follow-up of 225 depressives. Br J Psychiatry 123:543–548

World Health Organisation (1988) WHO psychiatric disability assessment schedule (WHO/DAS). WHO, Geneve

Zis AP, Grof P, Webster M, Goodwin FK (1980) Prediction of relapse in recurrent affective disorder. Psychopharmacol Bull 16:47–49

Diskussion zu Vortrag 1

Prof. Dr. H. Helmchen
Sie haben zu Beginn Ihres Vortrags den Begriff der „chronischen Depression" durch den Begriff der „Symptompersistenz" ersetzt. Zum Schluß haben Sie aber auf die Bedeutung der psychopathologischen Differenzierung hingewiesen, um aus dem großen Topf der Symptompersistenz wieder die echte chronische Depression heraus zu differenzieren und abzugrenzen beispielsweise von den sekundären reaktiven Folgezuständen auf die Depression. Könnten Sie das bitte noch einmal erläutern?

Prof. Dr. A. Marneros
Was wir in der Praxis allgemein als chronische oder chronifizierte Depression bezeichnen, nenne ich Symptompersistenz, um die psychopathologische Unspezifität zu implizieren. Von dieser Symptompersistenz, die eine krankheitsimmanente Komponente besitzt – sozusagen eine Residualsymptomatik in der alten Definition des Wortes – sind die neu erworbenen Interaktionsmuster zu differenzieren. Für die exakte Diagnose sollten die feinen psychopathologischen Kriterien gelten, die wir zur Erfassung der Syndromatik anwenden.

Wenn ein Patient nach einer Reihe von Episoden beispielsweise ein phobisches Syndrom mit Verunsicherung und Ängstlichkeit entwickelt, dann müssen wir prüfen, ob diese phobischen Symptome vielleicht eine Folge der Gesamtverunsicherung des Persönlichkeitsgefüges sind.

Prof. Dr. H. Helmchen
Das heißt also, wenn man eine psychopathologisch unspezifische Symptompersistenz feststellt, dann muß man differenzieren, ob sich darunter eine psychopathologisch chronifizierte Depression oder aber Sekundärphänomene verbergen.

Prof. D. A. Marneros
Nicht unbedingt eine psychopathologisch chronifizierte Depression, aber doch mindestens Aspekte des ursprünglichen depressiven Syndroms. Das Gesamtbild der endogenen Depression ist nicht erforderlich. Die Differenzierung betrifft die Abgrenzung der neu erworbenen Verhaltensmuster, die als Folge der Verunsicherung und der Ängstlichkeit zu sehen sind.

Die Gruppe der Patienten mit Symptompersistenz enthält zwei Untergruppen: eine Gruppe ohne Lithium-Prophylaxe und eine, die eine kontinuierliche, mindestens 3-jährige Lithiumprophylaxe erhalten hatte. Bei den Patienten mit Lithiumprophylaxe waren die Rezidivhäufigkeit und die jährliche Episodenfrequenz erheblich niedriger, und zwar sowohl bei den Patienten mit Symptompersistenz, als auch bei den Patienten mit Vollremission. Bei letzteren scheint die Wirkung der Lithiumprophylaxe deutlicher ausgeprägt zu sein.

Dr. A. Deister

Entscheidend ist auch der intraindividuelle Vergleich. Vergleicht man eine Zeit, in der ein Patient keine Prophylaxe erhielt, mit einem Zeitraum, in dem eine Prophylaxe betrieben wurde, dann findet man bei einigen Patienten eine Abnahme der jährlichen Episodenfrequenz unter Lithiumprophylaxe.

Sowohl in der Gruppe mit Symptompersistenz als auch in der Gruppe mit Remission ist also im Einzelfall ein intraindividueller Effekt festzustellen. Die Patienten mit Symptompersistenz sind keineswegs die, die auf Lithium nicht reagiert haben. In beiden Gruppen reagieren Patienten auf eine kontinuierliche Lithiumprophylaxe von mindestens 3-jähriger Dauer. Das Gleiche gilt auch für die Antidepressivaprophylaxe. Zwar sind diese Daten mit Vorsicht zu interpretieren, denn es handelt sich um eine retrospektive Studie, was hinsichtlich der Therapie immer gewisse methodische Probleme beinhaltet. Dennoch sind diese Zahlen sehr eindrucksvoll.

Prof. Dr. B. Woggon

Herr Marneros, habe ich Sie richtig verstanden, daß Lithium und Antidepressiva wirkungslos bleiben, wenn der Patient sekundäre Phänomene als Reaktion auf die chronische Symptompersistenz entwickelt? Ich pflege Antidepressiva und Lithium zu kombinieren. Meinen Sie, daß man in solchen Fällen Antidepressiva absetzen sollte?

Prof. Dr. A. Marneros

Nein, natürlich nicht. Ich bin hoffentlich nicht mißverstanden worden. Ich glaube, es gibt keinen Unterschied zwischen unseren Strategien, wenn sekundäre Phänomene durch Therapieresistenz auftreten. Wenn aber diese Erscheinungen episodenunabhängige Reaktionen sind, ohne irgendwelche Residualsymptomatik, dann ist eine reine medikamentöse Therapie der Symptome nicht effektiv.

2 Vorhersage des Therapieerfolges unter Akutbehandlung mit Antidepressiva: Ergebnisse einer empirischen Untersuchung an 159 stationär behandelten Patienten mit endogener Depression

H.-J. MÖLLER, G. FISCHER und D. v. ZERSSEN

2.1 Einleitung

Die hohe Wirksamkeit der Antidepressiva-Therapie in der Akutbehandlung von Patienten mit endogener Depression ist durch viele Untersuchungen empirisch gut belegt (vgl. die Übersichtsarbeit von Morris und Beck 1974, Möller 1985 u.a.) und die praktische Relevanz dieser Substanzklasse für die Standardversorgung von Patienten mit endogener Depression steht außer Zweifel (Beckmann 1981). Ein Problem liegt darin, daß nicht alle behandelten Patienten eine Besserung im Laufe der medikamentösen Behandlung erfahren (Heimann 1974; Klerman u. Cole 1965; Lehmann 1974) und daß sich gerade im Bereich der stationären Behandlung Patienten mit schlechter therapeutischer Ansprechbarkeit, die sich im Rahmen der ambulanten Vorbehandlung herausselektiert haben, anhäufen. Die Forschungsresultate zur Frage, welche Patienten bei den üblichen Dosierungen gut ansprechen auf Antidepressiva, bzw. welche weniger oder kaum von der Behandlung profitieren, sind bisher unbefriedigend und sind in vielen Punkten widersprüchlich (Ananth 1978; Bielski u. Friedel 1976; Fähndrich 1983; Helmchen 1974; Levine u. Raskin 1974; Philipp et al. 1985; Woggon 1983). Die Klärung dieser Frage wäre insbesondere unter dem Aspekt von Bedeutung, daß man bei der speziellen Zielgruppe der „poor responder" von vornherein, und nicht erst nach der Kenntnis des Behandlungsverlaufs, andere Behandlungsstrategien, z. B. höhere Dosierung, Kombinationstherapie u.a., einsetzen könnte.

Die in der Literatur mitgeteilten Ergebnisse über Prädiktoren für das Ansprechen auf Antidepressiva scheinen noch am ehesten in folgenden Punkten eine gewisse Übereinstimmung zu zeigen. Demnach scheinen u.a. folgende Merkmale für einen ungünstigen Behandlungserfolg zu sprechen: unverheiratet, neurotische Persönlichkeitszüge, höhere Phasenzahl, Phasendauer von mehr als einem Jahr bei Behandlungsbeginn, schlechtes Ansprechen auf Antidepressiva in der vorherigen Phase, schwache Ausprägung der depressiven Symptomatik und Vorhandensein depressiver Wahnideen (Bielski u. Friedel 1976; Woggon 1983). Die durch Einzelprädiktoren erklärten Varianzanteile sind größtenteils so gering, daß sie für die praktische Prognostik nicht verwertbar sind. Die Möglichkeit der Kombination von Prädiktoren und die dadurch möglicherweise realisierbare Optimierung der Prognostik wurde, von Ausnahmen abgesehen (Levine u. Raskin 1974; Woggon 1983), nicht untersucht. Überhaupt wurden nur selten umfassende Variablensätze hinsichtlich ihrer prognostischen Bedeutung analysiert. Auch ist als Nachteil vieler Untersuchungen anzusehen, daß z. T. nur relativ kleine Stichproben untersucht wurden, deren Selektionsgrad wahrscheinlich noch obendrein dadurch verstärkt wurde, daß es sich um Patienten handelte, die in Pharmakaprüfungen ein-

Tropon-Symposium V
Therapieresistenz unter Antidepressiva-Behandlung
Hrsg. H.-J. Möller
© Springer-Verlag Berlin Heidelberg 1990

bezogen werden konnten. Ergebnisse über große, weniger selektierte Stichproben, die besser die Versorgungssituation reflektieren und die besser generalisierbar sind, sind selten (Downing u. Rickels 1972; Report to the Medical Research Council 1965). Kreuzvalidierungen zur kritischen Überprüfung gefundener Prädiktoren wurden kaum durchgeführt (Woggon 1983).

Größtenteils wurden lediglich allgemeine, prognostisch relevante Merkmale für das Abklingen akut depressiver Symptomatik unter Antidepressiva-Therapie beschrieben, ohne zwischen Prädiktoren für einen günstigen Spontanverlauf und Prädiktoren für ein gutes Ansprechen auf Antidepressiva zu differenzieren (Bielski u. Friedel 1976). Die meisten Arbeitsgruppen verwendeten für ihre Untersuchungen Studien über Imipramin oder Amitriptylin. Es ergaben sich keine konsistenten Hinweise für präparatespezifische Prädiktoren (Hollister et al. 1964; Hordern et al. 1963; Sandifer et al. 1965).

Die größtenteils unbefriedigenden Resultate hinsichtlich einer Prognostik auf der Basis von Einzelprädiktoren, die üblicherweise Merkmale betreffen, die vor Therapiebeginn zu erfassen sind, führte in den letzten Jahren zu dem Versuch, interventionsbezogene Variablen hinsichtlich ihrer prognostischen Bedeutung für den weiteren Behandlungsverlauf zu untersuchen. Dabei erwies sich das Frühansprechen auf Antidepressiva als eine vielversprechende Prognosemöglichkeit (Woggon 1980). Auch die im Grenzbereich zwischen Klinik und biochemischer Hypothesenbildung stehende Reaktion auf den Schlafentzug, als möglicher Prädiktor für den Erfolg der Antidepressiva-Therapie, ist hier zu nennen (Fähndrich 1983). Eine Vorhersage auf dieser Basis ist nicht so sehr der traditionellen Prognostik auf der Basis klinisch anamnestischer Daten überlegen, daß man deswegen die traditionellen Ansätze völlig verlassen sollte. Dies gilt um so mehr, als auch die Versuche, auf der Basis biologischer/biochemischer Charakteristika, wie z. B. MHPG-Ausscheidung im Urin, Dexamethason-Suppressionstest, Hautwiderstand, zu ausreichenden Vorhersagen über den Behandlungserfolg auf Antidepressiva zu kommen, bisher keine eindeutigen Ergebnisse zeigten (Beckmann 1978; Fähndrich 1983; Gärtner et al. 1982; Greden et al. 1983; Giedke et al. 1986; Möller et al. 1986). Selbstverständlich müssen auch diese Ansätze wegen ihrer potentiellen Relevanz weiter überprüft werden.

In der folgenden Studie wird versucht, eine Verbesserung der Prognostik des Ansprechens auf Antidepressiva bei endogen-depressiven Patienten zu erreichen. Sie beruht auf dem Routine-Basis- und Befunddokumentationssystem der Klinischen Abteilung des Max-Planck-Instituts für Psychiatrie (Barthelmes u. v. Zerssen 1978; Möller et al. 1983) und kann dadurch einige methodische Mängel vieler bisheriger Prognosestudien weitgehend vermeiden. Gerade in der Tatsache, daß hier nicht speziell Patienten eines psychopharmakologischen Forschungsprojekts, sondern Patienten der Routineversorgung untersucht wurden, liegt, neben der großen Fallzahl, dem umfangreichen Datensatz und der standardisierten Erfassung eines großen Teils der Variablen, ein wesentlicher Vorteil der Untersuchung. Beantwortet werden soll die Frage: Welche an einer akuten Manifestation einer endogenen Depression erkrankten Patienten weisen unter den Bedingungen der stationären Routineversorgung keinen ausreichenden Behandlungserfolg unter in üblicher Weise dosierter Antidepressiva-Therapie auf?

2.2 Patientenstichprobe und Methodik

245 konsekutiv aufgenommene Patienten mit der Erstdiagnose einer endogenen Depression i. S. der ICD, die in den Jahren 1972–1982 im Max-Planck-Institut für Psychiatrie (MPIP) stationär behandelt wurden und von denen komplette Fremdbeurteilungsdatensätze der Routine-Dokumentation (s. u.) vorliegen, wurden in die Studie einbezogen. Von dieser Ausgangsstichprobe wurden nach Durchsicht der Krankenakten 86 nachträglich ausgeschlossen, weil sich diagnostische Unsicherheiten nicht ausräumen ließen (n = 15), weil sie entgegen ärztlicher Indikation gar nicht oder weniger als zwei Wochen mit Antidepressiva behandelt wurden (n = 24), weil sie zusätzlich mit einer Elektrokrampfbehandlung therapiert wurden (n = 11) sowie wegen sonstiger Gründe (n = 10).

Zur Charakterisierung der Stichprobe sei die Verteilung einiger wichtiger Merkmale dargestellt. Das Durchschnittsalter der Stichprobe lag bei 46,5 Jahren, mit einer Bandbreite von 18–75 Jahren. Die Geschlechtsverteilung zeigt, wie bei dieser Erkrankungsform typisch, eine Überrepräsentation von weiblichen Patienten (70%) gegenüber den männlichen Patienten (30%). Nach dem Schichtenschema von Moore u. Kleining (1960) gehörten 7% der Oberschicht und oberen Mittelschicht an, 20% der mittleren Mittelschicht, 36% der unteren Mittelschicht, 35% der oberen Unterschicht und 3% der unteren Unterschicht. Hinsichtlich der diagnostischen Untergruppen nach ICD ergab sich folgende Verteilung: 29% Involutionsdepression (ICD 296.0), 42% monopolare Depression (ICD 296.2), 22% depressive Phase bei bipolarer affektiver Psychose (ICD 296.3), 7% depressive Phase bei bipolarer affektiver Psychose mit nachfolgender Hypomanie (ICD 296.4). Die Verweildauer der Patienten in der Klinik lag bei durchschnittlich 56 Tagen.

Die Patienten wurden während des stationären Aufenthaltes in üblichen, individuell angepaßten Dosierungen antidepressiv behandelt. Als Medikament erster Wahl wurde üblicherweise Amitriptylin eingesetzt in Dosierungen um 150 mg oral p. d., bei schlechtem therapeutischen Ansprechen ggf. höher. In zwei Aufnahme-Jahrgängen wurde als Medikament erster Wahl Maprotilin bzw. Mianserin (Cording-Tömmel u. v. Zerssen 1982) gegeben. Obwohl sich dabei gewisse Unterschiede in der Behandlungseffizienz ergaben, scheint es gerechtfertigt, diese für die hier vorgelegte Studie außer acht zu lassen. Patienten, die nicht ausreichend auf das Antidepressivum erster Wahl ansprachen, wurden nach vier bis sechs Wochen auf ein anderes Antidepressivum, meist einer anderen Substanzklasse oder mit einem anderen Wirkungsmechanismus, umgesetzt. Ebenso wurde bei weiterer Therapieresistenz verfahren, dabei wurde auch von der Möglichkeit intravenöser Applikation Gebrauch gemacht. Zusätzlich zu dem Hauptmedikament wurden im Bedarfsfall (z. B. zur Sedierung, zur Schlafinduktion) sedierende Antidepressiva bzw. sedierende Neuroleptika in niedrigen Dosierungen angewandt.

Es wurde ein möglichst umfassender Satz potentiell prognostisch relevanter Merkmale in die Untersuchung einbezogen. Aufgrund der Routinedokumentation (Möller et al. 1983) lagen für die Patienten die folgenden potentiellen Prädiktorvariablen vor, mußten also nicht retrospektiv erhoben werden:

a) Soziodemographische Daten.
b) Psychopathologischer Befund bei Aufnahme, beurteilt nach der Inpatient Multidimensional Psychiatric Scale (Lorr 1974).

c) Selbstbeurteilung psychopathologischer Symptomatik bei Aufnahme mit der Paranoid-Depressivitäts-Skala (PD-S) und der Befindlichkeits-Skala (Bf-S) und ihrer Parallelformen (v. Zerssen 1976).

d) Verschiedene Dimensionen der prämorbiden Persönlichkeit wie zyklothymes Temperament, Typus melancholicus, Schizoidie, orale Struktur, anankastische Struktur, hysterische Struktur, neurotoide Struktur.

Informationen über die prämorbide Persönlichkeit wurden bei allen geprüften Persönlichkeitsdimensionen durch Selbstbeurteilungsskalen eingeholt, bei einigen Persönlichkeitsdimensionen zusätzlich durch Fremdbeurteilungsskalen, die von den Angehörigen ausgefüllt wurden. Die Fragebögen enthielten Instruktionen, daß der Patient sich so schildern sollte, wie er vor Ausbruch der Krankheit war. Eine von v. Zerssen als valide beschriebene Vorgehensweise (v. Zerssen 1980, 1982). In der Regel füllten die Patienten die Fragebögen in der Woche nach Aufnahme aus.

- Extraversion-Neurotizismus-Rigiditäts-Fragebogen (ENR) (Brengelmann u. Brengelmann 1960).
- Anankasmus-Hysterie-Oralitäts-Skala (AHOS) und Parallelform (AHOSS) (v. Zerssen 1979): Neben den genannten Dimensionen erfaßt die Skala die Dimension neurotoide Struktur als den zu verschiedenen Neuroseformen prädisponierenden Charakter.
- Schizoidie-Skala in Selbst- und Fremdbeurteilungsversion (Sc-Skala) (v. Zerssen 1979): Erfaßt werden neben der Dimension Schizoidie auf einer Zusatzskala auch spezielle Aspekte des „Typus melancholicus" (s. u.).
- Bogen zur Erfassung des „Typus melancholicus" und des „zyklothymen Temperaments" (v. Zerssen 1979, 1982). Selbst- (F-Bogen) und Fremdbeurteilungsversion (K-Bogen).

Im Rahmen der weiteren testtheoretischen Absicherung wurden die von v. Zerssen entwickelten Selbstbeurteilungsskalen zur prämorbiden Persönlichkeit später einer Itemreduktion unter Re-Test-Reliabilitätsgesichtspunkten und dann einer erneuten Faktorisierung unterzogen. Die so gebildeten Dimensionen des „Prämorbiden Persönlichkeits-Inventars" (PPI) wurden ebenfalls in die Auswertung einbezogen. Es handelt sich um die Dimensionen Extraversion, Frustrationsintoleranz, Selbstunsicherheit, Schizoidie, Ordentlichkeit.

e) Intelligenz, orientierend geprüft bei Aufnahme mit dem Untertest „allgemeines Wissen" aus dem Hamburg-Wechsler-Intelligenz-Test (Wechsler 1964).

Retrospektiv aus der Krankengeschichte wurden die folgenden potentiellen Prädiktormerkmale erhoben:

- Eine Reihe anamnestisch relevanter Variablen, u. a. „broken home", familiäre Belastung mit Psychosen, Anzahl früherer depressiver Phasen, Anzahl früherer manischer Phasen, Dauer stationärer psychiatrischer Behandlung in den zwei Jahren vor der Index-Aufnahme, Dauer beruflicher Desintegration (Arbeitsunfähigkeit, Arbeitslosigkeit, vorzeitige Berentung) in den zwei Jahren vor der Index-Aufnahme, Einschränkung der beruflichen Leistungsfähigkeit im Jahr vor der Index-Aufnahme (nach Huber et al. 1979), Dauer der letzten Phase vor der Index-Aufnahme, Dauer des symptomfreien Intervalls zwischen dieser und der vorliegenden Phase, Ansprechen auf Antidepressiva in der vorherigen Phase, psychosoziale Stressoren vor der Erstmanifestation, psychosoziale Stressoren vor der Index-Manifestation (nach DSM-III), Grad der sozialen Adaptation im letzten Jahr vor der Index-Aufnahme (nach DSM-III), Akuität der Ersterkrankung, Akuität der Index-Erkrankung, Dauer der Index-Manifestation vor Beginn der stationären Therapie, verschiedene psychopathologische Charakteristika der Index-Manifestation (u. a. depressive Wahnideen, Suizidalität, Hemmung, Agitiertheit, Schlafstörungen, Gewichtsverlust, Vitalgefühl).

- Störungen der prämorbiden sozialen Adaptation, erfaßt mit der Skala von Gittelman-Klein u. Klein (1969), die das Verhalten in verschiedenen Entwicklungsstadien beurteilen läßt.
- Störungen der prämorbiden sozialen Adaptation, erfaßt mit der Skala von Phillips in der Kurzform nach Harris (Harris 1975).
- Da diese Skalen sich auf bestimmte Lebensaltersstufen beziehen, unabhängig von dem Ausbruch der Erkrankung, wurde ergänzend versucht, mit einer modifizierten Form der Phillips-Skala prämorbide Störungen s. str. zu erfassen, d. h. Störungen, die vor der ersten vom Patienten bzw. Angehörigen beobachteten Krankheitssymptomatik lagen (Prämorbid-Skala).
- Erfassung wichtiger allgemeinprognostisch relevanter Variablen in der Operationalisierung der Strauss-Carpenter-Prognose-Skala (Strauss u. Carpenter 1974), die ursprünglich für die Prognostik schizophrener Erkrankungen konzipiert wurde.

Da die Krankengeschichten des MPIP relativ gut strukturiert und größtenteils sehr informativ sind, ließ sich die retrospektive Erfassung der genannten Merkmalsbereiche ohne allzu große Schwierigkeiten durch den bezüglich der Entlassungsdaten „blinden" Untersucher (G. Fischer) durchführen. Lediglich bei den Skalen zur Erfassung von Störungen der prämorbiden sozialen Adaptation ergaben sich z. T. nennenswerte Datenausfälle. Unter diesem Gesichtspunkt schnitt die Phillips-Skala in der Kurzform nach Harris besonders gut ab, was wahrscheinlich damit zusammenhängt, daß sie speziell für retrospektive Krankengeschichtsauswertungen entwickelt wurde.

Die mit der IMPS, PD-S und den Skalen zur prämorbiden Persönlichkeit erhobenen Daten wurden nicht auf Item-Ebene verrechnet, da die Beurteilung der Einzelsymptome z. T. erhebliche Reliabilitätsprobleme aufwirft und obendrein die große Zahl der zu berechnenden Korrelationen (z. B. hat die IMPS 90 Items!) Interpretationsschwierigkeiten wegen der Gefahr von Scheinsignifikanzen mit sich bringt. Unter diesem Gesichtspunkte wurden die Werte bestimmter Itemgruppen zu Syndromscores zusammengefaßt, entsprechend den in den jeweiligen Manualen angegebenen Auswertungsvorschriften, die sich auf Faktorenanalysen beziehen. Hinsichtlich der IMPS-Daten wurde dabei nicht nur mit den 12 von Lorr (1974) beschriebenen originären Syndromscores gerechnet, sondern zusätzlich mit der von v. Zerssen und Cording-Tömmel (1978) beschriebenen Zusammenfassung der 12 originären Syndrome zu 5 Superfaktoren, wovon hier allerdings nur der Superfaktor „depressiv-apathisches Syndrom", der die drei originären Syndrome depressives Syndrom, apathisches Syndrom und Erschöpfungszustand zusammenfaßt, verwendet wurde.

Ergänzend zu diesen anamnestischen und Aufnahmebefunddaten wurde als interventionsbezogene Variable der Befindlichkeitswert nach drei Wochen und der Besserungsquotient der Befindlichkeit nach drei Wochen in die Analyse potentieller Prädiktoren einbezogen.

Hinsichtlich der Effizienzkriterien wurde nach dem Prinzip der multiplen „outcome"-Messung vorgegangen, d.h. es wurde dem Aspekt Rechnung getragen, daß für die Therapieeffizienzbeurteilung unterschiedliche Kriterien, die nur partiell korrelieren, sinnvoll sind. Da in verschiedenen Studien z. T. unterschiedliche Effizienzkriterien verwandt wurden, schien es auch deswegen angezeigt, eine Reihe von Effizienzkriterien mitlaufen zu lassen, um die Ergebnisse mit denen anderer Untersuchungen ausreichend vergleichen zu können. Hinsichtlich der Effizienzkriterien ist, wie auch bei dem Prädiktorensatz, zu unterscheiden zwischen solchen, die retrospektiv aus der Krankengeschichte erhoben werden mußten und damit unter methodischen Gesichtspunkten von minderer Qualität sind, und solchen, die im Rahmen der Routinedokumentation zum Zeitpunkt des Datenanfalls erhoben wurden. Zu den letzteren gehören die mit der IMPS sowie mit der PD-S und der Bf-S erhobenen Daten über den psychopathologischen Zustand bei Entlassung sowie ein an die Skalierung der „Clinical Global Impressions" (CGI) (Guy 1976) angelehntes Globalurteil über das Ausmaß der Besserung bei Entlassung (hoher Score = ungenügende Besserung), außerdem die Selbstbeurteilungsdaten zur Befindlichkeit nach festgelegten Zeitintervallen; für die Untersuchung wurde die Befindlichkeit nach drei Wochen und die Befindlichkeit nach sechs Wochen gewählt. Des weiteren lagen die Angaben zur stationären Verweildauer vor. Ergänzend dazu wurde aufgrund der Krankengeschichtsdaten das Ausmaß der Besserung nach drei Wochen anhand der CGI sowie der Zeitraum bis zum Eintritt einer deutlichen Besserung beurteilt.

Nach Selektion für die Effizienzmessung relevanter Aspekte der IMPS und der Selbstbeurteilungsskalen zum psychopathologischen Befund ergaben sich somit die folgenden Effizienzkriterien:

1. IMPS-Faktor depressives Syndrom bei Entlassung
2. IMPS-Superfaktor „depressiv-apathisches Syndrom" bei Entlassung
3. Besserungsquotient des IMPS-Faktors „depressives Syndrom"[1]
4. Besserungsquotient des IMPS-Superfaktors „depressiv-apathisches Syndrom"[1]
5. Depressivitäts-Faktor (PD-S) bei Entlassung
6. Besserungsquotient des Depressivitäts-Faktors (PD-S) bei Entlassung[1]
7. Befindlichkeits-Wert nach 3 Wochen
8. Befindlichkeits-Wert nach 6 Wochen
9. Besserungsquotient der Befindlichkeit nach 3 Wochen[1]
10. Besserungsquotient der Befindlichkeit nach 6 Wochen[1]
11. Befindlichkeits-Wert bei Entlassung
12. Besserungsquotient der Befindlichkeit bei Entlassung[1]

[1] Die Besserungsquotienten wurden nach der Formel gerechnet: Aufnahmesymptomatik minus Symptomatik zu dem betreffenden Zeitpunkt geteilt durch Aufnahmesymptomatik

13. Verweildauer
14. Globalurteil (CGI) über den Zustand nach drei Wochen
15. Tage bis zur deutlichen Besserung
16. Globalurteil über den Zustand bei Entlassung.

Somit wurden 16 Effizienzkriterien in die Analyse einbezogen. Will man diese differenzierte Erfolgsmessung auf wenige Haupteffizienzkriterien reduzieren, so bieten sich dafür am besten der IMPS-Superfaktor „depressiv-apathisches Syndrom“ und sein Besserungsquotient an, wie die entsprechende Produkt-Moment-Korrelationsanalyse aller Outcome-Kriterien zeigte. Diese Effizienzkriterien reflektieren insbesondere den Zustand bei Entlassung. Die Beziehung zum Zustand nach drei oder sechs Wochen hingegen ist nicht so eng, zur Verweildauer besteht kein Zusammenhang. Um diesbezügliche relevante Zusammenhänge nicht zu übersehen, wurde das „harte“ Kriterium Verweildauer als weiteres Haupteffizienzkriterium gewählt. Dies scheint u. a. sinnvoll, weil sich unter den Patienten, die bei Entlassung ausreichend gebessert waren, solche befinden, die erst nach vergleichsweise langer Behandlung gebessert wurden. Diese „poor responder“ würden unberücksichtigt bleiben, wenn man nur den psychopathologischen Zustand bei Entlassung als Effizienzkriterium wählen würde. Die folgende Darstellung der Ergebnisse beschränkt sich im Text auf diese Haupteffizienzkriterien, zumal sie ohnehin die beste Datenqualität (nicht retrospektive Erfassung, reliable standardisierte Beurteilung) und größte Vollständigkeit aufweisen, einerseits um die Gefahr von Scheinsignifikanzen durch die große Anzahl von Signifikanz-Tests durch diese Betrachtungsweise zu verringern, andererseits um durch diese Reduktion die Darstellung übersichtlicher zu gestalten. Die übrigen Effizienzkriterien werden nur in einem explorativen Sinne in die Tabellen miteinbezogen und allenfalls bei besonders relevant erscheinenden Ergebnissen in der Textdarstellung erwähnt.

Im Sinne einer orientierenden Analyse wurden Produkt-Moment-Korrelationen zwischen den potentiellen Prädiktorvariablen und den genannten Effizienzkriterien berechnet. Nur Zusammenhänge, die wenigstens ein Signifikanzniveau von $p<0.01$ erreichten, wurden als potentiell praktisch relevante prognostische Zusammenhänge gewertet und dargestellt. Zur Überprüfung der Stabilität der gefundenen Resultate wurde im Sinne einer Kreuzvalidierung die Gesamtstichprobe nach der „split-half“-Technik in zwei Zufallsstichprobenhälften unterteilt und erneut in jeder Stichprobe die Zusammenhänge zwischen potentiellen Prädiktorvariablen und Effizienzkriterien geprüft. Als konsistent wurden dabei Prädiktoren angesehen, deren Korrelationskoeffizienten zu den jeweiligen Effizienzkriterien in beiden Teilstichproben mindestens auf einem Signifikanzniveau von $p<0.05$ lagen.

2.3 Ergebnisse

Gemessen am depressiven Syndrom der IMPS weisen 24% der Patienten bei Entlassung im Vergleich zu Normwerten aus einer repräsentativen Bevölkerungsstichprobe pathologische Scores auf, sind somit als „poor responder“ anzusehen. Die folgende Darstellung der Prädiktoren beschränkt sich auf die Darstellung signifikanter ($p < 0.01$) Korrelationen zwischen Prädiktorvariablen und den drei Haupteffizienzkriterien. Die sonstigen Ergebnisse werden im Text nur erwähnt, wenn sie von besonderem Interesse scheinen. In den Tabellen sind nur die Zusammenhänge zwischen Prädiktorvariablen und Effizienzkriterien aufgeführt, für die sich wenigstens ein signifikanter Zusammenhang zu einem Haupteffizienzkriterium ergab.

Die soziodemographischen Merkmale zeigten keine nennenswerten prognostischen Beziehungen, insbesondere keine zu den Haupteffizienzkriterien. Von den

Tabelle 1. Dimensionen der prämorbiden sozialen Adaptation bzw. Persönlichkeit als Prädiktoren (nur signifikante Zusammenhänge $p < 0{,}01$)

	Wenig Beziehungen zu Freunden (Prämorbid-Skala)	Summenscore der Prämorbid-Skala	Oralität (AHOS)	Neurotoide Struktur (AHOS)	Typus melancholicus F-Bogen
– Depressiv-apathisches Syndrom (IMPS)	0,28 (134)	0,28[a] (132)	0,26[a] (143)		
– Besserung depressiv-apathisches Syndrom	−0,25 (134)	−0,23 (132)			
– Depressives Syndrom (IMPS)	0,28 (134)	0,26 (132)	0,22 (143)		
– Besserung depressives Syndrom		−0,27 (132)			
– Depressivität (PD-S)			0,27 (130)		
– Besserung Depressivität					
– Befindlichkeit nach 3 Wochen				0,24 (126)	
– Besserung Befindlichkeit nach 3 Wochen					
– Befindlichkeit nach 6 Wochen					
– Besserung Befindlichkeit nach 6 Wochen					
– Befindlichkeit Entlassung					
– Besserung Befindlichkeit Entlassung					
– Gesamturteil über depressive Symptomatik nach 3 Wochen		0,23 (132)			
– Tage bis Besserung					
– Zustand bei Entlassung					
– Verweildauer				0,24[a] (126)	0,22 (146)

[a] Bei Kreuzvalidierung signifikanter Zusammenhang bestätigt

Items der Gittelman-Klein-Skala über Störungen der prämorbiden sozialen Adaptation korreliert keines mit den Haupteffizienzkriterien. Allerdings gibt es signifikante Zusammenhänge nahezu aller Einzelitems mit einer ungenügenden Besserung des fremdbeurteilten Gesamtzustandes nach drei Wochen sowie einige Zusammenhänge mit dem Ausmaß der Befindlichkeitsstörung nach drei Wochen. Auch die Merkmale der Phillips-Skala erreichen keine signifikanten Korrelationen mit den Haupteffizienzkriterien. Es ergeben sich lediglich signifikante Zusammenhänge mit den weiteren Effizienzkriterien, u. a. korreliert der Summenscore der Phillips-Skala mit dem Ausmaß der Befindlichkeitsstörung nach drei Wochen (Tabelle 1). Von wichtiger prognostischer Bedeutung erwies sich die Prämorbid-Skala, von der der Summenscore sowie das Item „wenig Beziehungen zu Freunden" u. a. signifikant mit dem „depressiv-apathischen Syndrom" bei Entlassung korreliert und gleichzeitig mit einer ungenügenden Besserung dieses Syndroms zusammenhängt.

Von den zahlreichen geprüften prämorbiden Persönlichkeitsdimensionen ergab sich nur für das Merkmal „Oralität" auf der AHO-Skala ein signifikanter Zusammenhang mit dem „depressiv-apathischen Syndrom" bei Entlassung, gleichzeitig auch mit dem Depressivitäts-Faktor aus der PD-S (Tabelle 1). Einige der anderen prämorbiden Persönlichkeitsdimensionen weisen signifikante Zusammenhänge mit einigen Nebeneffizienzkriterien auf – insbesondere mit der selbstbeurteilten Depressivität (PD-S) bei Entlassung bzw. mit dem Ausmaß der selbstbeurteilten Befindlichkeitsstörungen nach drei bis sechs Wochen, nicht jedoch mit den Haupt-Outcome-Kriterien. Schizoidie und Zyklothymie korrelieren mit keinem der Effizienzkriterien. Interessanterweise ergeben sich einige signifikante Beziehungen zwischen selbstbeurteilten Persönlichkeitszügen und Verweildauer. Diese Zusammenhänge betreffen neurotoide Struktur (AHOS) und Typus melancholicus (F-Bogen). Der Intelligenzquotient, gemessen mit dem Untertest Allgemeinwissen des HAWIE, erreicht keine prognostische Wertigkeit.

Die die psychopathologische Symptomatik bei Aufnahme abbildenden zwölf IMPS-Faktoren ergeben ebenfalls nur wenige signifikante Zusammenhänge, davon nur drei mit einem der Haupteffizienzkriterien, nämlich mit dem Besserungsquotienten des depressiv-apathischen Syndroms (Tabelle 2). Ein hohes Ausmaß im „depressiven Syndrom" bzw. im „apathischen Syndrom" bei Aufnahme geht mit einer guten Besserung einher, während die Intensität im „megalomanen Syndrom" bei Aufnahme mit schlechter Besserung korreliert ist. Der engste Zusammenhang ergibt sich zwischen dem Superfaktor „depressiv-apathisches Syndrom" bei Aufnahme und dem Besserungsquotienten desselben Syndroms ($r = 0{,}39$), und zwar nur mit dem Besserungsquotienten. Interessanterweise haben alle diese Merkmale keine Korrelation mit selbstbeurteilten Effizienzkriterien. Vice versa erreicht die selbstbeurteilte Depressivität (PD-S) bzw. Befindlichkeitsstörung (Bf-S) zwar nahezu keine Zusammenhänge mit der fremdbeurteilten Depressivität, insbesondere nur zu einem Haupteffizienzkriterium (Befindlichkeit bei Aufnahme korreliert mit der Besserung des depressiv-apathischen Syndroms), aber sehr wohl eine Reihe von Zusammenhängen mit selbstbeurteilten Depressivitäts- bzw. Befindlichkeitsmaßen, meist in dem Sinne, daß ein hoher Wert bei Aufnahme mit einem hohen Wert desselben Merkmals bei Entlassung bzw. nach drei oder sechs Wochen sowie mit einer hohen Besserung zu diesem Zeitpunkt einhergehen. Die selbstbeurteilte Depressivität bei Aufnahme korreliert auch signifikant mit der Verweildauer.

Tabelle 2. Psychopathologische Symptomatik bei Aufnahme als Prädiktor (nur signifikante Zusammenhänge $p<0{,}01$)

	Megalomanes Syndrom (IMPS)	Depressives Syndrom (IMPS)	Apathisches Syndrom (IMPS)	Depressiv-apathisches Syndrom (IMPS)	Depressivität (PD-S)	Befindlichkeit (Bf-S) bei Aufnahme	Befindlichkeit nach 3 Wochen	Besserung der Befindlichkeit nach 3 Wochen
Depressiv-apathisches Syndrom (IMPS)							0,25[a] (123)	
Besserung depressiv-apathisches Syndrom	−0,21 (159)	0,34 (159)	0,26[a] (159)	0,39[a] (159)		0,26 (144)		0,43[a] (121)
Depressives Syndrom (IMPS)					0,22 (140)			
Besserung depressives Syndrom	−0,60 (159)	0,49[a] (159)		0,41[a] (159)		0,27 (144)		
Depressivität (PD-S)					0,33 (126)		0,30 (132)	−0,25 (111)
Besserung Depressivität								
Befindlichkeit nach 3 Wochen					0,30[a] (120)	0,27 (126)		
Besserung Befindlichkeit nach 3 Wochen						0,28 (105)	−0,25 (111)	
Befindlichkeit nach 6 Wochen				0,26 (99)	0,31 (90)		0,62[a] (96)	
Besserung Befindlichkeit nach 6 Wochen						0,38 (82)		0,91[a] (85)
Befindlichkeit Entlassung						0,25 (130)	0,49[a] (120)	
Besserung Befindlichkeit Entlassung				0,22 (144)			−0,34 (127)	0,54[a] (106)
Gesamturteil über depressive Symptomatik nach 3 Wochen						0,24 (144)	0,59[a] (134)	
Tage bis Besserung						0,22 (141)	0,50[a] (129)	
Zustand bei Entlassung							0,23 (134)	
Verweildauer					0,27[a] (140)		0,50[a] (134)	

[a] Bei Kreuzvalidierung signifikanter Zusammenhang bestätigt

Ein größtenteils sehr enger Zusammenhang ergab sich zwischen dem Befindlichkeitswert nach drei Wochen und verschiedenen Effizienzkriterien (Tabelle 2). Dieser Wert korrelierte signifikant mit dem „depressiv-apathischen Syndrom" bei Entlassung, mit dem Depressivitäts-Score, mit dem Befindlichkeitswert nach sechs Wochen, mit dem Befindlichkeits-Score bei Entlassung, mit dem Besserungsquotienten der Befindlichkeit bei Entlassung, mit der Verweildauer, mit der Zeitdauer bis zur Besserung, mit dem Globalzustand bei Entlassung und mit einem ungenügend gebesserten Globalzustand bei Entlassung. Diese interventionsbezogene Variable erreicht damit z. T. wesentlich engere Korrelationen zu einigen Effizienzkriterien, als die anderen geprüften potentiellen Prädiktormerkmale. Der Besserungsquotient der Befindlichkeit nach drei Wochen erreichte bei weitem nicht diese prognostische Bedeutung, insbesondere was die Häufigkeit signifikanter Korrelationen betrifft. Eine sehr enge Beziehung hat er zum Besserungsquotienten des „depressiv-apathischen Syndroms" bei Entlassung.

Ergänzend zu den IMPS-Syndromen wurden einige spezielle psychopathologische Aspekte (retrospektiv aufgrund der Krankengeschichtsangaben beurteilt), die in der Prognoseliteratur über depressive Patienten einen hohen Stellenwert einnehmen, hinsichtlich ihres prädiktiven Wertes überprüft. Dabei konnten für die Merkmale depressive Wahnideen, psychomotorische Hemmung, psychomotorische Erregung, Schlafstörungen, Gewichtsabnahme, Störung der Vitalgefühle, Tagesschwankungen sowie Suizidalität keine signifikanten Zusammenhänge mit den Haupteffizienzkriterien nachgewiesen werden.

Die krankheitsanamnestischen Merkmale ergaben mehrere signifikante Korrelationen, darunter drei zu dem Haupteffizienzkriterium „depressiv-apathisches Syndrom" bei Entlassung: niedriger Grad sozialer Adaptation im letzten Jahr vor der Index-Manifestation, schleichender Beginn der Index-Manifestation, Dauer der depressiven Verstimmung vor Beginn der Index-Behandlung (Tabelle 3). Diese Merkmale waren z. T. auch prognostisch relevant für die selbstbeurteilte Depressivität bei Entlassung sowie für den fremdbeurteilten Globalzustand bei Entlassung. Die Anzahl stationärer Behandlungen in der Vorgeschichte war lediglich verknüpft mit einer längeren Verweildauer sowie mit dem Befindlichkeits-Score nach drei Wochen.

Schlechtes Ansprechen auf Antidepressiva in der vorhergehenden Phase stand nur in Zusammenhang mit dem Befindlichkeits-Score nach drei Wochen. Eine Reihe von untersuchten Merkmalen erwies sich als prognostisch nicht relevant, u. a. familiäre Belastung, Ersterkrankungsalter, Dauer der Erkrankung, Dauer der vorherigen Phase, diagnostische Unterteilung in monopolar oder bipolar, psychosoziale Stressoren vor der Index-Behandlung, Grad der sozialen Adaptation vor der Index-Behandlung etc.

Von der Strauss-Carpenter-Skala erreichten neben dem Summenscore die folgenden Items einen statistisch signifikanten Zusammenhang (Tabelle 4) zu einem oder mehreren Haupteffizienzkriterien: Inkompetenz am Arbeitsplatz im Jahr vor der Index-Aufnahme, wenige Sozialkontakte im Jahr vor der Index-Aufnahme, Dauer der längsten Periode mit schwerer psychiatrischer Symptomatik, eingeschränkte „Lebensfülle" im Jahr vor Index-Aufnahme, Fehlen subjektiver Gequältheit im Monat vor Index-Aufnahme. Diese Merkmale sind jeweils mit einem höheren Score des depressiv-apathischen Syndroms bei Entlassung verknüpft

Tabelle 3. Krankheitsanamnestische Merkmale als Prädiktoren (nur signifikante Zusammenhänge $p < 0{,}01$)

	Anzahl stationärer Behandlungen	Niedriger Grad sozialer Adaptation im letzten Jahr vor der Index-Manifestation (DSM-III)	Schleichender Beginn der Index-Manifestation	Dauer der Depression vor Beginn der Index-Manifestation
– Depressiv-apathisches Syndrom (IMPS)		0,22 (143)	0,21 (155)	0,22 (156)
– Besserung depressiv-apathisches Syndrom				
– Depressives Syndrom (IMPS)		0,22 (143)		
– Besserung depressives Syndrom				
– Depressivität (PD-S)		0,30 (125)		0,29[a] (135)
– Besserung Depressivität		−0,25 (122)	−0,29 (130)	−0,25 (131)
– Befindlichkeit nach 3 Wochen	0,32[a] (133)			0,30 (131)
– Besserung Befindlichkeit nach 3 Wochen				
– Befindlichkeit nach 6 Wochen				0,27 (97)
– Besserung Befindlichkeit nach 6 Wochen				
– Befindlichkeit Entlassung				
– Besserung Befindlichkeit Entlassung				
– Gesamturteil über depressive Symptomatik nach 3 Wochen				
– Tage bis Besserung				
– Zustand bei Entlassung		0,31[a] (143)		0,33[a] (156)
– Verweildauer	0,23 (158)			

[a] Bei Kreuzvalidierung signifikanter Zusammenhang bestätigt

und/oder mit einer geringeren Besserung dieses Syndroms. Diese Merkmale sind z. T. noch mit anderen Effizienzkriterien verknüpft. Dies gilt insbesondere für die Merkmale Inkompetenz am Arbeitsplatz im Jahr vor Index-Aufnahme und eingeschränkte Lebensfülle im Jahr vor Index-Aufnahme, die jeweils mit einem Großteil der Effizienzkriterien signifikant korrelieren. Letzteres Merkmal erreicht nahezu die gleiche prognostische Bedeutung wie der Summenscore der Strauss-Carpenter-Skala, der ebenfalls zu einem Großteil der Effizienzkriterien in signifikanter Beziehung steht. Die Gesamtdauer bisheriger stationärer Behandlungen ist u. a. mit der Verweildauer und dem Zustand bei Entlassung korreliert.

Insgesamt ergaben sich somit bei dieser orientierenden Produkt-Moment-Korrelationsanalyse nur wenige prognostisch relevante Zusammenhänge mit den Haupt-Effizienzkriterien, die zudem angesichts der großen Mengen von berechneten Korrelationen noch kritisch unter Zufallsgesichtspunkten gewürdigt werden müssen. Bei der Kreuzvalidierung fiel das Ergebnis noch enttäuschender aus, ob-

Tabelle 4. Merkmale der Strauss-Carpenter-Skala als Prädiktoren (nur signifikante Zusammenhänge $p<0.01$)

	Inkompetenz am Arbeitsplatz im Jahr vor Index-Aufnahme	Wenige Sozialkontakte im Jahr vor Index-Aufnahme	Gesamtdauer bisheriger stationärer Behandlung	Dauer der längsten Periode mit schwerer psychiatrischer Symptomatik	Dauer der längsten Periode mit schwerer und leichter psychiatrischer Symptomatik	Fehlen von subjektiver Gequältheit im Monat vor Index-Aufnahme	Eingeschränkte Lebensfülle im Jahr vor Index-Aufnahme	Summenscore der Strauss-Carpenter-Skala
– Depressiv-apathisches Syndrom (IMPS)	0,28 (155)	0,29 (101)		0,21 (157)			0,26 (159)	0,31 (87)
– Besserung depressiv-apathisches Syndrom		–0,27 (101)				–0,26 (159)		
– Depressives Syndrom (IMPS)	0,25 (155)	0,26 (101)					0,29 (159)	0,29 (87)
– Besserung depressives Syndrom						–0,41 (159)		
– Depressivität (PD-S)	0,23 (133)		0,27 (135)	0,34 (135)	0,35[a] (135)		0,31 (137)	0,53 (77)
– Besserung Depressivität				–0,31[a] (131)	–0,29[a] (131)		–0,22 (133)	–0,32 (76)
– Befindlichkeit nach 3 Wochen	0,26 (130)		0,31[a] (131)				0,26 (134)	
– Besserung Befindlichkeit nach 3 Wochen								
– Befindlichkeit nach 6 Wochen	0,31[a] (97)							
– Besserung Befindlichkeit nach 6 Wochen								
– Befindlichkeit Entlassung				0,26 (136)			0,22 (138)	0,30 (80)
– Besserung Befindlichkeit Entlassung	0,31[a] (155)							
– Gesamturteil über depressive Symptomatik nach 3 Wochen								
– Tage bis Besserung								
– Zustand bei Entlassung	0,28[a] (155)		0,21 (156)	0,31 (157)	0,29[a] (157)		0,36[a] (159)	0,43 (87)
– Verweildauer	0,24 (155)		0,27 (156)					

[a] Bei Kreuzvalidierung signifikanter Zusammenhang bestätigt

Tabelle 5. Nach Kreuzvalidierung bestätigte Prädiktoren für die Haupteffizienzkriterien

- Gestörte prämorbide soziale Adaptation (Summenscore der Prämorbid-Skala)
- „Oralität" (AHOS)
- „Neurotoide Struktur" (AHOS)
- „Apathisches Syndrom" (IMPS)
- Superfaktor „depressiv-apathisches Syndrom" (IMPS)
- Depressivitätsfaktor (PD-S)
- Befindlichkeit (Bf-S) nach 3 Wochen
- Besserungsquotient der Befindlichkeit (Bf-S) nach 3 Wochen

wohl ohnehin bei der Kreuzvalidierung das geforderte statistische Signifikanzniveau auf $p < 0.05$ reduziert wurde (Tabelle 5).

Verzichtet man auf die bei Einschränkung auf Haupteffizienzkriterien gegebene Restriktion und läßt alle in der Kreuzvalidierung bestätigten prognostischen Zusammenhänge zwischen potentiellen Prädiktorvariablen und Effizienzkriterien zu, so ergibt sich erwartungsgemäß eine größere Reihe von prognostisch relevanten Merkmalen, wovon einige für mehrere Effizienzkriterien relevant sind, so z. B. der IMPS-Superfaktor „depressiv-apathisches Syndrom" bei Aufnahme, Depressivitäts-Faktor (PD-S), der Befindlichkeits-Score bei Aufnahme, Dauer der depressiven Phase vor Index-Behandlung, Inkompetenz am Arbeitsplatz im Jahr vor Index-Aufnahme, Grad der sozialen Adaptation im Jahr vor der Index-Behandlung, Dauer der längsten Periode schwerer psychiatrischer Symptomatik, Dauer der längsten Periode irgendwelcher psychiatrischer Symptomatik, Anzahl bisheriger stationärer Behandlungen, Gesamtdauer bisheriger stationärer psychiatrischer Behandlungen u. a.

2.4 Diskussion

Trotz der Zahl der geprüften Zusammenhänge – wenn man nur die Beziehungen zu den drei Haupteffizienzkriterien in Betracht zieht, ca. 300 – sind die gefundenen signifikanten Beziehungen der Gesamtstichprobe größtenteils sicherlich nicht als Scheinsignifikanzen zu interpretieren. Bei dem zugrunde gelegten Signifikanzniveau von 1% wären nur zwei Signifikanzen per Zufall zu erwarten gewesen. Allerdings ist das Ergebnis, insbesondere wenn man die Kreuzvalidierung berücksichtigt, enttäuschend. Der größte Teil der in der Literatur mitgeteilten Prädiktoren konnte bezüglich der Haupteffizienzkriterien nicht repliziert werden. Danach erwiesen sich nur prämorbide Störungen der sozialen Adaptation, orale und neurotoide Züge der prämorbiden Persönlichkeit, Intensität depressiver/apathischer Symptomatik bei Aufnahme und der Befindlichkeits-Score sowie dessen Besserung nach dreiwöchiger Behandlung als prognostisch bedeutsam. Dieses sehr kritische Ergebnis paßt am ehesten zu den publizierten diesbezüglichen Ergebnissen von Woggon (1983), die in einer mit standardisierten Untersuchungsinstrumenten durchgeführten Studie an ca. 90 Patienten ebenfalls nur wenige Prädiktoren fand, von denen nach Kreuzvalidierung nur die Ausprägung depressiver Symptomatik als prognostisch relevant übrig blieb.

Wegen der Enge und Vielzahl der Zusammenhänge erweist sich als prognostisch besonders relevant der Befindlichkeits-Score nach drei Wochen. Eine nach drei Wochen noch bestehende ausgeprägtere Befindlichkeitsstörung ist ein ungünstiger Prädiktor für den weiteren Verlauf. Dieses interventionsbezogene Merkmal erreicht z. T. korrelative Zusammenhänge in der Größenordnung von r = 0,50, z. B. zur Verweildauer, und erweist sich damit als ein besonders wichtiger Prädiktor. Wer nach dreiwöchiger Antidepressiva-Therapie noch eine ausgeprägte Störung der Befindlichkeit aufweist, hat ein hohes Risiko für einen ungünstigen weiteren Therapieverlauf. Dies paßt gut zu dem Befund von Woggon (1980), die den mit dem AMDP-System beschriebenen Depressionsgrad in den ersten zehn Behandlungstagen als wichtigsten Prädiktor für den weiteren Verlauf beschrieb.

Aus diesen Ergebnissen wird im Vergleich mit der Literatur die hohe Stichprobenabhängigkeit derartiger Prädiktorbefunde deutlich (Bielski u. Friedel 1976). Durch die interne Kreuzvalidierung wird in der hier vorgelegten Studie von vornherein ein wesentlich kritischerer Maßstab angelegt und infolgedessen eine wesentlich geringere Prädiktorzahl ermittelt als in anderen Studien, in denen eine Kreuzvalidierung nicht durchgeführt wurde. Bezieht man die anderen hier untersuchten Effizienzkriterien mit ein, beschränkt sich also nicht auf zwei Haupteffizienzkriterien, so ergibt sich nach Kreuzvalidierung eine größere Zahl von prognostisch relevanten Merkmalen. Inhaltlich entsprechen die gefundenen Prädiktoren z. T. den in der Literatur beschriebenen Merkmalen, so z. B. auf Chronizität hinweisende Merkmale der Krankheitsvorgeschichte (Angst 1961; Angst 1965; Deykin u. DiMascio 1972; Kiloh et al. 1962; Lesse 1960) oder auch die durch Kreuzvalidierung bezüglich der Haupteffizienzkriterien bestätigte Bedeutung neurotischer Persönlichkeitszüge (Deykin u. DiMascio 1972; Downing u. Rickels 1973; Kiloh et al. 1962; Paykel et al. 1973; Raskin u. Crook 1976) als ungünstige Prädiktoren. Allerdings lassen sich auch, wenn man von den Restriktionen durch Kreuzvalidierung und Beschränkung auf Haupteffizienzkriterien absieht, einige in der Literatur als besonders relevant beschriebene Prädiktoren nicht replizieren, was angesichts der Instabilität der diesbezüglichen Befunde in der Literatur nicht verwundert. Erstaunlich ist aber, daß die wiederholt beschriebenen depressiven Wahnideen als ungünstiger Prädiktor (Angst 1961; Hordern et al. 1963; Kupfer u. Spiker 1981) nicht bestätigt werden konnten.

Die gefundenen prognostischen Zusammenhänge sind größtenteils auf einem sehr niedrigen Niveau erklärter Varianz (größtenteils unter 10%), lassen also keinesfalls einzelfallbezogene Prognosen zu, allenfalls gruppenstatistische Differenzierungen.

Als Problem der Untersuchung muß erwähnt werden, daß die Haupteffizienzkriterien nicht in einem festen Zeitabstand zum Therapiebeginn beurteilt werden, sondern zu dem von vielen Faktoren, u. a. sicherlich auch zu dem von der Symptomrückbildung beeinflußten Entlassungszeitpunkt. Es zeigt sich aber sowohl aus der z. T. bestehenden inhaltlichen Kongruenz mit den Resultaten anderer Prädiktoruntersuchungen wie auch aus dem Vergleich der Resultate mit anderen in dieser Untersuchung geprüften Effizienzkriterien, daß dadurch offenbar keine großen Verzerrungen hinsichtlich der Prädiktorergebnisse erfolgen. Obendrein entspricht dieses Vorgehen durchaus der Fragestellung der Untersuchung nach Prädiktoren für unzureichenden Therapieerfolg unter Routinebehandlungsbedingungen, also mit der Möglichkeit, u. a. die Dauer der Behandlung den Gegebenheiten anzupassen.

Unter methodischem Aspekt weist die Arbeit den Mangel auf, daß ein Teil der Prädiktorvariablen wie auch der Effizienzkriterien retrospektiv aus den Krankengeschichtsdaten erhoben wurde. Im Vergleich zu anderen Prädiktoruntersuchungen bei endogen-depressiven Patienten können als Vorteile genannt werden: die relativ hohe Fallzahl der untersuchten Stichprobe, die Vielzahl der analysierten Prädiktorvariablen, die weitgehend standardisierte Merkmalsbeurteilung, die multiple Beurteilung der Effizienz durch verschiedene Kriterien, die Kreuzvalidierung der univariaten Analyseergebnisse.

Literatur

Ananth J (1978) Clinical prediction of antidepressant response. Int Pharmacopsychiatr 13:69–93

Angst J (1961) A clinical analysis of the effects of Tofranil in depression. Longitudinal and follow-up studies. Treatment of blood relations. Psychopharmakologia 2:381–407

Angst J (1965) Zur Prognose antidepressiver Behandlungen. Anglo-Germ Med Rev 2:733–751

Barthelmes H, Zerssen D v (1978) Das Münchner psychiatrische Informationssystem (PSYCHIS München). In: Reichertz P, Schwarz E (Hrsg) Informationssysteme in der medizinischen Versorgung, Ökologie der Systeme. Schattauer, Stuttgart, S 138–145

Beckmann H (1978) Biochemische Grundlagen der endogenen Depression. Nervenarzt 49:557–568

Beckmann H (1981) Die medikamentöse Therapie der Depressionen. Nervenarzt 52:135–146

Bielski RJ, Friedel O (1976) Prediction of tricyclic antidepressant response. A critical review. Arch Gen Psychiatry 33:1479–1489

Brengelmann JC, Brengelmann L (1960) Deutsche Validierung von Fragebögen der Extraversion, neurotischen Tendenz und Rigidität. Z Exp Angew Psychol 7:291–331

Cording-Tömmel C, Zerssen D v (1982) Mianserin and Maprotiline as compared to amitriptyline in severe endogenous depression. A new methodological approach to the clinic evaluation of the efficacy of antidepressants. Pharmacopsychiatry 15:197–204

Deykin EY, DiMascio A (1972) Relationship of patient background characteristics to efficacy of pharmacotherapy in depression. J Nerv Ment Dis 155:209–215

Downing RW, Rickels K (1972) Predictors of amitriptyline response in outpatient depressives. J Nerv Ment Dis 154:248–263

Downing RW, Rickels K (1973) Predictors of response to amitriptyline and placebo in three outpatient treatment settings. J Nerv Ment Dis 156:109–129

Fähndrich E (1983) Clinical and biological parameters as predictors for antidepressant drug responses in depressed patients. Pharmacopsychiatry 16:179–185

Gaertner HJ, Kreuter F, Scharek G, Golfinopoulos G, Breyer-Pfaff U (1982) Zur klinischen Bedeutung einer biochemischen Differenzierung bei depressiven Erkrankungen. In: Beckmann H (Hrsg) Biologische Psychiatrie. Fortschritte psychiatrischer Forschung. Thieme, Stuttgart New York, S 259–270

Giedke H, Axmann D, Gaertner HJ, Rein W, Rötzer-Zimmer FT (1986) Psychopathological predictors of antidepressant therapy response. Pharmacopsychiatry 19:259–262

Gittelman-Klein R, Klein D (1969) Premorbid asocial adjustment and prognosis in schizophrenia. J Psychiatr Res 7:35–53

Greden JF, Gardner R, King D, Grunhaus L, Carroll BJ, Kronfol Z (1983) Dexamethasone suppression test in antidepressant treatment of melancholia. The process of normalization and test-retest reproducibility. Arch Gen Psychiatry 40:493–500

Guy W (1976) Clinical Global Impressions (CGI). ECDEU Assessment, manual for psychopharmacology. Rev Ed Rockville, Maryland, pp 217–222

Harris JG (1975) An abbreviated form of the Phillips Rating Scale of premorbid adjustment in schizophrenia. J Abnorm Psychol 84:129–137

Heimann H (1974) Therapy-resistant depressions: Symptoms and syndromes. Contributions to symptomatology and syndromes. Pharmacopsychiatry 7:139–144

Helmchen H (1974) Symptomatology of therapy-resistant depressions. Pharmacopsychiatry 7:145–155

Hollister LE, Overall JE, Johnson M, Penninton V, Katz G, Shelton J (1964) Controlled comparison of amitriptyline, imipramine and placebo in hospitalized depressed patients. J Nerv Ment Dis 139:370–375

Hordern A, Holt NF, Burt CG, Gordon WF (1963) Amitriptyline in depressive states. Phenomenology and prognostic considerations. Br J Psychiatry 109:815–825

Huber G, Gross G, Schüttler R (1979) Schizophrenie. Eine verlaufs- und sozialpsychiatrische Langzeitstudie. Springer, Berlin Heidelberg New York

Kiloh LG, Ball JR, Garside RF (1962) Prognostic factors in treatment of depressive states with imipramine. Br Med J 2:1225–1227

Klerman GL, Cole JO (1965) Clinical pharmacology of imipramine and related antidepressant compounds. Pharmacol Rev 17:101–141

Kupfer DJ, Spiker DG (1981) Refractory depression: Prediction of non-response by clinical indicators. J Clin Psychiatry 42:307–311

Lehmann HE (1974) Therapy-resistant depressions – a clinical classification. Pharmacopsychiatry 7:156–163

Lesse S (1960) The evaluation of imipramine hydrochloride in the ambulatory treatment of depressed patients. J Neuropsychiatry 1:246–252

Levine J, Raskin A (1974) Predicting treatment responsiveness-resistiveness in a population of depressed patients. Pharmacopsychiatry 7:217–222

Lorr M (1974) Assessing psychotic behavior by the IMPS. In: Pichot P, Olivier R (eds) Psychological measurement in psychopharmacology. Modern problems in pharmacopsychiatry. Karger, Basel, pp 50–63

Möller HJ (1985) Kontrollierte Untersuchungen zum Wirkungsnachweis von Amitriptylin unter besonderer Berücksichtigung des Stellenwertes von Amitriptylin gegenüber den neuen Antidepressiva. Literaturübersicht und Analyse methodischer Probleme. In: Beckmann H, Sieberns S (Hrsg) Das ärztliche Gespräch 38. pmi Verlag Frankfurt, S 135–147

Möller HJ, Barthelmes H, Zerssen D v (1983) Forschungsmöglichkeiten auf der Grundlage einer routinemäßig durchgeführten Basis- und Befunddokumentation. Psychiatr Clin 16:45–61

Möller HJ, Kissling W, Bottermann P (1986) The dexamethasone suppression test in depressive and schizophrenic patients under controlled treatment conditions. Eur Arch Psychiatr Neurol Sci 235:263–268

Moore H, Kleining G (1960) Das soziale Selbstbild der Gesellschaftsschichten in Deutschland. Kölner Z Soziol Sozialpsychol 12:86

Morris JB, Beck AT (1974) The efficacy of antidepressant drugs. A review of research (1958–1972). Arch Gen Psychiatr 30:667–674

Paykel ES, Prusoff BA, Klerman GI, Haskell D, DiMascio A (1973) Clinical responses to amitriptyline among depressed women. J Nerv Ment Dis 156:149–165

Philipp M, Beck V, Glocke M, Metz K, Scherhag R, Schmidt R (1985) Vorhersagbarkeit des Therapieansprechens depressiver Patienten auf Doxepin. In: Philipp M (Hrsg) Grundlagen und Erfolgsvorhersage der ambulanten Therapie mit Antidepressiva. Springer, Berlin Heidelberg New York, S 29–45

Raskin A, Crook TH (1976) The endogenous-neurotic distinction as a predictor of response to antidepressant drugs. Psychol Med 6:59–70

Report to the Medical Research Council by its Clinical Psychiatry Committee (1965) Clinical trial of the treatment of depressive illness. Br Med J 1:881

Sandifer MG, Wilson IC, Gambill JM (1965) The influence of case selection and dosage in an antidepressant drug trial. Br J Psychiatry 111:142–148

Strauss JS, Carpenter WT (1974) Prediction of outcome in schizophrenia. II: Relationship between predictor and outcome variables. Arch Gen Psychiatry 31:37–42

Wechsler D (1964) Die Messung der Intelligenz Erwachsener. Huber, Bern Stuttgart Wien

Woggon B (1980) Veränderungen der psychopathologischen Symptomatik während 20tägiger antidepressiver oder neuroleptischer Behandlung. Psychiatr Clin 13:150–164

Woggon B (1983) Prognose der Pharmakotherapie. Klinische Untersuchung zur Voraussagbarkeit des Kurzzeittherapieerfolges von Neuroleptika und Antidepressiva. Forum der Psychiatrie 16. Enke, Stuttgart

Zerssen D v (1979) Klinisch-psychiatrische Selbstbeurteilungs-Fragebögen. In: Baumann U, Berbalk H, Seidenstücker G (Hrsg) Klinische Psychologie. Trends in Forschung und Praxis, Bd II. Huber, Bern

Zerssen D v (1980) Psychopathometrische Verfahren und ihre Anwendung in der Psychiatrie. In: Peters UH (Hrsg) Psychologie des 20. Jahrhunderts, Bd X. Kindler, Zürich S 149–169

Zerssen D v (1982) Personality and affective disorders. In: Paykel ES (ed) Handbook of affective disorders. Churchill Livingston, Edinburgh London Melbourne New York, pp 212–228

Zerssen D v, Cording-Tömmel C (1978) The measurement of change in endogenous affective disorders. Arch Psychiatr Nervenkr 226:95–112

Zerssen D v, Koeller D-M (1976) Klinische Selbstbeurteilungs-Skalen (KSb-S) aus dem Münchner Psychiatrischen Informationssystem (PSYCHIS München). Manual: a) Allgemeiner Teil; b) Beschwerden-Liste; c) Paranoid-Depressivitäts-Skala; d) Befindlichkeits-Skala. Beltz-Test, Weinheim

3 Frühansprechen auf Antidepressiva: die prognostische Bedeutung der Probetherapie

B. WOGGON

3.1 Einleitung

Etwa ein Drittel der medikamentös behandelten depressiven Patienten spricht auf das erstverordnete Antidepressivum nicht an. Noch ungünstiger sieht es bei hospitalisierten depressiven Patienten aus: Von diesen zeigt nur etwa die Hälfte eine Besserung (Woggon 1979). Spricht ein Patient auf die erste antidepressive Behandlung nicht an, so sollte dies nicht als Therapieresistenz bezeichnet werden. Es ist zwar bisher nicht gelungen eine einheitliche Definition des Begriffes „Therapieresistenz“ herauszuarbeiten, am häufigsten wird aber folgende verwendet: Nichtansprechen auf zwei verschiedene Antidepressiva in adäquater Dosierung (entsprechend ≥ 150 mg Imipramin/Tag) und von adäquater Behandlungsdauer (≥ 4 Wochen).

3.2 Gründe für ausbleibenden Behandlungserfolg

Übersichtsarbeiten zu diesem Thema enthalten zum Teil lange Listen von verschiedenen Faktoren, die eine Therapieresistenz bewirken können. Diese lassen sich zusammenfassen zu drei wesentlichen Gründen:

1. Mangelnde Compliance. Patienten nehmen häufig die verordnete Medikation nicht oder unzuverlässig ein. Dafür können Nebenwirkungen verantwortlich sein, aber auch eine prinzipiell negative Einstellung gegenüber Medikamenten allgemein oder Psychopharmaka im besonderen (Johnson 1981). Eine Verbesserung ist am ehesten durch Intensivierung von Informationen und Aufklärung durch den Arzt zu erreichen, am besten unter Einbezug der Angehörigen und nahen Bezugspersonen.

2. Inadäquate Behandlung. Viele depressive Patienten werden gar nicht mit Antidepressiva behandelt. Dies trifft nicht nur auf ambulante Patienten zu, sondern auch auf stationäre. Wird überhaupt ein Antidepressivum verschrieben, dann oft in Dosierungen, die deutlich kleiner sind als die vom Hersteller empfohlenen (Keller et al. 1982; Kotin et al. 1973; Schatzberg et al. 1983). Untersuchungen an größeren Patientenstichproben mit sogenannter therapieresistenter Depression haben ergeben, daß 30% – 80% inadäquate Dosierungen erhalten haben. Wurden solche Patienten anschließend mit adäquaten Dosierungen behandelt, so zeigten mindestens 50% einen positiven Behandlungserfolg (Quitkin 1985; Remick 1989).

Auch die Nachuntersuchung von schwer depressiven Patienten mit Suizidversuchen oder Suiziden im ambulanten oder stationären Bereich ergibt, daß nur ein

Tropon-Symposium V
Therapieresistenz unter Antidepressiva-Behandlung
Hrsg. H.-J. Möller
© Springer-Verlag Berlin Heidelberg 1990

kleiner Teil adäquat antidepressiv behandelt worden ist (Michel 1986; Modestin 1985). Sogar Patienten, die von ihrem Arzt wegen therapieresistenter Depression zum Psychochirurgen geschickt werden, weisen oft eine mangelhafte Behandlungsanamnese auf (Bridges 1983).

3. Auch bei adäquater Dosierung und Behandlungsdauer gibt es Nonresponder, zum Teil bedingt durch Stoffwechselvarianten (Woggon et al. 1988), Interaktionen von Antidepressiva mit anderen Substanzen oder bei Depressionen mit ausgesprochener Tendenz zur Chronifizierung (Ceroni et al. 1984; Garvey et al. 1986; Keller et al. 1986).

3.3 Bedeutung demographischer und anamnestischer Merkmale für die Vorhersage des Therapieerfolges

Viele Arbeitsgruppen haben sich damit beschäftigt, die prognostische Bedeutung demographischer und anamnestischer Merkmale zu untersuchen. Besonders häufig wurden natürlich diejenigen Merkmale untersucht, die ohnehin zur Beschreibung von Patientengruppen verwendet werden: Alter, Geschlecht, soziale Faktoren, Persönlichkeit, Familienanamnese, Krankheitsanamnese, Dauer der aktuellen Symptomatik, auslösende Faktoren. – Der auffälligste Befund bei der Durchsicht der entsprechenden Arbeiten ist die Widersprüchlichkeit der Resultate. Zusammenfassend läßt sich feststellen, daß die Beziehung zwischen sog. prognostischen Merkmalen und Behandlungserfolgskriterien in verschiedenen Stichproben variiert. Deshalb ist es unbedingt notwendig, in einer Stichprobe als Prädiktoren identifizierte Merkmale in einer zweiten Stichprobe von Patienten daraufhin zu überprüfen, ob sich die Beziehung zum Behandlungserfolg bestätigen läßt (Kreuzvalidierung).

Das Resultat solcher Überprüfungen ist erstaunlich uniform: selbst hochsignifikante Zusammenhänge zwischen vor Behandlungsbeginn erhobenen Merkmalen und dem Behandlungserfolg „schmelzen wie Schnee in der Sonne".

Manchmal bleibt ein signifikanter Zusammenhang auch bei der Kreuzvalidierung erhalten, erklärt dann aber einen so geringen Anteil der Varianz (in der Regel weniger als 10%), daß die praktische Verwendung zur Vorhersage des Therapieerfolgs für Patientengruppen und noch weniger für einzelne Patienten nicht realisierbar ist (Möller et al. 1987).

3.4 Prognostische Bedeutung der Diagnose

Die häufig aufgestellte Behauptung, Antidepressiva wirkten bei endogenen Depressionen besser als bei psychogenen Depressionen, kann auf Grund der Literatur nicht belegt werden (Woggon 1983). Hingegen läßt sich immer wieder aufzeigen, daß endogene Depressionen weniger gut auf Placebo ansprechen als nichtendogene Formen (Fairchild et al. 1986). Dabei muß berücksichtigt werden, daß die diagnostische Zuordnung eines depressiven Zustandsbildes nicht unabhängig von anderen Patientenmerkmalen vorgenommen wird. Ein ganz besonders wichtiges Merkmal zur Unterscheidung zwischen endogenen und psychogenen Depressionen ist der Schweregrad der psychopathologischen Symptomatik. Wie stark Diagnose und Schweregrad mit einander zusammenhängen, zeigt sich besonders anschaulich in einer 1988 von Paykel et al. veröffentlichten Arbeit.

Bei einem doppelblind durchgeführten Vergleich von Amitriptylin und Placebo bei milden depressiven Zuständen in der Allgemeinpraxis fand sich bei der sog. minor depression (nach RDC) kein Unterschied zwischen der Wirksamkeit von Amitriptylin und Placebo, dagegen ein deutlicher Wirkungsunterschied bei den Patienten mit sog. major depression. Dabei fiel aber auch auf, daß die Patienten mit major depression einen höheren Ausgangswert in der Hamilton Depressionsskala hatten als die Patienten mit „minor depression". Daraufhin teilten die Autoren unabhängig von der Diagnose die Patienten nach dem Schweregrad des Ausgangsbefundes ein (17 Item Version) und zwar in folgende drei Gruppen: 1) 16–24 Punkte, 2) 13–15 Punkte, 3) 6–12 Punkte. Beim Vergleich der mit Amitriptylin und Placebo behandelten Patienten zeigte sich nun, daß in der dritten Gruppe kein Unterschied zwischen Amitriptylin und Placebo nachweisbar war, hingegen sehr wohl in der zweiten Gruppe und noch stärker in der ersten Gruppe, d. h., bei den Patienten mit ausgeprägter depressiver Symptomatik. Etwas prononciert ausgedrückt, läßt sich also feststellen, daß die Wirksamkeit von Antidepressiva sich nur bei Vorhandensein einer Depression nachweisen läßt. Diese trivial klingende Feststellung wird immer wieder außer acht gelassen, insbesondere bei der Durchführung von Doppelblindstudien, in denen ein neues Antidepressivum und Placebo verglichen wird. Aus ethischen Gründen werden häufig Patienten mit leichten Depressionen in solche Prüfungen einbezogen (Angst et al. 1989).

Man darf nicht vergessen, daß es auch eine Interaktion zwischen diagnostischer Gruppenzugehörigkeit und Schweregrad der Depression in Abhängigkeit vom verwendeten Untersuchungsinstrument gibt. Paykel und Prusoff haben bereits schon in ihrer 1973 publizierten Arbeit darauf hingewiesen. Sie haben Patienten mit psychotischer und neurotischer Depression selbst den Schweregrad ihrer Depression einstufen lassen. Es zeigt sich, daß die Patienten mit psychotischer Depression sich selbst als weniger krank einstuften, als dies der Psychiater nach einem klinischen Interview beurteilte. Ganz im Gegensatz dazu stuften sich die Patienten mit neurotischer Depression als stärker krank ein, als es dem Urteil des Psychiaters entsprach. Dieses Resultat wurde auch von anderen Autoren bestätigt, z. B. Rush et al. (1987).

Das Vorhandensein von wahnhaften Vorstellungen und Sinnestäuschungen gilt allgemein als ungünstig bezüglich des Ansprechens auf Antidepressiva (Chan et al. 1987; Fähndrich u. Haug 1987). Dabei ist zu berücksichtigen, daß diese Symptome vor allem bei sehr schwer ausgeprägten Depressionen vorkommen, ähnliches gilt für Depressionen mit Suizidalität (Overholser et al. 1987). Je schwerer die Depression ausgeprägt ist, um so weniger durchgreifend oder um so langsamer ist die Wirkung der verschiedenen therapeutischen Verfahren. Eine differentielle Indikation für einzelne Therapieformen oder Präparate läßt sich daraus nicht ableiten.

Ob die sog. atypische Depression tatsächlich besser auf Monoaminooxidasehemmer anspricht als auf trizyklische Antidepressiva, muß erst noch sorgfältig untersucht und nachgewiesen werden (Liebowitz et al. 1988; Nies 1984; Quitkin et al. 1988, 1989).

3.5 Probetherapie: Prognostische Bedeutung früheinsetzender psychopathologischer Veränderungen

Obwohl Kuhn in seiner ersten Arbeit über Imipramin (1957) beschrieben hat, daß schon innerhalb von 1–7 Tagen eindrückliche Besserungen beobachtet werden können, stand und steht leider an vielen Orten immer noch die Behandlung und Forschung unter dem falschen Dogma der Wirkungslatenz von Antidepressiva. Viele Autoren haben eine schon in den ersten Tagen einsetzende Rückbildung depressiver Symptome beschrieben (Lesse 1960; Hordern et al. 1963; Spear et al. 1964; Waldron u. Bates 1965). Bereits 1967 haben Rose und Westhead beschrieben, daß der Hamiltonscore nach dreiwöchiger antidepressiver Behandlung voraussagbar ist durch den Score nach einer Woche. Wittenborn und Kiremitci beschreiben in ihrer 1974 publizierten Arbeit, daß die Abnahme der depressiven Symptomatik („gemessen" mit verschiedenen Ratingskalen) einer typischen Zerfallskurve folge, wobei die größte Veränderung am Ende der ersten Woche feststellbar ist. Woggon (1983) konnte zeigen, daß 67% der während einer 20tägigen Antidepressiva-Behandlung gefundenen Veränderung (registriert mit dem AMDP-System) bereits am 10. Behandlungstag vorhanden war. Betrachtet man die im Behandlungsverlauf an verschiedenen Ratingtagen registrierte depressive Symptomatik getrennt für bei Behandlungsabschluß als Responder und Nonresponder bezeichnete Patienten, so findet sich immer wieder eindrücklich der gleiche Unterschied: Nach einer oder spätestens nach zwei Behandlungswochen lassen sich die Verläufe von Respondern und Nonrespondern deutlich trennen (Woggon 1980; Nelson et al. 1984). Responder zeigen unabhängig von der verwendeten Therapie ein frühes Ansprechen in der ersten und spätesten zweiten Behandlungswoche, dies trifft auch auf Placeboresponder zu (Small et al. 1981). Überwiegend zeigt die Ausprägung und die Häufigkeit depressiver Symptome im Verlauf 20- bis 30tägiger klinischer Prüfungen eine lineare Rückbildung, was gegen die Annahme eines initialen Placeboeffektes spricht. In diesem Zusammenhang ist zu betonen, daß endogen depressive Patienten und Patienten mit schwer ausgeprägten depressiven Syndromen schlechte Placeboreaktoren sind.

Die Frage der Wirkungslatenz ist nicht nur von theoretischer Bedeutung, sondern von großer praktischer Wichtigkeit bezüglich der Frage, wie lange eine wirkungslose antidepressive Behandlung fortgesetzt werden muß und darf. Natürlich können bei einer mehr als zwei Wochen dauernden Behandlung noch Remissionen beobachtet werden. Je länger es jedoch dauert bis ein Wirkungseintritt beobachtet werden kann, um so schlechter läßt sich die beobachtete Besserung von einer Spontanremission abgrenzen.

Betrachtet man die Phasendauer endogener Depressionen (median 6 Monate), so wird deutlich, daß mit zunehmender Behandlungsdauer die Wahrscheinlichkeit einer Spontanremission immer größer wird (Angst u. Woggon 1980).

Betrachtet man die graphische Darstellung der Rückbildung der depressiven Symptomatik unter ganz verschiedenen Therapieformen, so findet sich eine verblüffende Ähnlichkeit dieser Kurven (Small et al. 1981). Es wird der Eindruck erweckt, daß eine Besserung unter Placebo genau gleich abläuft wie eine Besserung unter Antidepressiva- oder Elektroschockbehandlung.

Vielleicht ließe sich aber eine feinere Verlaufsdarstellung erreichen und damit vielleicht mögliche Unterschiede herausarbeiten, wenn man die Summenscores von Ratingskalen nicht aus Reliabilitätsgründen in den Mittelpunkt der Verlaufsdarstellungen stellen würde. Die verschiedenen depressiven Symptome zeigen nämlich eine unterschiedlich rasche Rückbildung während der Behandlung. Haskel et al. (1975) konnten zeigen, dass sich Suzidgedanken wesentlich rascher zurückbilden als die depressive Arbeitshemmung und der Interessenverlust. Katz et al. (1987) konnten veranschaulichen, daß sich der unterschiedliche Zeitverlauf von Respondern und Nonrespondern besser mit typischen depressiven Symptomen, insbesondere der Verlangsamung von Bewegungen und Sprache aufzeigen läßt als mit eher unspezifischen Symptomen, wie z. B. Schlafstörungen. Dieser Befund entspricht auch der klinischen Erfahrung. Beim einzelnen Patienten ist es oft weniger bedeutend, daß sich Symptome zurückbilden als viel mehr, daß sich ganz bestimmte Beschwerden bessern, die sich sowohl subjektiv als auch objektiv als eigentliche Leitsymptome des depressiven Symptommusters identifizieren lassen.

Bisher sind wir davon ausgegangen, daß eine rasch nach Behandlungsbeginn einsetzende Besserung einen günstigen Therapieerfolg vorhersagen läßt. Vielleicht kann man eine in den ersten Behandlungstagen sich entwickelnde Rückbildung der depressiven Symptomatik nicht nur beobachten oder „messen", sondern auch bewirken oder erzwingen? Darauf deuten Behandlungserfolge mit sehr hohen Dosierungen von trizyklischen Antidepressiva und Monoaminooxydasehemmern (Amsterdam u. Berwish 1989; Guze et al. 1987; Schuckit u. Feighner 1972) bei vorher therapieresistenten Depressionen hin. In die gleiche Richtung deutet das von Kupfer et al. (1989) erzielte Resultat, daß sich durch früheren Behandlungsbeginn die nächste depressive Phase deutlich verkürzen läßt.

Literatur

Amsterdam JD, Berwish NJ (1989) High dose Tanylcypromine therapy for refractory depression. Pharmacopsychiatry 22:21–25

Angst J, Beck P, Boyer P, Bruinvels J, Engel H, Helmchen H, Hippius H, Lingjaerde O, Racagni G, Saletu B, Sedvall G, Silverstone JT, Stefanis CN, Stoll K, Woggon B (1989) Consensus conference on the methodology of clinical trials of antidepressants, Zurich, March 1988: Report of the Consensus Committee. Pharmacopsychiatry 22:3–7

Bridges PK (1983) "... And a small dose of an antidepressant might help". Br J Psychiatry 142:626–628

Ceroni GB, Neri C, Pezzoli A (1984) Chronicity in major depression – a naturalistic prospective study. J Affect Dis 7:123–132

Chan CH, Janicak PG, Davis JM, Altman E, Andriukaitis S, Hedeker D (1987) Response of psychotic and nonpsychotic depressed patients to tricyclic antidepressants. J Clin Psychiatry 48:197–200

Fähndrich E, Haug HJ (1987) Die wahnhafte Depression – ein eigenständiges Krankheitsbild? In: 15. AGNP-Symposium Nürnberg, Abstracts, p 81 ff

Fairchild CJ, Rush AJ, Vasavada N, Giles DE, Khatami M (1986) Which depressions respond to placebo. Psychiatry Res 18:217–226

Garvey MJ, Tollefson GD, Tuason VB (1986) Is chronic primary major depression a distinct depression subtype? Compr Psychiatry 27:446–448

Guze BH, Baxter LR, Rego J (1987) Refractory depression treated with high doses of a monoamine oxidase inhibitor. J Clin Psychiatry 48:31–32

Haskel DS, DiMascio A, Prusoff B (1975) Rapidity of symptom reduction in depressions treated with Amitriptyline. J Nerv Ment Dis 160:24–33

Hordern A, Holt NF, Burt CG, Gordon WF (1963) Amitriptyline in depressive states. Phenomenology and prognostic considerations. Br J Psychiatry 109:815–825

Johnson DAW (1981) Depression: treatment compliance in general practice. Acta Psychiatr Scand [Suppl 290] 63:447–453

Katz MM, Koslow SH, Maas JW, Frazer A, Bowden CL, Casper R, Croughan J, Kocsis J, Redmond JRE (1987) The toming, specificity and clinical prediction of tricyclic drug effects in depression. Psychol Med 17:297–309

Keller MB, Klerman GL, Lavori PW, Fawcett JA, Coryell W, Endicott J (1982) Treatment received by depressed patients. JAMA 248:1848–1855

Keller MB, Lavori PW, Rice J, Coryell W, Hirschfeld RMA (1986) The persistent risk of chronicity in recurrent episodes of nonbipolar major depressive disorder: A prospective follow-up. Am J Psychiatry 143:24–28

Kotin J, Post RM, Goodwin FK (1973) Drug treatment of depressed patients referred for hospitalization. Am J Psychiatry 130:1139–1141

Kuhn R (1957) Über die Behandlung depressiver Zustände mit einem Iminodibenzylderivat (G 22355). Schweiz Med Wochenschr 87:1135–1140

Kupfer DJ, Frank E, Perel JM (1989) The advantage of early treatment intervention in recurrent depression. Arch Gen Psychiatry 46:771–775

Lesse S (1960) The evaluation of imipramine hydrochloride in the ambulatory treatment of depressed patients. J Neuropsychiatr 1:246–252

Liebowitz MR, Quitkin FM, Stewart JW, McGrath PJ, Harrison WM, Markowitz JS, Rabkin JG, Tricamo E, Goetz DM, Klein DF (1988) Antidepressant specificity in atypical depression. Arch Gen Psychiatry 45:129–137

Michel K (1986) Suizide und Suizideversuche: Könnte der Arzt mehr tun? Schweiz Med Wochenschr 116:770–774

Modestin J (1985) Antidepressive therapy in depressed clinical suicides. Acta Psychiatr Scand 71:111–116

Möller HJ, Fischer G, Zerssen D v (1987) Prediction of therapeutic response in acute treatment with antidepressants. Eur Arch Psychiatr Neurol Sci 236:349–357

Nelson JC, Mazure C, Quinlan DM, Jatlow PI (1984) Drug-responsive symptoms in melancholia. Arch Gen Psychiatry 41:663–668

Nies A (1984) Differential response patterns to MAO inhibitors and tricyclics. J Clin Psychiatry 45:70–77

Overholser JC, Miller IW, Norman WH (1987) The course of depressive symptoms in suicidal vs. nonsuicidal depressed inpatients. J Nerv Ment Dis 175:450–456

Paykel ES, Hollyman JA, Freeling P, Sedgwick P (1988) Predictors of therapeutic benefit from amitriptyline in mild depression: a general practice placebo-controlled trial. J Affect Dis 14:83–95

Paykel S, Prusoff BA (1973) Response set and observer set in the assessment of depressed patients. Psychol Med 3:209–216

Quitkin FM (1985) The importance of dosage in prescribing antidepressants. Br J Psychiatry 147:593–597

Quitkin FM, Stewart JW, McGrath PJ, Liebowitz MR, Harrison WM, Tricamo E, Klein DF, Rabkin JG, Markowitz JS, Wagner SG (1988) Phenelzine versus Imipramine in the treatment of probable atypical depression: defining syndrome boundaries of selective MAOI responders. Am J Psychiatry 145:306–311

Quitkin FM, McGrath PJ, Stewart JW, Harrison W, Wagner SG, Nunes E, Rabkin JG, Tricamo E, Markowitz J, Klein DF (1989) Phenelzine and Imipramine in mood reactive depressives. Arch Gen Psychiatry 46:787–793

Remick RA (1989) Treatment resistant depression. Psychiatric J Univ Ottawa 14:394–396

Rose JT, Westhead TT (1967) Treatment of depression. A comparative trial of Imipramine and Desipramine. Br J Psychiatry 113:659–665

Rush AJ, Hiser W, Giles DE (1987) A comparison of self-reported versus clinician-rated symptoms in depression. J Clin Psychiatry 48:246–248

Schatzberg AF, Cole JO, Cohen BM, Altesman RI, Sniffin CM (1983) Survey of depressed patients who have failed to respond to treatment. In: Davis JM, Maas JW (eds) The affective disorders. Am Psychiatr Press Inc, Washington DC, pp 73–86

Schuckit MA, Feighner JP (1972) Safety of High-Dose Tricyclic Antidepressant Therapy. Am J Psychiatry 128:1456–1459

Small JG, Milstein V, Kellams JJ, Small IF (1981) Comparative onset of improvement in depressive symptomatology with drug treatment, electroconvulsive therapy, and placebo. J Clin Psychopharmacol 1/6 [Suppl]:62S–69S

Spear FG, Hall P, Stirland JD (1964) A comparison of subjective responses to Imipramine and Tranylcypromine. Br J Psychiatry 110:53–55

Waldron J, Bates TJN (1965) The management of depression in hospital. A comparative trial of Desipramine and Imipramine. Br J Psychiatry 111:511–516

Wittenborn JR, Kiremitci N (1975) A comparison of antidepressant medications in neurotic and psychotic patients. Arch Gen Psychiatry 32:1172–1176

Woggon B (1979) Klinische Psychopharmakologie. In: Psychiatrische Universitätsklinik Zürich, Forschungsdirektion. Zehnjahresbericht 1969–1979, Zürich, pp 67–105

Woggon B (1980) Veränderungen der psychopathologischen Symptomatik während 20-tägiger antidepressiver oder neuroleptischer Behandlung. Psychiatr Clin 13:150–164

Woggon B (1983) Prognose der Psychopharmakotherapie. Enke, Stuttgart

Woggon B, Angst J (1980) Psychopharmakotherapie. In: Kisker KP, Meyer JE, Müller C, Strömgren E (Hrsg) Psychiatrie der Gegenwart, Forschung und Praxis. Grundlagen und Methoden der Psychiatrie, Band I, 2 Aufl, Teil 2. Springer, Berlin Heidelberg New York Tokyo, pp 243–314

Woggon B, Bosshart P, Meyer JW, Baumann P (1988) Mögliche Konsequenzen des Debrisoquin-Hydroxylierungsdefektes für die Behandlung mit Psychopharmaka – Zusammenfassung mehrerer Schweizer Untersuchungen. In: Gross G, Huber G (Hrsg) Das ärztliche Gespräch, Band 44: Neuere pharmakopsychiatrische und neurochemische Ergebnisse der Psychosenforschung. 3. Hans Jörg Weitbrecht-Symposion, 20.02.1988, Bonn, Troponwerke, Köln, pp 79–86

Diskussion zu Vortrag 3

Dr. E. Fähndrich

Gewiß sollten wir den Einzelsymptomen wieder stärkere Beachtung schenken. Aber ich glaube, nicht wir sollten die Symptome bewerten, sondern wir sollten die Patienten fragen, welche Symptome sie am stärksten quälen. Das kann sich im Zeitverlauf auch ändern. Eigentlich sollte man zu jedem Untersuchungszeitpunkt dem Patienten eine Symptomliste vorlegen, und er müßte Rangordnungen verteilen, welche Symptome für ihn am wichtigsten sind. Das sollte die Basis für therapeutische Maßnahmen sein.

In diesem Zusammenhang sind einfache Selbstbeurteilungsskalen wie z. B. die visuelle Analogskala sehr nützlich, mit der die Patienten ihre Befindlichkeit relativ einfach selbst dokumentieren können. Damit kommt man zu relativ ähnlichen Resultaten. Es scheint mir bemerkenswert, daß ein kompliziertes Fremdrating zu dem gleichen Ergebnis kommt wie ein relativ einfaches Selbstrating. Bei der Therapie der Depression geht es im Grunde nur darum, daß der Patient sagt: Ja, jetzt geht es mir wieder gut.

Prof. Dr. B. Woggon

Da stimme ich Ihnen zu. Ich würde aber auf die Fremdbeurteilung auf keinen Fall verzichten. Ich halte sie deshalb für wichtig, weil sich die Symptomatik im Zeitverlauf oft verschoben darstellt. Insbesondere leichter depressive Patienten neigen erfahrungsgemäß dazu, ihre Symptome schwerer darzustellen als der Arzt. Bei den schwerer Depressiven ist es genau umgekehrt. Diese Diskrepanz macht es meines Erachtens unerläßlich, beides parallel zu verwenden. Als Ergänzung zusätzlich den Patienten zu fragen, halte ich deshalb für wichtig, weil ich glaube, daß uns allgemeine Ratingskalen allein nicht allzu weit führen.

Prof. Dr. H.-J. Möller

Was insbesondere neurotischen Patienten nicht ganz gerecht wird. Die Fremdbeurteilung berücksichtigt eben nicht genügend die besondere Symptomatik neurotischer Patienten.

Dr. M. Schmauß

Eine Frage zur Untersuchung von Simpson: Man könnte danach auch den Eindruck haben „Viel hilft viel“. 300 mg helfen besser als 150 mg. Wie lange war die Behandlungsdauer? Gibt es vielleicht Untersuchungen, wonach sich durch niedrige Dosen ähnliche Behandlungserfolge erzielen lassen wie durch hohe, wenn man nur die Behandlungsdauer entsprechend verlängert? Sonst müßte man aus dieser Untersuchung schließen, daß jeder Patient möglichst hochdosiert zu behandeln ist.

Prof. Dr. B. Woggon

Solche Untersuchungen sind mir nicht bekannt. Ich möchte aber an Untersuchungen von Quitkin über therapieresistente, bzw. symptompersistierende Depressionen erinnern. Er hat bei therapieresistenten Patienten festgestellt, daß sie überwiegend mit Äquivalenzdosen bis 150 mg Imipramin behandelt wurden. Von diesen Patienten wurden 50 Prozent zu Respondern, nachdem man sie auf Dosen von fast 300 mg hochsetzte.

Das bedeutet natürlich nicht, daß man jeden depressiven Patienten gleich am ersten Tag mit 300 mg behandeln sollte. Aber man muß im Einzelfall die Dosis schon so hoch wie möglich steigern, bevor man von Therapieresistenz sprechen kann.

Dr. S. Kasper

Folgern Sie aus den Resultaten von Paykel, wonach Patienten mit einer schwereren Depression besser ansprechen als solche mit einer leichteren, daß man leicht depressive Patienten nicht antidepressiv behandeln sollte? Es ist nämlich zu überlegen, ob das Design der Studie von Paykel diese Schlußfolgerung wirklich zuläßt. Möglicherweise wäre bei einem Cross-over-Design mit randomisierter Plazebo- und Verumbehandlung vielleicht doch ein Unterschied herausgekommen.

Prof. Dr. B. Woggon

Da stimme ich Ihnen zu. Ich habe es so prononciert gesagt, weil es sich hier um sehr leichte Depressionen handelte mit Werten von lediglich 6–12 Hamilton-Punkten. Derartige niedrige Scores halte ich für nicht ausreichend pathologisch, um eine antidepressive Therapie zu rechtfertigen.

Aber gerade bei den depressiven Patienten, von denen Herr Marneros berichtet hat, ist es ja häufig so, daß sie sehr niedrige Scores aufweisen und trotzdem deutlich beeinträchtigt sind. Nicht so sehr, daß sie stationär behandelt werden müssen oder nicht arbeiten können. Aber doch stark genug, um sich auf Dauer nicht wohlzufühlen. Ich glaube, eine antidepressive Behandlung ist daher auch bei geringgradiger Depression durchaus zu vertreten, wenn die Symptome kontinuierlich bestehen. Der Anteil der Plazebo-Responder ist vorwiegend in dieser Gruppe angesiedelt.

Dr. I. M. Wolpert

Ist man eigentlich weitergekommen in der Zuordnung von Antidepressiva mit bestimmten Wirkungsspektren zu bestimmten Syndromkonstellationen wie gehemmte oder agitierte Depression? Oder bestehen möglicherweise Zuordnungen von noradrenergen versus serotonergen Antidepressiva zu bestimmten Syndromen?

Prof. Dr. B. Woggon

Klare Beziehungen sind kaum zu erkennen. Lediglich bei den MAO-Hemmern scheint der Zusammenhang momentan etwas deutlicher.

Dr. I.M. Wolpert
Ich glaube, daß die Elektrokrampftherapie nicht nur als Ultima ratio zu betrachten ist. Wir betrachten sie durchaus auch als primär indiziert, beispielsweise bei stärker depressiv-paranoiden Patienten. Wie ist Ihre Meinung dazu?

Prof. Dr. B. Woggon
Auch ich verwende nach wie vor die Elektrokrampftherapie. Ich glaube keineswegs, daß sie obsolet ist – sie ist vielmehr in einigen Fällen einfach notwendig. Bei paranoiden Depressionen wenden wir sie allerdings nicht primär an, weil viele dieser Patienten nach unseren Erfahrungen auch auf Antidepressiva allein oder in Kombination mit Neuroleptika ansprechen, wenn auch langsamer.

Dr. J. Klosterkötter
Ich möchte noch einmal unterstreichen, daß ich Ihr Plädoyer für die Einzelsymptomanalyse ausgezeichnet finde. Ich sehe allerdings noch nicht ganz, welche Konsequenzen man daraus für die Praxis ziehen kann. Wenn Sie beispielsweise nach einer Woche eine Besserung der Stimmung sehen, dieses oder jenes andere Symptom aber noch nicht angesprochen hat, geben Sie dann schon ein anderes Thymoleptikum dazu?

Prof. Dr. B. Woggon
Nein, natürlich nicht. Es ist sehr wichtig, wie die Symptomatik im individuellen Fall aussieht. Es hat keinen Sinn zu prüfen, ob ein Symptom zurückgegangen ist, das für den Patienten gar nicht von Bedeutung ist. Unter einem Ansprechen auf Antidepressiva verstehe ich im übrigen auch nicht, daß sämtliche Symptome zugleich zurückgehen müssen. Um ein frühes Ansprechen zu erkennen, reicht es auch schon, wenn sich nur in einigen Symptomen Besserungen zeigen.

Prof. Dr. H.-J. Möller
Die Ergebnisse der Arbeit von Small zeigen sehr klar, daß Antidepressiva auch schon in den ersten Wochen einen deutlichen Effekt zeigen. In den letzten Jahren hatten ja die Arbeiten von Quitkin gerade in dieser Frage für Verwirrung gesorgt, denn dort wurde es so dargestellt, als sei alles, was in den ersten Wochen der Behandlung zu sehen ist, im Grunde nur ein Plazeboeffekt, und die eigentliche antidepressive Wirkung komme erst nach etwa sechs Wochen zum Tragen.

Prof. Dr. B. Woggon
Ich glaube, Herrn Quitkin geht es darum, daß es auch eine dauerhafte Besserung ist. Er befürchtet, daß die anfänglichen Besserungen bald wieder schwinden und wir verfrüht von Respondern sprechen, die keine echten Responder sind. Ich glaube, deshalb besteht er auf diesen sechs Wochen.

4 Biologische Prädiktoren für eine erfolgreiche antidepressive medikamentöse Behandlung

E. Fähndrich

4.1 Einleitung

Auch nach 30 Jahren spezifischer antidepressiver medikamentöser Therapie ist im konkreten Einzelfall die Entscheidung noch immer sehr schwer zu treffen, welches der vielen, sich auf dem Markt befindlichen Antidepressiva für einen bestimmten Patienten hier und jetzt wohl das erfolgreichste sein wird. 15 Jahre intensiver Forschung haben nicht zu praktisch anwendbaren Prädiktoren bezüglich einer Differentialindikation der Antidepressiva geführt. Abgewandelt nach Klett u. Moseley (1965) gilt es, die Forderung nach dem „right antidepressant drug for the right depression" noch zu erfüllen. Sicher ist heute, daß die nosologische Zuordnung eines Patienten zur Vorhersage des Behandlungserfolges im Einzelfall nicht taugt, da Patienten sowohl mit endogener als auch neurotischer Depression auf Antidepressiva ansprechen (Ananth 1978; Cavi et al. 1974; Goldberg u. Finnerty 1977; Klerman et al. 1974; Prusoff u. Paykel 1977; Razani et al. 1983; Reisby et al. 1977; Stefanis et al. 1982). Schon 1969 formulierte Freyhan dieses Dilemma: „Die Vorstellung von nosologisch bezogener Therapie stirbt um so langsamer, als es immer wieder neue Illusionen von Einheitsursachen für Einheitskrankheiten zu geben scheint." Aber nicht nur auf der Ebene der nosologischen Krankheitsgruppen, sondern auch auf der Symptomebene wurde kein sicherer Prädiktor für eine erfolgreiche antidepressive Behandlung gefunden (Fähndrich 1983b; Woggon 1983). Im folgenden soll versucht werden, einen Überblick über die biologische Prädiktorforschung zu geben sowie die Ergebnisse dieser intensiven Bemühungen einer kritischen Würdigung zu unterziehen.

4.2 Das EEG als Instrument der Prädiktion

4.2.1 Wach-EEG vor Behandlung

Bereits 1980 fanden Bente u. Fähndrich (1980) Hinweise, daß sich Hydroxymaprotilin-Responder von den Nonrespondern im Null-EEG vor Behandlung unterscheiden. Die späteren Responder wiesen bereits vor Medikationsbeginn eine spektrale Verschiebung zugunsten langsamer Alpha-Frequenzen auf. Sie äußerten damals die Vermutung, daß die Responder erheblich höher sensitiv gegenüber der vigilanzdämpfenden Wirkung dieses Antidepressivums seien.

Vigilanzbeeinflussung durch das Medikament

Mit einem ähnlichen gedanklichen Ansatz wie Bente verfolgten Jahre später Fähndrich u. Herrmann (1985) die Frage, ob EEG-Veränderungen nach der ersten

Tropon-Symposium V
Therapieresistenz unter Antidepressiva-Behandlung
Hrsg. H.-J. Möller
© Springer-Verlag Berlin Heidelberg 1990

Gabe eines Antidepressivums einen prädiktiven Wert hinsichtlich der späteren Wirksamkeit haben. Sie benutzten dazu den sog. Vigilanzindex nach Herrmann et al. (1986) und fanden, daß die späteren Maprotilin-Responder unter der ersten Infusion stark ermüdeten (Delta-Vigilanz-Index 0,71), was mit den oben schon erwähnten Befunden (Bente u. Fähndrich 1980) in Übereinstimmung stehen würde, während die Clomipramin-Responder dies nicht taten (Delta-Vigilanz-Index 0,0). Die Maprotilin-Nonresponder wurden unter der ersten Maprotilin-Infusion viel weniger müde (Delta-Vigilanz-Index 0,47), die Clomipramin-Nonresponder zeigten dagegen eine erhebliche Müdigkeit infolge der ersten Clomipramin-Infusion (Delta-Vigilanz-Index 0,57). Falls sich dieser Befund bestätigt, wäre ein Patient, der unter der ersten Maprotilin-Infusion müde wird, ein späterer Responder, während ein Patient, der unter der ersten Clomipramin-Infusion müde wird, eher ein späterer Nonresponder sein würde.

4.2.2 Schlaf-EEG-Forschung

REM- und REM-Beeinflussung

REM-Schlaf und REM-Latenz wurden unter vielfältigen Gesichtspunkten bei Depressiven untersucht. Der REM-Schlaf ist offenbar sehr stark unter cholinerger Kontrolle (Sitaram et al. 1967) – ein weiterer Hinweis für die Mitbeteiligung cholinerger Neuronen bzw. einer Inbalance des cholinergen-katecholaminergen Gleichgewichts bei endogenen Depressionen.

Die Arbeitsgruppe um Kupfer (Ansseau et al. 1985) hat die REM-Latenz – und hier die Fähigkeit der Adaptation – als Prädiktor untersucht. Zwei Nächte hintereinander wurde abgeleitet und ein sog. Adaptationskoeffizient (AC) gebildet (REM-Latenz Nacht 1 minus REM-Latenz Nacht 2). Je größer der negative Wert dieses AC, je besser die Response auf Trizyklika. Anders ausgedrückt: Je schlechter die Adaptionsleistung bzw. je länger die REM-Latenz über beide Nächte war, je besser noch die Response auf TAD.

Andere Untersuchungen zeigen, daß Patienten mit einer verkürzten REM-Latenz im Placebo-EEG besser auf Trizyklika ansprechen, als Patienten mit regelrechter bzw. verlängerter REM-Latenz (Coble et al. 1979; Svendsen u. Christensen 1981).

Kupfer et al. (1981) untersuchten außerdem die REM-Latenz sowohl vor der Behandlung als auch nach der ersten Gabe eines Antidepressivums. Sie fanden, daß die späteren Responder auf Amitriptylin in der Placebo-Nacht eine verlängerte REM-Latenz aufwiesen (im Durchschnitt 57 gegenüber 34 min) und auf Amitriptylin mit einer weitaus stärkeren Zunahme der REM-Latenz reagierten als die Nonresponder (durchschnittlich 160 min gegenüber 110 min).

Dieser Befund legt die Vermutung nahe, daß Patienten mit einer schon vorher verlängerten REM-Latenz, die auf die Medikamentengabe mit einer überdurchschnittlichen weiteren Verlängerung dieser REM-Latenz reagieren, später auf dieses Medikament gut ansprechen werden.

Diese Befunde konnten von der gleichen Arbeitsgruppe später nicht bestätigt werden (Kupfer et al. 1982a, b).

Die Arbeitsgruppe um Berger berichtete 1986 (Höchli et al. 1986a; Riemann et al. 1986) über eine gute Korrelation zwischen dem Ausmaß der REM-Unterdrückung in der Nacht nach der ersten Clomipramingabe und der Besserung der Depression nach drei Wochen. 6 von 10 Clomipramin-Patienten waren Responder. Die REM-Schlafzeit sank von 19,7% auf 2,9% nach der ersten Medikation. Bereits in der ersten Behandlungsnacht hatten 4 der 10 Patienten überhaupt keinen REM-Schlaf mehr. Der Korrelationskoeffizient zwischen Reduktion der REM-Schlafzeit und klinischer Besserung beträgt hier 0,64. Die Autoren zogen post hoc einen „Cut off" von 15% REM-Suppression und fanden, daß alle Nonresponder weniger REM-Suppression aufwiesen.

4.3 Neuroendokrine Marker

4.3.1 Dexamethason-Suppressions-Test (DST)

Hier steht der Dexamethason-Suppressions-Test (DST) ganz im Mittelpunkt. Nebenbei: Cortisolhypersekretion ist nicht (ganz) identisch mit Nonsuppression nach Dexamethason. Die zahlreichen DST-Studien in bezug auf diagnostische Entitäten sollen hier nicht referiert werden. Festzustehen scheint, daß eine Normalisierung des pathologischen DST eine zukünftige weitere Besserung unter antidepressiver Medikation anzeigt (Greden et al. 1983; Holzboer et al. 1982). Bleibt diese Normalisierung des pathologischen DST aus, zeigt dies eher Nonresponse bzw. einen drohenden Rückfall an (Greden et al. 1983; Targum 1984).

Vor Behandlungsbeginn ist die DST-Situation uneinheitlich. Die meisten Studien zeigen, daß die Reaktion auf Dexamethason die späteren Responder und Nonresponder nicht unterteilt. Sowohl unter den Suppressoren als auch unter den Nonsuppressoren sind spätere Responder und Nonresponder (Arana et al. 1985; Brown u. Shuey 1980; McLeod et al. 1970; Modai et al. 1986; Peselow et al. 1986; Sauer et al. 1986).

Es gibt allerdings einige wenige Studien, die zeigen, daß Nonsuppressoren besser auf noradrenerge Antidepressiva ansprechen (Brown u. Qualls 1981; Fraser 1983) – allerdings zeigen die meisten Studien dieses Ergebnis nicht (Gitlin u. Gerner 1986; Greden et al. 1983).

4.3.2 Hormon-Stimulations-Tests

Kasper u. Yieira (1989) berichteten kürzlich einen hochinteressanten Befund: Sie fanden eine negative Korrelation ($r = 0,45$, $p = 0,05$) zwischen der Prolaktin-Response auf Fenfluramin vor Therapiebeginn und dem späteren Ansprechen auf eine dreiwöchige Fluvoxamin-Behandlung. Die späteren Maprotilin-Responder zeigten dagegen keine Korrelation hinsichtlich des Fenfluramin-Testes.

Dagegen hatte die Cortisol-Ansprechbarbeit auf Fenfluramin offenbar keinen prädiktiven Wert.

Müller-Oerlinghausen et al. (1989) berichten, daß der durch Fluvoxamin induzierte Anstieg von Melatonin im Serum (morgens um 10 Uhr) negativ korreliert ($r = -0,63$) mit der späteren Response auf eine vierwöchige Fluvoxamin-Behandlung, d.h. je stärker der Melatoninanstieg im Serum bei einem Patienten ist, je geringer ist die Chance, auf Fluvoxamin zu respondieren. Hier handelt es sich um (allerneueste) Einzelbefunde, die theoretisch hochinteressant sind, jedoch (wie die meisten anderen Befunde auch) noch weiterer Überprüfung bedürfen.

Andere endokrine Parameter, wie z. B. abgeschwächte Thyrotropin-Response auf Protirelin oder abgeschwächte Wachstumshormon-Response auf Clonidin (Joyce u. Paykel 1989) sollen als weitere Möglichkeiten erwähnt werden, sie sind jedoch hinsichtlich ihres prädiktiven Wertes noch nicht ausreichend untersucht, um hier ein Urteil über den prädiktiven Wert abgeben zu können.

4.4 Amin-Metabolismus und Enzymaktivität

Die Amin-Mangelhypothesen bei Depressionen regten zahlreiche Untersuchungen auch im Hinblick auf die Wirksamkeit trizyklischer Antidepressiva an. Mehr als 20 Studien liegen zum Problem MHPG-Ausscheidung und Response auf trizyklische Antidepressiva (TAD) mit widersprüchlichen Ergebnissen vor (Kelwala et al. 1983).

Einige Studien fanden, daß eine erniedrigte MHPG-Konzentration im Urin einhergeht mit guter Ansprechbarkeit auf Imipramin (Fawcett et al. 1972; Maas et al. 1972, 1982; Rosenbaum et al. 1980), auf Nortriptylin (Hollister et al. 1980) und auf Maprotilin (Rosenbaum et al. 1980; Schatzberger 1981), was mit den Amin-Mangelhypothesen gut in Übereinstimmung steht. Eine erhöhte MHPG-Ausscheidung soll eine gute Amitriptylin-Ansprechbarkeit anzeigen (Beckmann u. Goodwin 1975; Modai et al. 1979). Die überwiegende Zahl der Studien fand jedoch keine Beziehung zwischen MHPG-Konzentration im Urin und der Ansprechbarkeit auf Amitriptylin (Joyce u. Paykel 1989).

Die Anzahl der Studien, die 5-HIAA im Liquor untersuchte, ist aus naheliegenden Gründen nicht groß. Alles in allem läßt sich sagen, daß Patienten mit erniedrigter 5-HIAA-Konzentration auf die sog. Serotonin-Precursor (Van Praag u. de Maan 1980), auf Zimelidine (Åberg-Wistedt et al. 1981) und auf Clomipramin (Van Praag 1977) ansprechen.

Patienten mit erhöhter 5-HIAA-Konzentration im Liquor sprechen wahrscheinlich besser auf Amitriptylin (Banki 1977), Imipramin (Goodwin et al. 1973) oder Nortriptylin (Åsberg et al. 1973) an.

Wahrscheinlich hat eine erniedrigte 5-HIAA-Konzentration im Liquor mehr mit Impulsivität (Aggression und Autoaggression und Zwangsphänomene) zu tun als mit Depressivität (Joyce u. Paykel 1989), was die besonders gute Wirksamkeit von Clomipramin bei Zwangssymptomatik erklärt (Insel et al. 1983; Marks et al. 1980).

Niedrige Liquorkonzentrationen von Homovanillin-Mandelsäure (HVA) korrelieren gut mit Nomifensin-Response, das die postsynaptischen Dopaminrezeptoren stimuliert (v. Scheyen 1977). Insgesamt ist jedoch Dopamin bei Depressiven noch nicht ausreichend untersucht, um eine halbwegs sichere Aussage machen zu können.

Auch die Aktivität der Enzyme, die am Stoffwechsel der Katecholamine und anderer zentraler Transmitter beteiligt sind (MAO, DBH, COMT), wurden hinsichtlich ihres prädiktiven Wertes geprüft. Es gibt Hinweise, daß eine erniedrigte MAO-Aktivität einen Prädiktor für Nonresponse auf Lithium darstellt (Mendlewicz 1980; Sullivan et al. 1977). Goodwin (1978) berichtete, daß eine erniedrigte MAO-Aktivität eine gute Ansprechbarkeit auf Imipramin anzeige – dies jedoch nur bei bipolar depressiven Frauen und nicht bei unipolar depressiven. Davidson et al. (1976) berichtet von einer linearen Beziehung zwischen Imipramin-Wirksamkeit und der COMT-Aktivität bei unipolar depressiven Frauen.

Eine eigene Studie konnte zeigen, daß bei späteren Maprotilin-Respondern im Vergleich zu den Nonrespondern die Serum-MAO-Konzentration im freien Intervall statistisch signifikant erhöht war ($p = 0{,}10$). Maprotilin-Responder unterscheiden sich von Clomipramin-Respondern jedoch in ihrer COMT-Aktivität nicht voneinander (Fähndrich 1983a). Die DBH-Aktivität war sowohl bei Maprotilin-Respondern als auch Clomipramin-Respondern im Vergleich zu den jeweiligen Nonrespondern erniedrigt, was mit den Amin-Mangelhypothesen nicht in Übereinstimmung steht, da die DBH ja nur an der Synthese von Noradrenalin beteiligt ist, im 5-HT-Stoffwechsel jedoch keine Rolle spielt.

Insgesamt liegen eher wenige Befunde vor, obwohl ja hier sehr „nah am Geschehen“, insbesondere bezüglich der Katecholamin-Mangelhypothesen untersucht wird.

4.5 Das Ansprechen auf antriebssteigernde Substanzen

Es gibt mehrere Berichte darüber, daß die Sofortreaktion auf die Gabe von d-Amphetaminen ein guter Prädiktor für die spätere Wirkung eines bestimmten Antidepressivums ist. Diejenigen Patienten, die nach einmaliger Gabe von d-Amphetamin eine Stimmungsaufhellung erleben, sollen auch später gut auf (noradrenerge) Antidepressiva ansprechen (Ettigi et al. 1983; Fawcett u. Siomopoulos 1971; v. Kammern u. Murphy 1978; Joyce u. Paykel 1989). Diejenigen Patienten, die nach d-Amphetamin eher eine „Dysphoric mood-Response“ zeigen, sprechen hingegen besser auf serotonerge Antidepressiva an. Kiloh et al. (1974) führten ähnliche Untersuchungen wie die gerade zitierten mit Methylamphetamin durch, und fanden keine sicheren Korrelationen zwischen dem Ansprechen auf Methylamphetamin und dem späteren Ausgang einer medikamentösen antidepressiven Therapie. Immerhin liegt hier ein vielversprechender „Test“ vor. Diese Befunde mit d-Amphetamin und Methylphenidat wurden kürzlich erst bestätigt (Little 1988).

4.6 Chronobiologie

In der Depressionsforschung und hier auch in der Prädiktorforschung spielen Tagesschwankungen der Stimmung und die Reaktion eines Patienten auf den Entzug eines Nachtschlafes die wichtigsten Rollen.

4.6.1 Tagesschwankung der Stimmung

Eine in der Literatur häufig diskutierte Frage ist, ob Tagesschwankungen der Stimmung einen späteren Behandlungserfolg (zumindest mit Schlafentzug) prädi-

Tabelle 1. Anteil der Tage mit „typischen Tagesschwankungen“ (Gruppenmittelwert während der 21tägigen Behandlung)

	Abends besser	Abends schlechter	
Clom.-Resp.	20	1	$p < 0{,}002$
Clom.-Nonresp.	8	13	
Map.-Resp.	19	2	$p < 0{,}05$
Map.-Nonresp.	10	11	

zieren (Kretschmar u. Peters 1973; Pflug 1973, 1978; Pflug u. Tölle 1971). Eigene Untersuchungen zu dieser Frage zeigen, daß Patienten mit deutlich ausgeprägten Tagesschwankungen auf die Antidepressiva Amitriptylin und Imipramin eher schlecht ansprachen (Fähndrich u. Freudenthal 1980). Während die Responder auf Hydroximaprotilin (einem reinen Noradrenalin-Wiederaufnahme-Hemmer) sich deutlich durch vermehrte Tagesschwankungen von den Nonrespondern unterschieden (Bente u. Fähndrich 1980). Eine spätere Untersuchung (Fähndrich 1987) ergab, daß typische Tagesschwankungen unmittelbar vor Behandlungsbeginn eher für eine spätere Maprotilin-Response als für Clomipramin-Response sprechen, was in Übereinstimmung mit den oben zitierten Befunden steht. Wirklich überzeugend im Einzelfall waren alle diese Ergebnisse nicht.

Betrachtet man nun die Tagesschwankungen der Stimmung während der 21tägigen Infusionsbehandlung (s. Tabelle 1), zeigt sich, daß Responder, gleichgültig ob sie Maprotilin oder Clomipramin bekommen, statistisch signifikant häufiger Tagesschwankungen haben als die Nonresponder (Beispiel eines Prädiktors für spezifische, jedoch nicht für selektive Wirkung). Dies ist zwar keine Hilfe für die Differentialindikation in bezug auf ein bestimmtes Antidepressivum, kann aber dann bedeutsam sein, wenn nach einer dreiwöchigen Behandlung die Entscheidung getroffen werden muß, ob die Therapie fortgesetzt werden soll oder ob nicht besser wegen Unwirksamkeit auf ein anderes Medikament umgesetzt werden muß. Deutliche Tagesschwankungen während einer antidepressiven Behandlung geben also einen Hinweis darauf, daß die Therapie letztlich erfolgreich sein wird.

Die Reaktion auf Schlafentzug

Schlafentzug ist eine kurze und damit gut überschaubare Maßnahme. Ihr Effekt ist relativ sicher am nächsten Morgen abzuschätzen. 1976 berichtete Anna Wirz-Justice, daß sich Responder auf Clomipramin und Maprotilin in ihrer Reaktion auf SE deutlich voneinander unterscheiden. Die sog. Tag-1-Responder sprachen besonders gut auf Clomipramin an, die sog. Tag-2-Responder hatten später eine überdurchschnittlich häufige positive Response auf Maprotilin.

Diese Befunde konnten weder von der Gruppe Wirz-Justice (Wirz-Justice et al. 1979) noch von einer anderen Gruppe (Amin 1978) bestätigt werden.

Eigene Untersuchungen zur gleichen Frage erbrachten einen Zusammenhang zwischen Response auf Schlafentzug und späterem Ansprechen auf Clomipramin und Nonresponse auf SE und späterem Ansprechen auf Maprotilin (Fähndrich 1983b). Von 20 Clomipramin-Respondern sprachen 15 auch auf SE positiv an, während es von den 21 Maprotilin-Respondern lediglich 5 waren ($p = 0{,}02$). Dieser auch theoretisch plausibel erscheinende Befund konnte von der Arbeitsgruppe um Berger (Höchli et al. 1986b) nicht bestätigt werden, ja, diese Arbeitsgruppe erhob genau einen entgegengesetzten Befund (Maprotilin-Responder sprachen auf SE gut an, Clomipramin-Responder sprachen nicht gut an).

4.7 Ansprechen auf Antidepressiva in den ersten Behandlungstagen

Bei Antidepressiva gehen wir noch immer von der sog. Wirklatenz aus, d.h. wir rechnen erst nach 7–10 Behandlungstagen mit einem Wirkungseintritt. Die Abb. 1 und 2 zeigen jedoch, daß dies nicht so ist, wenn man die späteren Responder und Nonresponder getrennt betrachtet. Man sieht deutlich, daß sich die späteren Responder und Nonresponder schon in den ersten Tagen der Behandlung auf der Ebene einer Visuellen Analogskala unterscheiden. Die späteren Responder zeigen schon in den ersten Tagen der Behandlung eine Besserung, die späteren Nonresponder tun dies nicht.

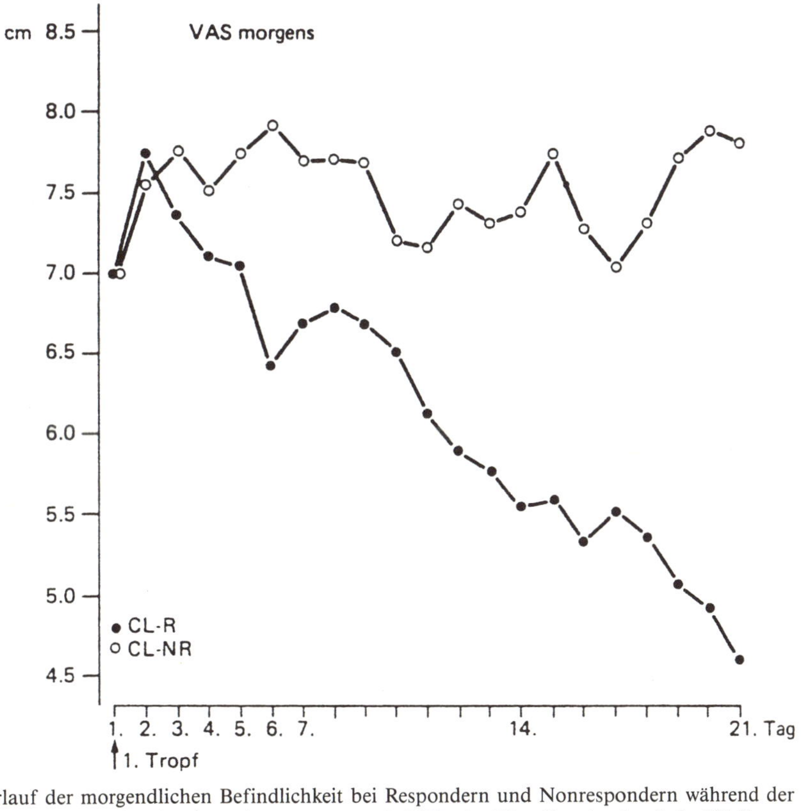

Abb. 1. Verlauf der morgendlichen Befindlichkeit bei Respondern und Nonrespondern während der 21tägigen Behandlung mit Clomipramin, gemessen mit Hilfe der Visuellen Analogskala (VAS)

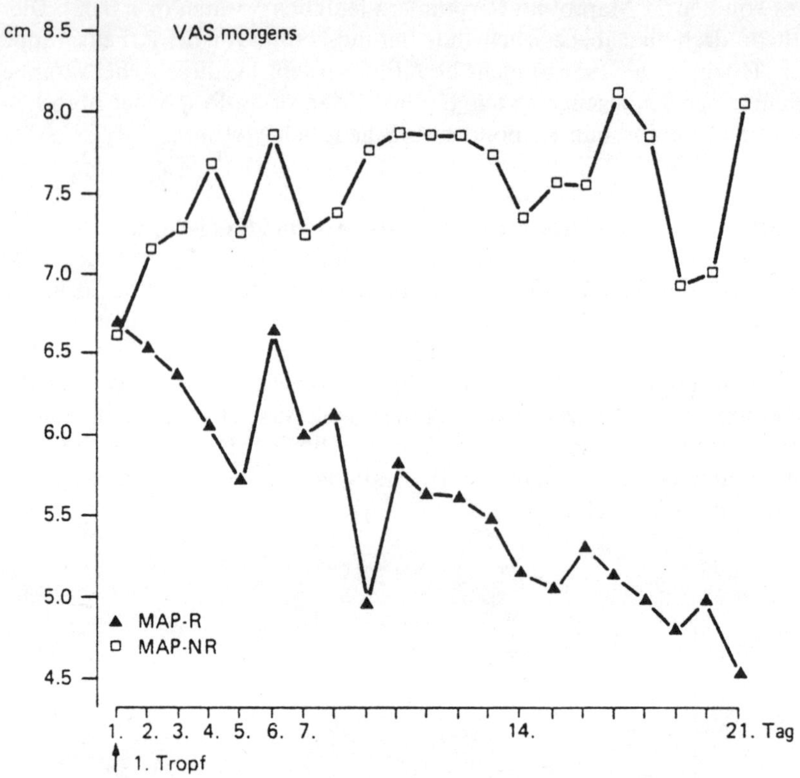

Abb. 2. Verlauf der morgendlichen Befindlichkeit bei Respondern und Nonrespondern während der 21tägigen Behandlung mit Maprotilin, gemessen mit Hilfe der Visuellen Analogskala (VAS)

Unterteilt man die späteren Responder und Nonresponder danach, ob sie am 7. Tag schon eine Besserung verspürten oder nicht und prüft man diese Verteilung mit Hilfe des Fisher-Yates-Tests, findet man einen hochsignifikanten Zusammenhang ($p = 0{,}01$) zwischen dem späteren Ansprechen auf Clomipramin und einer bereits deutlichen Besserung am 7. Behandlungstag, bzw. unveränderten Zustand nach einer Woche und späterem Nichtansprechen. Die Mittelwertsvergleiche – und noch mehr die Betrachtung der einzelnen Patienten – lassen also Zweifel aufkommen, ob es die sog. Latenzzeit von Antidepressiva tatsächlich gibt. Dieser Befund zeigt, daß die meisten Responder sofort eine Besserung verspüren. Betrachtet man jedoch die Gesamtgruppe aller Patienten – wie dies in der Regel bei Pharmastudien passiert, um Wirkprofile zu erstellen, ergibt sich tatsächlich erst zwischen dem 7. und 14. Tag eine signifikante Verbesserung der *Gesamtgruppe* – also eine „Latenzzeit". Schon 1982 weist Gastpar darauf hin, daß es diese Latenzzeit wahrscheinlich nicht gibt, wenn er schreibt: „Innerhalb der ersten drei Tage, d. h. im Verlauf der Infusionsbehandlung, kam es zu einer deutlichen Reduktion der Symptomatik, anschließend, d. h. bei Absetzen der Infusionsbehandlung, zu einem leichten Rezidiv".

Für Neuroleptika ist inzwischen das Ansprechen auf die Behandlung in den ersten Tagen als Prädiktor praktisch anerkannt (Nedopil u. Rüther 1981; Möller et al. 1983; v. Putten et al. 1984). Woggon spricht auch bei Antidepressiva in diesem Zusammenhang von der sog. Testdosis (Woggon 1987).

4.8 Zusammenfassung und Diskussion

Aus der Sicht des Klinikers sollte ein biologischer Prädiktor einfach und schnell zu bestimmen sein und einen hohen Grad an Selektivität (Treffsicherheit) besitzen.

Tabelle 2 faßt nochmals die relevanten Befunde zusammen:

Tabelle 2. Darstellung und Beurteilung der derzeitig in der Prädiktorforschung relevanten Patientenmerkmale

Merkmal	Prädiktor		Medikament	Bemerkung/Literatur
	stat.	dyn.		
TS vor Therapie		+	Maprotilin	Je mehr TS je größer Erfolgschance; Fähndrich 1987
		+	Hydroxymaprotilin	TS prädiziert Response; Bente und Fähndrich 1980
TS unter Behandlung		+	Clomipramin und Maprotilin	Je mehr TS je größer Erfolgschance; Fähndrich 1987
Schlafentzug (SE)		+	Maprotilin und Clomipramin	Uneinheitliche bis gegensätzliche Befunde; Wirtz-Justice et al. 1976, Fähndrich 1983b, Höchli et al. 1986
Testdosis-Modell		+	Antidepressiva	Verlauf prädiziert am besten den Verlauf; Gastpar 1982, Fähndrich 1984, Woggon 1987
REM-Latenz vor Behandlungsbeginn		+	AD	Kurze REM-Latenz prädiziert Response; Coble et al. 1979, Svensen u. Christensen 1981
		+	Amitriptylin	Lange REM-Latenz prädiziert Response; Kupfer et al. 1981
Adaptation der REM-Latenz		+	AD	Je länger die REM-Latenz je besser die Response; Ansseau et al. 1985
Veränderung der REM-Latenz durch ein AD		+	Amitriptylin	REM-Schlafverlängerung prädiziert Response; Kupfer et al. 1981
Unterdrückung des REM-Schlafes durch AD		+	AD	Je größer die REM-Unterdrückung durch ein AD, je besser die Response; Kupfer et al. 1980, Höchli et al. 1986a, Riemann et al. 1986
Vigilanzbeeinflussung		+	Clomipramin	Vigilanzabnahme nach erster AD-Gabe prädiziert Nonresponse
		+	Maprotilin	Vigilanzabnahme nach erster AD-Gabe prädiziert Response; Fähndrich u. Hermann 1985

Tabelle 2. (Fortsetzung)

Merkmal	Prädiktor stat.	Prädiktor dyn.	Medikament	Bemerkung/Literatur
Reaktion auf d-Amphetamin		+	AD	Positive Reaktion prädiziert Response auf NA-AD. Negative Reaktion prädiziert Response auf 5-HT-AD; Ettigi et al. 1983, Little 1988
DST unter Behandlung		+	AD	Normalisierung unter Therapie zeigt kommenden Erfolg an; Holzboer et al. 1982
5-HIAA im Liquor ↓		+ (?)	Clomipramin Fevarin	Prädiziert Response auf 5-HT-AD; v. Praag u. de Maan 1980, Åberg-Wistedt et al. 1981
5-HIAA im Liquor ↑		+ (?)	Nortriptylin Imipramin	Prädiziert Response auf NA-AD; Asberg 1973, Goodwin et al. 1973
HVA im Liquor ↓		+ (?)	Nomifensin	Prädiziert Response; v. Scheyen 1977
MHPG-Aussch. ↑		+ (?)	Amitriptylin	Prädiziert Response; Beckmann u. Goodwin 1975
MHPG-Aussch. ↓		+ (?)	Maprotilin	Prädiziert Response; Gärtner et al. 1982

Bisher kann kein Befund die o. g. Voraussetzungen voll erfüllen. Am nächsten kommen dieser Forderung noch der d-Amphetamin-Test, der Fenfluramin-Test, die Beobachtung der subjektiven Befindlichkeit in den ersten Behandlungstagen und ähnliche Untersuchungen. Vielversprechend ist auch das EEG – sowohl Wach- als auch Schlaf-EEG, obwohl diese Methode alles andere als einfach ist. Spiegel (1984) bezweifelt deshalb auch den Wert des EEGs als ein Instrument in der Prädiktorforschung.

Weder taugt der DST zur Differentialindikation, noch erlaubt die Reaktion auf Schlafentzug im Einzelfall eine sichere Vorhersage.

Liquoruntersuchungen von 5-HIAA und HVA sind zwar recht erfolgversprechend, werden sich jedoch wegen der Kompliziertheit der Untersuchung in der Praxis nicht durchsetzen. Urinuntersuchungen von MHPG sind in der Praxis ebenfalls kaum wirklich exakt durchzuführen und erfüllen nicht die Voraussetzung einer einfachen und schnellen Bestimmung.

Die Tagesschwankungen der Stimmung sind wohl nicht selektiv genug, können aber einen guten Hinweis für die grundsätzliche Responsebereitschaft bzw. für den weiteren Verlauf geben.

Warum sind die bisherigen Ergebnisse in der Prädiktorforschung so wenig befriedigend bzw. derartig widerspruchsvoll? Die Gründe sind vielfältig. Hier sollen nur einige wenige im Bereich der Studien genannt werden:

- Die meisten Studien benutzen unterschiedliche Responsedefinitionen, was zwangsläufig zu unterschiedlichen Ergebnissen und damit zu unterschiedlichen Gruppierungen der Patienten in Responder und Nonresponder führt (Haug u. Fähndrich 1986).
- Die Dauer der Untersuchungszeiträume ist unterschiedlich groß (zu kurz – falsch negative Ergebnisse, zu lang – falsch positive Ergebnisse).

- Serumspiegel sind nur selten bestimmt, so daß bei den Nonrespondern zumindest nicht klar ist, ob sie überhaupt eine ausreichende Wirkkonzentration im Serum hatten.
- Die Methoden bei der Bestimmung von Serumspiegeln sind unterschiedlich und oft nicht vergleichbar.
- Die Laborbedingungen bei der Bestimmung des DST, MHPG, 5-HIAA, HVA sind sehr unterschiedlich.
- Die Wash-Out-Zeit ist in aller Regel zu kurz (Spiegel 1984).
- Die EEG-Methodik ist zu kompliziert und von Labor zu Labor sehr unterschiedlich.
- Die Definition vom REM-Latenz ist uneinheitlich usw.

Hier wurden nur einfache methodische Probleme auf Seiten der Studie benannt. Viel entscheidender ist wohl, daß unser Untersuchungsgegenstand – die Krankheit Depression – ein hochkomplexes biologisches Geschehen darstellt, von dem wir nur wenig wissen und erst einiges ahnen.

Versucht man, alle Patientenmerkmale, die als mögliche Prädiktoren in Frage kommen, unter einem gemeinsamen Konzept zu betrachten, gelingt dies am besten, wenn man sie in veränderliche („dynamische") und unveränderliche („statische") Merkmale unterteilt. Mit „dynamischen" Prädiktoren sind Patienteneigenschaften gemeint, die sich in kürzester Zeit verändern können, hier also vor allem die Reaktionsweisen auf eine Intervention (EEG-Response, psychische Reaktion auf d-Amphetamin, Prolaktinresponse auf Fenfluramin usw.). Unter statischen Prädiktoren sind Merkmale wie Geschlecht, Erkrankungsalter, Persönlichkeitsmerkmale usw. zu verstehen. In der Vergangenheit wurden vor allem diese „statischen" Variablen auf ihren prädiktiven Wert hin untersucht, all diese Untersuchungen erbrachten keine brauchbaren Resultate. „Dynamische" Variablen sind sicher „näher am Krankheitsgeschehen", jedenfalls sind sie stets Ausdruck der aktuellen Krankheitssituation und schon deshalb eher erfolgversprechend.

Die Sichtweise von statischen und dynamischen Prädiktorvariablen geht von der Vorstellung aus, daß die biologischen Grundlagen einer Depression veränderlich sind. Dies ist auch der Grund dafür, warum ein Patient einmal auf ein Medikament anspricht, bei einer späteren Depression jedoch dies nicht der Fall ist. Die bisherige Prädiktorforschung hat deutliche Hinweise geliefert, daß es erfolgversprechend sein kann, nach dynamischen Prädiktoren für die Ansprechbarkeit auf Antidepressiva weiterzusuchen. Solange wir jedoch über die höchst komplexen biologischen Bedingungen der verschiedenen Depressionen nur wenig wissen und wenn es richtig ist, daß die biologischen Grundlagen in einer Imbalance vieler untereinander abhängiger Systeme bestehen, ist es höchst unwahrscheinlich, daß es uns gelingt, Prädiktoren mit der Sicherheit einer Gesetzmäßigkeit zu finden. Im besten Falle werden wir Regelhaftigkeiten mit erhöhter Wahrscheinlichkeit feststellen. Die Vorstellung von Einheitsursachen für Einheitskrankheiten ist eben eine Illusion (Freyhan 1969). Wegen der angenommenen Imbalance so vieler und hochkomplexer Systeme, die sich sowohl durch einen Test als auch durch die Behandlung mit Antidepressiva verändern (können), ist die Vorstellung bzw. die Analogie zu den Infektionskrankheiten, wo das optimale Antibiotikum ausgetestet werden kann, naiv und unerfüllbar.

Und dennoch zeigen die vorgelegten Befunde, daß die sog. dynamischen Patientenmerkmale in der richtigen Kombination die Differentialindikation der medikamentösen antidepressiven Therapie verbessern werden.

Literatur

Aberg-Wistedt A, Jostell KG, Ross SB, Westland D (1981) Effects of zimelidine and desimipramine and serotonin and noradrenaline uptake mechanism in relation to plasma concentrations and to therapeutic effects during treatment of depression. Psychopharmacol 74:297–305

Amine M (1978) Response to sleep deprivation and therapeutic results with antidepressants. Lancet 2:165

Ananth J (1978) Clinical prediction of antidepressant response. Int Pharmacopsychiat 13:69–93

Ansseau M, Kupfer D-J, Reynolds C-F, Coble PA (1985) "Paradoxical" shortening of REM latency on first recording night in major depressive disorder: clinical and polysomnographic correlates. Biol Psychiat 20:135–145

Arana GW, Baldessarini R-J, Ornsteen M (1985) The dexamethasone suppression test for diagnosis and prognosis in psychiatry. Commentary and review. Arch Gen Psychiat 42:1193–1204

Asberg M, Bertilsson L, Tuck D, Cronholm B, Sjöqvist F (1973) Indolamine metabolites in the cerebral fluid of depressed patients before and during treatment with nortriptyline. Clin Pharmacol Therap 14:277–286

Banki CM (1977) Correlation of anxiety and related symptoms with cerebrospinal fluid 5-hydroxyindolacetic acid in depressed women. J Neural Transm 47:135–145

Banki CM, Vojnik M (1978) Effects of intravenous infusion of amitriptyline on total blood serotonin content. Eur J Clin Pharmacol 13:259–262

Beckmann H, Goodwin FK (1975) Antidepressant response to tricyclics and urinary MHPG in unipolar patients. Arch Gen Psychiat 32:17–21

Bente D, Fähndrich E (1980) Klinische und elektroenzephalographische Befunde zur Wirkung von Hydroxy-Maprotilin unter besonderer Berücksichtigung der hirnelektrischen Reagibilität von Respondern und Nonrespondern. Arzneim-Forsch 30:1227

Berger M, Lund R, Bronisch Th, Zerssen D v (1982) Der Einfluß eines Cholinergikums auf den REM-Schlaf gesunder Probanden und depressiver Patienten. In: Beckmann H (Hrsg) Fortschritte psychiatrischer Forschung. Thieme, Stuttgart, S 323–327

Brown WA, Shuey I (1980) Response to dexamethasone and subtype of depression. Arch Gen Psychiat 37:647–751

Brown WA, Qualls CB (1981) Pituitary-adrenal disinhibition in depression: Marker of subtype with characteristic clinical feature and response to treatment. Psychiat Res 4:115–128

Cavi L, Lipman RS, Derogatis LR, Smith JE, Pattison JH (1974) Drugs and group psychotherapy in neurotic depression. Am J Psychiat 131:191–198

Coble PA, Kupfer DJ, Spiker DG, Neil JF, McParland RJ (1979) EEG sleep in primary depression: A longitudinal placebo study. J Affective Disorder 1:131–138

Davidson JRT, McLeod MN, White HL, Raft D (1976) Red blood cell catechol-o-methyltransferase and response to imipramine in unipolar depressive women. Am J Psychiat 133:952–955

Ettigi PG, Hayes PE, Narasimhachari N, Hamer RM, Goldberg S, Second GJ (1983) d-Amphetamine response and dexamethasone suppression test as predictors of treatment outcome in unipolar depression. Biol Psychiat 18:499–504

Fähndrich E (1983 a) Clinical and biological parameters as predictors for antidepressive drug response in depressed patients. Pharmacopsychiat 16:179–185

Fähndrich E (1983 b) Effect of sleep deprivation as a predictor of treatment response to antidepressant medication. Acta Psychiat Scand 68:341–344

Fähndrich E (1987) Biological predictors of success of antidepressant drug therapy. Psychiat Develop 2:157–171

Fähndrich E, Freudenthal K (1980) Charakterisierung von Respondern und Nonrespondern hinsichtlich verschiedener Antidepressiva auf der AMPD-Item-Ebene. Arzneim-Forsch/Drug Res 30:1228

Fähndrich E, Herrmann WM (1985) The search for electroencephalographic variables which could predict the efficacy of antidepressants. Pharmacopsychiat 18:108–109

Fawcett J, Siomopoulos V (1971) Dextroamphetamine response as a possible predictor of improvement with tricyclic therapy in depression. Arch Gen Psychiat 25:247–255

Fawcett J, Maas JW, Dekirmenjian H (1972) Depression and MHPG excretion: Response to dextroamphetamine and tricyclic antidepressants. Arch Gen Psychiat 26:246–251

Fraser AR (1983) Choice of antidepressant based on the dexamethasone suppression test. Am J Psychiat 140:786–787

Freyhan FA (1969) Depressionsforschung: Klärung oder Verdunklung? In: Hippius H, Selbach H (Hrsg) Das depressive Syndrom. Urban & Schwarzenberger, München Berlin Wien, S 211

Gärtner HJ, Golfinopoulos G, Breyer-Pfaff U (1982) Response to maprotiline treatment in depressive patients, relationship to urinary MHPG excretion and plasma drug level. Pharmacopsychiat 15:170–174

Gastpar M (1982) Wirkung und Verträglichkeit von Langzeitinfusionen bei depressiven Patienten am Beispiel des Dibenzepins. In: Kielholz P (Hrsg) Antidepressive Infusionstherapie. Thieme, Stuttgart New York, S 53–58

Gitlin MJ, Gerner RH (1986) The dexamethasone suppression test and response to somatic treatment: A review. J Clin Psychiat 47:16–21

Goldberg HL, Finnerty RJ (1977) Which tricyclic for depressed outpatients, imipramine pamoate or amitriptyline? Dis Nerv Syst 38:785–789

Goodwin FK, Potter WZ (1978) The biology of affective illness: Amine neurotransmitters and drug response. In: Cole JO, Schatzberg AF, Frazier SM (eds) Depression: Biology, psychodynamics and treatment. Plenum, New York 1978

Goodwin FK, Post RM, Murphy DL (1973) Cerebrospinal fluid amine metabolites and therapies for depression. Program of the Scientific Proceedings of the American Psychiatric Association, S 24–25 (zit n Joyce & Paykel 1989)

Greden JF, Gardner R, King D, Grunhaus L, Carroll BJ, Kronfol Z (1983) Dexamethasone suppression test in antidepressant treatment of melancholia: The process of normalization and test-retest reproductibility. Arch Gen Psychiat 40:493–500

Haug HJ, Fähndrich E (1986) Problems in defining response in therapy studies. Pharmacopsychiat 19:170–171

Herrmann WM, Kern U, Römel J (1986) Contribution to the search for vigilance-indicative EEG variables results of a controlled double-blind study with pyritinol in elderly patients with symptoms of mental dysfunction. Pharmacopsychiat 19:75–83

Höchli D, Riemann D, Zulley J, Berger M (1986a) Initial REM-sleep suppression by clomipramine: A prognostic tool for treatment response in patients with a major depressive disorder. Biol Psychiat 21:1217–1220

Höchli D, Riemann D, Zulley J, Berger M (1986b) Is there a relationship between response to total sleep deprivation and efficacy of clomipramine treatment in depressed patients? Acta Psychiat Scand 74:190–192

Hollister LE, Davis KL, Berger PA (1980) Subtypes of depression based on excretion of MHPG and response to nortriptyline. Arch Gen Psychiat 37:1107–1110

Holzboer F, Liebelt R, Hofschuster E (1982) Repeated dexamethasone suppression test during depressive illness: Normalization of test result compared with clinical improvement. J Affectiv Disorder 4:93–101

Insel TR, Murphy DL, Cohen RM, Alterman I, Kilts C, Durham NC, Linnoila M (1983) Obsessive compulsive disorder. Arch Gen Psychiat 40:605–612

Joyce PR, Paykel ES (1989) Predictors of drug response in depression. Arch Gen Psychiat 46:89–99

Kammern DP v, Murphy DL (1978) Prediction of imipramine antidepressant response by a one-d-amphetamine trial. Am J Psychiat 135:1179–1184

Kasper S, Yieira A (1989) Stimulation with dl-fenfluramine and antidepressive medication in major depressed inpatients. Pharmacopsychiat 22:201

Kelwala S, Jones D, Sitaram N (1982) Monoamine metabolites as predictor of antidepressant response: A critique. Prog Neuropsychopharmacol Biol Psychiat 7:229–240

Kiloh LG, Neilson M, Andrews G (1974) Response of depressed patients to methylamphetamine. Br J Psychiat 125:496–499

Klerman GL, DiMascio A, Weissman M, Prusoff B, Paykel E (1974) Treatment of depression by drugs and psychotherapy. Am J Psychiat 131:186–191

Klett CJ, Moseley EC (1965) The right drug for the right patient. J Consul Psychol 29:546–551

Kretschmar JH, Peters UH (1973) Schlafentzug zur Behandlung endogener Depressionen. In: Jovanovic UJ (Hrsg) The nature of sleep. Fischer, Stuttgart

Kupfer DJ, Spiker DG, Coble PA, Neil JF, Ulrich R, Shaw DH (1980) Depression, EEG sleep, and clinical response. Compr Psychiat 21:212–220

Kupfer DJ, Spiker DG, Coble PA, Neil JF, Ulrich R, Shaw DH (1981) Sleep and treatment prediction in endogenous depression. Am J Psychiat 138:429–434

Kupfer DJ, Targ E, Stack J (1982a) Electroencephalographic sleep in unipolar depressive subjects. Support for a biological and familial classification. J Nerv Ment Dis 170:494–498

Kupfer DJ, Shaw DH, Ulrich R, Coble PA, Spiker DG (1982b) Application of automated REM-analysis in depression. Arch Gen Psychiat 39:569–573

Little KY (1988) Amphetamine, but not methylphenidate, predicts antidepressant efficacy. J Clin Psychopharmacol 8:177–183

Maas JW, Fawcett JA, Dekirmenjian H (1972) Catecholamine metabolism, depressive illness, and drug response. Arch Gen Psychiat 26:252–262

Maas JW, Kocsis JH, Bowden CL, Davis JM, Redmond DE, Hanin I, Robins E (1982) Pretreatment neurotransmitter metabolites and response to imipramine or amitriptyline treatment. Psychol Med 12:37–43

Marks JM, Stern RS, Mawson D, Cobb J, McDonald R (1980) Clomipramine and exposure for obsessive compulsive rituals. Br J Psychiat 136:1–25

McLeod WR, Carroll B, Davies B (1970) Hypothalamic dysfunction and antidepressant drugs. Br Med J 2:480–481

Mendlewicz J (1980) Selective MAO-B inhibitors and 5-HTP as antidepressant therapy. Presented 12th CINP-Congress, Abstr Nr 438, Goteborg

Modai J, Apter A, Golomb M, Wijsenbeck J (1979) Response to amitriptyline and urinary MHPG in bipolar depressive patients. Neurpsychobiol 5:181–184

Modai J, Rinsky H, Cygielma G (1986) The DST as a predictor of acute response to treatment with ECT, chlorimipramine, amitriptyline and phenelzine. J Clin Psychiat 47:139–140

Möller HJ, Kissling W, Zerssen D v (1983) Die prognostische Bedeutung des frühen Ansprechens schizophrener Patienten auf Neuroleptika für den weiteren stationären Behandlungsverlauf. Pharmacopsychiat 16:46–49

Müller-Oerlinghausen B, Rao ML, Stieglitz RD, Volz HP (1989) Fluvoxamine challenge test, phototherapy and successive fluvoxamine treatment in patients with non-seasonal depression. Pharmacopsychiat 22:209

Nedopil N, Rüther E (1981) Initial improvement as predictor of outcome of neuroleptic treatment. Pharmacopsychiat 14:205–207

Peselow ED, Goldring N, Stanley M, Barouche F, Fieve RR (1986) The dexamethasone suppression test (DST) in predicting response to desipramine and amitriptyline in depressed outpatients. Int Clin Psychopharmacol 1:17–23

Pflug B (1973) Depression und Schlafentzug, neue therapeutische und theoretische Aspekte. Habilschrift 1973

Pflug B (1978) The influence of sleep deprivation on the duration of endogenous episodes. Arch Psychiat Nervenkr 225:173–177

Pflug B, Tölle R (1971) Disturbance of the 24 h rhythm in endogenous depression and the treatment of endogenous depression by sleep deprivation. Int Pharmacopsychiat 6:187–196

Prusoff BA, Paykel ES (1977) Typological prediction of response to amitriptyline: A replication study. Int Pharmacopsychiat 12:153–159

Razani J, White KL, White J, Simpson G, Sloane RB, Rebal R, Palmer R (1983) The safety and efficacy of combined amitriptyline and tranylcypromine antidepressant treatment. Arch Gen Psychiat 40:657–661

Reisby N, Gram LF, Bech P, Nagy A, Petersen GP, Ortman J, Ibsen I, Dencker SJ, Jacobson O, Krautwald O, Sondergaard I, Christiansen J (1977) Imipramin: Clinical effects and pharmacokinetic variability. Psychopharmacol 54:263–272

Riemann D, Höchli D, Berger M (1986) Initiale REM-Schlafunterdrückung als Prädiktor einer Clomipramintherapie. Psycho 12:380–381

Rosenbaum AH, Schatzberger AF, Maruta T, Orsulak PJ, Cole JO, Grab EL, Schildkraut JJ (1980) MHPG as predictor of antidepressant response to imipramine and maprotiline. Am J Psychiat 137:1090–1092

Rush AJ, Gilles DE, Roffwarg HP, Parker CR (1982) Sleep EEG and dexamethasone suppression test findings in outpatients with unipolar major depressive disorders. Biol Psychiat 17:327–341

Sauer H, Kick H, Minne HW, Schneider B (1986) Prediction of the amitriptyline response: Psychopathology vs neuroendocrinology. Int Clin Psychopharmacol 1:284–295

Schatzberger AF, Rosenbaum AH, Orsulak PJ, Rohde WA, Maruta T, Krug ER, Cole JO, Schildkraut JJ (1981) Toward a biological classification of depressive disorders III. Pretreatment urinary MHPG levels as predictors of response to treatment with maprotiline. Psychopharmacol 75:34–38

Sitaram N, Mendelson WB, Wyatt RJ, Gillin JC (1977) The time dependent induction of REM-sleep and arousal by physostigmine infusion during normal human sleep. Human Sleep Brain Res 122:562–567

Spiegel R (1984) Zur Voraussage des Therapieerfolges mit Antidepressiva: Sind kurze REM-Latenzen diagnostisch und prognostisch zuverlässige Merkmale? Fortschr Neurol Psychiat 52:302–311

Stefanis CN, Alevizos BH, Paradimitriou GN (1982) Antidepressant effect of Ro 11-1163 – a new MAO inhibitor. Int Pharmacopsychiat 17:43–48

Sullivan JL, Maltbie A, Cavenar JO, Spantield CH (1977) Platelet-monoamino-oxydase activity predicts response to lithium in manic depressive illness. Lancet 24:1325–1327

Svendsen K, Christensen PG (1981) Duration of REM-sleep latency in predictor of effect of antidepressant therapy – a preliminary report. Acta psychiat scand 64:238–243

Targum SD (1984) Persistent neuroendocrine dysregulation in major depressive disorder: A marker for early relapse. Biol Psychiat 19:305–318

van Praag HM (1977a) New evidence for serotonin-deficient depression. Neuropsychobiol 3:56–63

van Praag HM (1977b) Significance of biochemical parameters in the diagnosis, treatment and prevention of depressive disorders. Biol Psychiat 12:101–131

van Praag HM, de Maan S (1980) Depression, vulnerability and 5-hydroxytryptophan prophylaxis. Psychiat Res 3:75–83

van Putten T, May RA, Marder SR (1984) Response to antipsychotic medication: The doctors and the consumers view. Am J Psychiat 141:16–19

van Scheyen JD, van Praag HM, Korf J (1977) Controlled study comparing nomifensine and clomipramine in unipolar depression using the probenicid technique. Br J Clin Pharmacol 4:179–184

Wirz-Justice A, Pühringer W, Hole G (1976) Sleep deprivation and clomipramine in endogenous depression. Lancet 23:912

Wirz-Justice A, Pühringer W, Hole G (1979) Response to sleep deprivation as a predictor of therapeutic results with antidepressant drugs. Am J Psychiat 136:1222–1223

Woggon B (1983) Prognose der Psychopharmakotherapie. S Enke, Stuttgart

Woggon B (1987) Pharmakotherapie affektiver Psychosen. In: Kisker KP, Lauter H, Meyer J-E, Strömgren E (Hrsg) Psychiatrie der Gegenwart, Bd 5, „Affektive Psychosen“. Springer, Berlin Heidelberg New York Tokio

Diskussion zu Vortrag 4

Dr. P. Baumann
Als Leiter eines Labors erhält man gelegentlich Anfragen von Ärzten, die Patientenurin auf 5-HIA untersuchen lassen wollen. Ich muß dann aufklären, daß das sinnlos ist. Noch vor zehn Jahren wurde in manchen Kliniken die Behandlung praktisch an der 5-HIA-Ausscheidung des Patienten ausgerichtet. Das ist nicht nur bedenklich, sondern in gewisser Hinsicht vielleicht auch unethisch.

Dr. A. Delini-Stula
Die Ursache einer Therapieresistenz ist in einer unterschiedlichen Pathophysiologie der betreffenden Patienten zu suchen. Irgendein biochemisches Merkmal ist bei diesen Patienten anders. Wenn wir diesen Faktor identifizieren können, dann gelingt es uns möglicherweise, aus einem Nonresponder einen Responder zu machen.

Dr. E. Fähndrich
Ich vermute, daß jeder von uns unter „Respondern" und „Nonrespondern" etwas anderes versteht. Darin liegt wahrscheinlich auch einer der Gründe, warum verschiedene Untersucher bei gleicher Fragestellung zu unterschiedlichen Ergebnissen gelangen. Im klinischen Alltag glauben wir natürlich alle zu wissen, wie ein chronischer Patient, ein akuter Patient, ein Responder aussieht. Aber meinen wir wirklich immer dasselbe?

Ich möchte dazu ein Beispiel geben: Hier sehen Sie eine Zusammenstellung verschiedener Response-Kriterien für die Erfolgsbeurteilung eines therapeutischen Schlafentzugs. Je nachdem, wie man „Response" definiert, kommt man zu ganz anderen Erfolgsraten. Die Ergebnisse lassen sich erheblich manipulieren, wenn man diese Definitionen erst im Nachhinein festlegt.

Prof. Dr. H. Helmchen
Sie haben erwähnt, daß das EEG als Prädiktionskriterium wegen des hohen Aufwandes möglicherweise keine klinische Bedeutung erlangen wird. Es wurde erwähnt, daß Liquorpunktionen in diesem Zusammenhang möglicherweise unethisch seien. Hier muß man die Relationen von Aufwand und Nutzen bedenken: Wenn eine sichere und eindeutige Prädiktion durch Liquoranalysen möglich ist, dann halte ich es für ethisch notwendig, eine Liquorpunktion durchzuführen, um den Patienten so schnell wie möglich aus seiner Depression herauszuholen. Ich halte es für ebenso notwendig, eine solche EEG-Untersuchung bei allen Patienten durchzuführen und von den Verwaltungen das notwendige Personal dafür zu bekommen. Eine instabile Koronarkrankheit, die eine intensivmedizinische Versor-

gung notwendig macht, erfordert schließlich auch einen entsprechend hohen Aufwand.

Die Crux ist aber, daß uns bisher keine klaren Prädiktoren zur Verfügung stehen. Um diese deprimierende Situation zu ändern, sind dringend systematische multizentrische Studien auf nationaler Ebene notwendig. Diese Untersuchungen müssen sich natürlich gerade auf therapieresistente Patienten beziehen. In den üblichen klinischen Antidepressiva-Studien klammert man dagegen therapieresistente Patienten immer aus.

Dr. A. Delini-Stula
Es gibt leider sehr wenige klinische Studien, die versuchen, Nonresponder zu charakterisieren und Therapiestrategien zu entwickeln. Nolen konnte in diesem Zusammenhang eindrucksvoll zeigen, daß unter Trizyklika-Nonrespondern die Hälfte rasch und gut auf MAO-Hemmer anspricht. Etwa zwanzig Prozent der restlichen Nonresponder sprachen gut auf den selektiven Serotonin-Aufnahmehemmer Fluvoxamin an. Daraus ist zu ersehen, daß eine Differenzierung doch möglich sein sollte.

Prof. Dr. A. Marneros
Herr Fähndrich, als Sie vor einigen Jahren Ihre Befunde vorstellten, waren wir Kliniker erfreut, nun vielleicht klinische, psychopathologische Kriterien an der Hand zu haben, um erfolgreicher behandeln zu können. Leider bestätigte die klinische Praxis diese Befunde nur teilweise. Wie ist es möglich, daß andere Untersucher bei gleich definiertem Krankengut und gleicher Methode zu genau entgegengesetzten Ergebnissen kommen? Gibt es dafür eine Erklärung?

Prof. Dr. M.L. Rao
Herr Marneros, Sie haben festgestellt, daß der Anteil der Nonresponder zwischen einem und 77 Prozent liegt, wenn Sie die Patienten nach der Therapieresistenz einteilen. Ich glaube, das ist die Crux, auch für biochemische Studien, daß wir noch keine einheitliche Klassifikation besitzen.

Dr. E. Fähndrich
Ich möchte nur einen von vielen Gründen nennen: Die Konzentration des Antidepressivums am Rezeptor kann bei zwei Patienten, die z. B. beide jeweils 200 mg Amitriptylin erhalten, um den Faktor 800 variieren. Schon deswegen sollten auch klinisch Unterschiede zu erwarten sein, von anderen Faktoren, wie etwa Incompliance, ganz abgesehen. Ich bin der Meinung, die Bestätigung eines Ergebnisses macht es nicht immer so sehr viel valider. Ebensowenig macht ein widersprüchlicher Befund das alte Resultat hinfällig.

Prof. Dr. H.-J. Möller
Möglicherweise war in München auch ein anderes biologisches Sample vorhanden.

Dr. J. Klosterkötter
Herr Fähndrich, für wie verläßlich halten Sie die positive Selbsteinschätzung der Patienten als Prädiktor? An wievielen Patienten haben Sie das analysiert?

Dr. E. Fähndrich

Wie verläßlich es ist, kann ich Ihnen nicht sagen. Es waren 60 Patienten. Statistisch läßt sich erst nach einigen Tagen eine Signifikanz errechnen. Dann erhält man allerdings nicht nur beim Vergleich der Gruppenmittelwerte, sondern auch beim Vergleich der Einzelwerte in beiden Gruppen ein statistisch signifikantes Resultat.

Dr. S. Kasper

Ich möchte noch einmal auf den Dexamethason-Hemmtest als Prädiktor des Ansprechens auf die Therapie zurückkommen. Dabei ist zu erwähnen, daß hier ein ungefähr zwei- bis dreiwöchiges Time-lag besteht. Das heißt, die Dexamethason-Nonresponse kann also ungefähr zwei bis drei Wochen bestehen, bevor die klinische Besserung einsetzt. Neuere Untersuchungen mit dem Corticotropin-Releasing-Hormon gestatten hier eine unmittelbare Relation. Wir selbst haben beobachtet, daß sich der Corticotropin-Releasing-Hormontest parallel zum klinischen Effekt einer Phototherapie verändert. Sind Ihnen in diesem Zusammenhang entsprechende Befunde zu anderen Releasing-Hormonen bekannt?

Möglicherweise bringen uns die Stimulationsmethoden und Releasing-Hormon-Tests, wie etwa TRH-Test oder CRH-Test, in Zukunft weiter.

Prof. Dr. M. Schou

Wie prädiktiv ist Ihrer Erfahrung nach das Ansprechen eines Patienten in einer Episode für das Ansprechen in der nächsten?

Dr. E. Fähndrich

Zu dieser Frage ist mir keine Untersuchung bekannt, aber ich bin ziemlich skeptisch. Wir machen immer wieder die Erfahrung, daß ein Patient, der vor zwei Jahren auf ein bestimmtes Medikament angesprochen hat, auf das gleiche Medikament bei einer neuerlichen Episode keine Reaktion zeigt.

Prof. Dr. B. Woggon

Die Arbeitsgruppe um Kupfer hat jetzt gerade eine Studie publiziert, in der Patienten nach Abklingen der Symptomatik weiter verfolgt wurden. Sobald wieder Symptome auftraten, wurden die Patienten wieder mit dem gleichen Medikament, auf das sie vorher gut angesprochen hatten, unverzüglich und hochdosiert behandelt. Die so behandelten Patienten sprachen rascher an als in der vorhergehenden Phase. Das frühe Eingreifen hatte also eine phasenverkürzende Wirkung. Meines Wissens ist dies die erste Untersuchung, die diesen Effekt nachweist. Es wird sich zeigen, ob diese Ergebnisse reproduzierbar sind.

Dr. E. Fähndrich

Ich glaube, daß Ansätze wie der Fenfluramin-Test oder die Reaktion auf die erste Gabe des Medikamentes wegweisend und richtig sind, und nicht etwa statische Merkmale. Aus einem früheren Ansprechen lassen sich keine zuverlässigen Schlüsse ableiten. Man muß daher immer die aktuelle biologische Situation untersuchen und daraus Schlüsse für die Therapie ziehen.

Prof. Dr. H.-J. Möller

Im Zusammenhang mit Response-Raten möchte ich nochmal ein Mißverständnis korrigieren: Die dreißig Prozent Nonresponder, die ich einleitend genannt habe, bezogen sich auf die frühe Phase der klinischen Prüfung von Antidepressiva, wo wir keine selektierte Klientel in dem Sinne hatten, daß die Patienten schon ambulant mit Antidepressiva vorbehandelt worden waren. Heute sind die Response-Raten erheblich geringer, weil ein großer Teil der Patienten vorbehandelt ist. Wir haben also unter dem Aspekt der Antidepressiva-Response insgesamt eine ungünstigere Stichprobe.

5 Organische Depressionen unter Einschluß medikamentöser Faktoren

M. Gastpar

Unter den Ursachen für die heute häufigen depressiven Erkrankungen spielt die organische Ätiologie zwar nicht die Hauptrolle, sie hat aber im positiven Fall entscheidenden Einfluß auf das therapeutische Vorgehen. Ihr Nachweis ist also von praktischer Wichtigkeit. Eine zusätzliche Bedeutung erhält sie durch die Überalterung der Bevölkerung, indem hier gleichzeitig organische Funktionsstörungen und Tendenz zu depressiver Verarbeitung von Konflikten häufiger werden (Dilling et al. 1984). Auch im Zusammenhang mit der Multi-Morbidität von Patienten im höheren Lebensalter spielen organische Faktoren vielfältiger Art eine wichtige Rolle.

Aus diesen Gründen ist es wichtig daran zu denken, daß bei einer Therapieresistenz im höheren Alter in erster Linie an Hirnerkrankungen, d. h. Erkrankungen des Zentralnervensystems, bei denen überzufällig häufig ein depressives Syndrom auftritt, zu denken ist. Es handelt sich im wesentlichen um

- die Demenz vom Alzheimer-Typ,
- die Multiinfarktdemenz,
- den Morbus Parkinson.

Die depressiven Zustände im Rahmen dieser drei Erkrankungen des Zentralnervensystems lassen sich nur schwer gegenüber der depressiven Pseudodemenz abgrenzen. Diese Differentialdiagnose stellt sich bei primären depressiven Erkrankungen im höheren Lebensalter des öfteren. Basis sind die kognitiven Störungen, die in unterschiedlicher Ausprägung bei jeder depressiven Erkrankung vorhanden sind, vor allem im höheren Lebensalter jedoch in der Kombination mit bereits vorhandenen Altersveränderungen, das depressive Bild dann so dominieren, daß das Vorliegen einer primären dementiellen Erkrankung ernsthaft erwogen werden muß (Mahendra 1985). Diese Frage ist im klinischen Querschnitt schwierig zu beantworten, da auf der Symptomebene deutliche Überlappungen bestehen. Patienten mit beginnender Demenz zeigen ebenso wie depressive Patienten häufig

- Unkonzentriertheit,
- Vergeßlichkeit,
- Energielosigkeit und Apathie,
- Zurückgezogenheit,
- Teilnahmelosigkeit,
- Verlangsamung.

Erst im Längsschnitt läßt sich die Differentialdiagnose zwischen den beiden Krankheitsbereichen Depression und Demenz etwas klarer formulieren (Tabelle 1). Charakteristisch ist vor allem, daß die Entwicklung der Krankheit bei der Demenz oft über längere Zeit schleichend verläuft, während depressive Erkrankun-

Tropon-Symposium V
Therapieresistenz unter Antidepressiva-Behandlung
Hrsg. H.-J. Möller
© Springer-Verlag Berlin Heidelberg 1990

Tabelle 1. Differentialdiagnostisch verwertbare Charakteristika von Depression und Demenz im Alter

	Depression	Demenz
Beginn	Klar	Unklar
Entwicklung der Krankheit	Rasch	Schleichend
Vorherige depressive Episoden	Häufig	Selten
Kognitive Störung von Patienten erkannt	Klar	Kaum
Leistungswille	Fehlend	Oft hoch
Orientierung	Intakt	Gestört

Tabelle 2. Differentialdiagnose zwischen Demenz und Pseudodemenz

CT/NMR/PET
P_{300} in AER
REM-Latenz
DST
TRH-Test
Testpsychologie

gen doch recht häufig einen klar definierbaren Beginn erkennen lassen. Außerdem scheinen depressive Patienten im Durchschnitt eher krankheitseinsichtig zu sein, oder jedenfalls sich bewußt krank zu erleben, während demente Patienten offenbar häufiger bezügl. ihrer Zustandes kritikgemindert sind. Schlußendlich besteht auch noch die Schwierigkeit, daß Verhalten und äußere Erscheinungen des Patienten im höheren Lebensalter gewisse Charakteristika aufweisen, die teils dem Alter an sich, teils einem depressiven Zustand oder auch einer beginnenden Demenz zugeschrieben werden können. Es handelt sich z. B. um den sozialen Rückzug, die Abnahme von Appetit und Geschmacksinn, die Einbuße an kognitiver Leistung, den verkürzten Schlaf, die Verlangsamung im Bewegungsablauf und die faltige, leblos erscheinende Haut.

Wichtig ist die Differentialdiagnose, Demenz gegen depressive Pseudodemenz, für die einzuschlagende Behandlungsstrategie, wie auch für die mittelfristige Prognose. Bei der Diagnostik, die dann zur Behandlungsstrategie führt, stehen neuroradiologische, neurophysiologische, endokrinologische und testpsychologische Methoden im Vordergrund (Tabelle 2). Leider ist aber eine objektive Entscheidung aufgrund der angeführten Untersuchungsmethoden nur in seltenen Fällen möglich. In der Mehrzahl der Fälle handelt es sich um eine Wahrscheinlichkeitsdiagnose, in die auch die Beurteilung des bisherigen klinischen Verlaufs einfließt. Mit den neuroradiologischen Methoden läßt sich zwar eine kortikale Atrophie oder eine Massenreduktion im subkortikalen Bereich klar darstellen, doch geht das Ausmaß nicht parallel zum Ausmaß der quantitativen Einschränkung kognitiver Funktionen und zum klinischen Verlauf auf Verhaltensebene. Lediglich mit der Positronen-Emissionstomographie (PET) lassen sich von der Lokalisation her relativ spezifische Funktionseinschränkungen im Zusammenhang mit der senilen Demenz vom Alzheimer-Typ darstellen (Reduktion der Stoffwechselintensität im temporopariatalen Bereich). Diese Methode ist jedoch für breite Anwendung bisher zu aufwendig und auch weitgehend nicht zugänglich. Bei den in den vergangenen Jahren als „Depressionstests" verwendeten endokrinologischen Untersuchungen hat sich leider gezeigt, daß sie einerseits nicht spezifisch bei depressiven Störungen pathologisch ausfallen, und insbesondere bei alten Patienten in einem höheren Prozentsatz ebenfalls pathologische Werte ergeben (Stähelin et al. 1982). Auch die Testpsychologie kann im Querschnitt nur bedingt zur Differentialdiagnose beitragen, da depressive Patienten ähnlich wie an Demenz erkrankte Patienten während der akuten Krankheitsphase deutliche kognitive Leistungsminderung zeigen und die Testdurchführung zusätzlich durch die Antriebsschwäche beeinträchtigt wird.

Ist die Differentialdiagnose Demenz-Pseudodemenz geklärt, dann folgt die Behandlung in klassischen Bahnen. Eigentliche depressive Erkrankungen werden mit trizyklischen Antidepressiva behandelt, wobei aber wegen der größeren Empfindlichkeit auf Nebenwirkungen bei älteren Patienten zunehmend auch Antidepressiva der zweiten Generation oder neuerdings wieder Monoaminooxidasehemmer verwendet werden. Bei der erkannten depressiv gefärbten und organisch bedingten Demenz stehen wohl Trainingsprogramme in Kombination mit zeitlich beschränkter Behandlung mit Nootropika im Vordergrund, wobei aber vorübergehend auch Antidepressiva zusätzlich mit recht gutem Erfolg eingesetzt werden.

Die Prognose der organisch bedingten oder mitbedingten Depression im Alter scheint nicht mehr ganz so gut zu sein wie im jüngeren Lebensalter. Eine katamnestische Studie an 100 depressiven Patienten im höheren Lebensalter aus Zürich (Angst u. Frey 1977) ergab, daß nach einer Beobachtungszeit von 5 Jahren 25% der Fälle in eine Demenz ausmündeten, 25% in einen chronisch-depressiven Zustand mit einer Dauer von über einem Jahr und von den restlichen 50% viele weiterhin einen periodischen Verlauf mit rezidivierenden depressiven Phasen zeigten. In einer anderen prospektiven Studie an 22 Patienten mit einer diagnostizierten depressiven Pseudodemenz (Kral 1982), ergab sich, nach einer Beobachtungszeit von im Mittel 8 Jahren, daß 16 Patienten oder 73% in einen allmählichen Abbau mit einer Demenz vom Alzheimer-Typ übergingen (Abb. 1). Von den 6 Patienten, die vorerst weitere depressive Rezidive mit erfolgreicher stationärer Antidepressiva-Behandlung hatten, gingen 4 später ebenfalls noch in eine Demenz vom Alzheimer-Typ über, während nur 2 Patienten oder 10% einen rein depressiven Verlauf zeigten. Man könnte daraus schließen, daß es eine depressive Pseudodemenz im echten Sinne gar nicht gibt, sondern daß sie ein Vorstadium einer sich später doch noch entwickelnden Demenz ist.

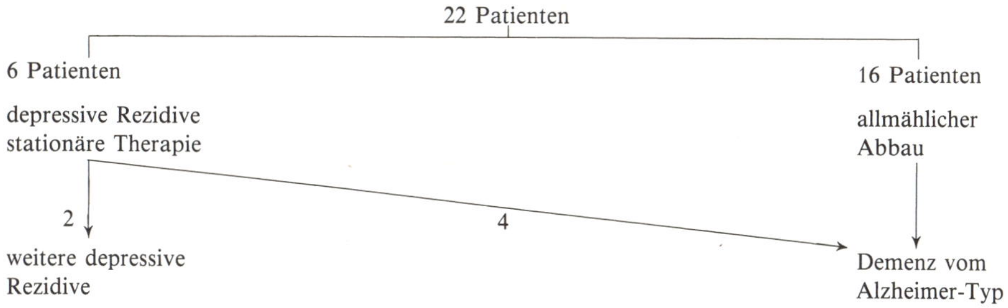

Abb. 1. Verlauf von 22 Patienten mit der Diagnose „depressive Pseudodemenz" über im Mittel 8 Jahre

In ähnlicher Richtung können Untersuchungsresultate gedeutet werden, wie sie von Schlegel und Nieber 1988 berichtet wurden. Sie fanden eine signifikante Korrelation zwischen Ventrikelvergrößerung, gemessen mittels einer computertomographischen Untersuchung, und der Ausprägung der psychomotorischen Hemmung bei ihren depressiven Patienten, jedoch nicht mit der ängstlich agitierten Symptomatik. Es ist denkbar – Langzeitstudien müssen dies aber noch belegen, – daß diese gehemmt depressiven Patienten später häufiger dann eine Demenz vom Alzheimer-Typ entwickeln. In gleicher Richtung können Ergebnisse von Olbrich et al. (1988) interpretiert werden, die fanden, daß bei hospitalisierten depressiven Patienten die depressive Hemmung signifikant korrelierte mit einer größeren P300-Latenz, einem neurophysiologischen Maß, das bisher mit hirnorganischen Beeinträchtigungen in Zusammenhang gebracht wurde. Zwar verschwand diese Latenzverlängerung nach erfolgreicher Antidepressiva-Behandlung mit klinischer Besserung, doch läßt sich hier ebenfalls vermuten, daß solche Patienten im höheren Alter eher eine hirnorganische Beeinträchtigung vom Alzheimer Typ entwickeln werden.

Eine zweite Gruppe von Erkrankungen, die bei der Frage nach einer organischen Depression als Ätiologie in Betracht gezogen werden muß, umfaßt Infektionen des Zentralnervensystems, insbesondere

- Borreliosen,
- AIDS-Erkrankung,
- Lues und
- virale Enzephalitis.

Hier bringen zwar Untersuchungen des Liquor cerebrospinalis und spezifische immunologische Tests oft eine rasche Klärung, jedoch nur, wenn die Möglichkeit einer solchen Ätiologie bewußt erwogen, und damit auch die entsprechenden Abklärungen eingeleitet werden.

Auch eine Reihe anderer körperlicher Erkrankungen können mit Beeinträchtigung von Funktionen des Zentralnervensystems einhergehen, und damit zur Entstehung eines depressiven Syndroms Anlaß geben (Hall 1980; Rodin u. Voshart 1986). Typische Beispiele sind

- endokrine Erkrankungen, insbesondere Hypothyreosen und Erkrankungen des Hypophysen-Nebennierenrinden-Systems.
- Hypovitaminosen, insbesondere der B-Vitamine. Dabei ergibt sich bei den Vitaminen B_2 und B_6 durch ihren Einfluß auf den Tryptophanstoffwechsel auch eine direkte Verbindung zur serotonergen Depressionshypothese, während beim Vitamin-B_{12}-Mangel die direkten Einflüsse schwieriger zu erklären sind.
- Das Vorstadium eines Karzinoms: Hier werden einerseits immunologische Prozesse diskutiert, die zur depressiven Veränderung führen können, andererseits aber auch psychologische Mechanismen, wobei nach Schmale und Iker (1966) über ein inneres Wahrnehmungssystem offenbar die tödliche Bedrohung wahrgenommen wird, worauf dann reaktiv die entsprechende depressive Symptomatik entsteht.
- Kardiovaskuläre Erkrankungen, insbesondere auch Zustand nach akutem Herzinfarkt oder nach Bypass-Operation.

Wenn man dabei bedenkt, daß durch die zeitgerechte Diagnose und Therapie einer parallel bestehenden Depression ein stationärer Aufenthalt abgekürzt und ein Rehabilitationsprozeß beschleunigt werden kann, dann wird die sozialmedizinische Bedeutung des richtigen Umgangs mit dieser Gruppe depressiver Patienten rasch klar.

Ein aktuelles Beispiel soll die obenstehenden Darlegungen illustrieren: eine 25jährige Patienten, jung verheiratet, gerät drei Monate nach der Geburt ihres ersten Sohnes in einen ängstlich-agitierten, depressiven Zustand, der erst ambulant, später auch stationär psychiatrisch behandelt wird. Der psychische Zustand bleibt weitgehend therapieresistent, die Patientin nimmt an Körpergewicht zu, was im wesentlichen für medikamentenbedingt erklärt wird. Nach über einem Jahr fällt aber immer mehr ein cushingoider Habitus auf, der dann zu intensiven endokrinologischen Abklärungen führt. Nach anfänglichen Normalbefunden steigen erst nach vielen Monaten allmählich die Kortisonplasmawerte an, so daß schlußendlich das Vorliegen eines zentralen Morbus Cushing gesichert werden kann, und neuroradiologisch das Vorliegen eines Mikroadenoms in der Hypophyse wahrscheinlich gemacht werden kann. Innerhalb dreier Monate nach der Operation des ACTH-produzierenden Mikroadenoms der Hypophyse ist der ängstlich-agitierte, depressive Zustand der Patientin verschwunden und sie hat bereits 15 kg an Körpergewicht abgenommen. Sie hat seither ihre Rolle als Ehefrau und Mutter wieder vollständig übernommen und fühlt sich leistungsfähig und im Gleichgewicht.

Medikamente können ebenfalls Anlaß geben zu depressiven Zuständen, die bei Nichterkennen der Ursache als therapieresistent imponieren. Auch dieses Phänomen ist bei Patienten im höheren Lebensalter häufiger, wegen ihrer weitverbreiteten Polymorbidität und der damit notwendigen vielfältigen medikamentösen Behandlung und andererseits auch wegen der größeren Empfindlichkeit älterer Patienten auf Medikamentenwirkungen ganz allgemein (Gastpar 1989). Voraussetzungen dafür, daß ein solcher medikamentöser Einfluß vorliegt, sind der feststellbare zeitliche Zusammenhang zwischen Applikation des Medikamentes und dem Auftreten der Depression, das Verschwinden der Depression beim Absetzen des Medikamentes, und die Wahrscheinlichkeit einer solchen pharmakogenen Auslösung aufgrund der bereits vorliegenden Erfahrungen. Informationen über die mit dieser Nebenwirkung vor allem behafteten Medikamente liefert in der Bundesrepublik Deutschland das Spontanerfassungssystem für unerwünschte Arzneimittelwirkungen UAW der Arzneimittelkommission der Bundesärztekammer. Ein solches Spontanerfassungssystem erlaubt zwar keine präzise Berechnung der Häufigkeit einzelner unerwünschter Wirkungen insgesamt oder bei einem speziellen Präparat, es erlaubt aber trotzdem das Erkennen wesentlicher Trends und besonders gefährdender Substanzen. Tabelle 3 gibt eine Übersicht über die von Ärzten innerhalb einer Berichtsperiode gemeldeten Medikamente mit der UAW „Depression“, wobei nur Medikamente oder Medikamentengruppen angeführt sind, die insgesamt wenigstens 1% aller vorhandenen Meldungen ausmachen. Auffallend und im ersten Augenblick auch irritierend ist die Tatsache, daß die Neuroleptika und unter ihnen vor allem das Haloperidol, unbestritten an der Spitze stehen. Fast ein Viertel aller Meldungen mit der UAW „Depression“ betreffen Neuroleptika, mehr als die Hälfte davon Haloperidol. Denkbar ist natürlich, daß diese de-

Tabelle 3. UAW „Depression" aus dem Spontanerfassungssystem

Neuroleptika	23,2%
Flunarizin (Sibelium)	7,7%
Benzodiazepine	5,3%
Ofloxacin (Tarivid)	3,1%
Sexualhormone	2,6%
Cimetidin (Tagamet)	
Ketotifen (Zaditen)	
L-DOPA-Hemmer (Madopar)	
Diclofenac (Voltaren)	

pressiven Zustände eher mit der durch das Neuroleptikum behandelten Grundkrankheit zusammenhängen und weniger mit der Medikamentenwirkung. Andererseits kennen wir alle von Einzelfällen die sog. depressogene Wirkung der Neuroleptika, wobei diese aber am eindrücklichsten bei Patienten eintritt, die an sich schon an einer affektiven Erkrankung leiden. Als zweites erscheint mit 7,7% der Kalziumblocker Flunarizin (Sibelium) und als drittes das Antibiotikum Ofloxacin (Tarivid). Zwar führt Ofloxacin üblicherweise eher zu Halluzinationen, Angstzuständen und Schlafstörungen, doch treten offensichtlich auch mittelschwere bis schwere depressive Zustände auf. Als vierte Gruppe erscheinen die Benzodiazepine, wobei auch hier ihre depressogene Wirkung seit langem kontrovers diskutiert wird. Als ursächlicher Mechanismus bietet sich weniger eine pharmakologische Erklärung an als die Möglichkeit, daß über eine Schwächung der psychischen Abwehr des Patienten durch den Tranquilizer sich dann ein depressiver Zustand entwickelt (Schatzberg u. Cole 1978).

Vom theoretisch-pharmakologischen Standpunkt aus gibt es aber noch eine Reihe anderer Medikamente, bei denen eine mehr oder weniger stark ausgeprägte Tendenz zur Auslösung depressiver Symptome bisher gefunden wurde. Von der Verbreitung, wie auch vom Schweregrad der ausgelösten Depression her, stehen die Antihypertensiva im Vordergrund. Komplizierend kommt noch hinzu, daß depressive Zustände auch direkt mit der Grundkrankheit, arterielle Hypertonie, zusammenhängen können. Am klarsten ist der Mechanismus für das Reserpin beschrieben, das zur Entspeicherung der präsynaptisch synthetisierten biogenen Amine, und damit nach einiger Zeit, zu einem Mangelsyndrom an Transmittern mit entsprechendem depressiven Zustand führt. Dies hat umgekehrt dazu geführt, daß das Reserpinmodell im Tierversuch zu einem wichtigen Testmodell für die Entwicklung von Antidepressiva geworden ist. Um einen verwandten Fall handelt es sich bei den Tuberkulostatika wie dem INH, die ebenfalls gelegentlich zu depressiven Zuständen führen, wobei aus dieser Gruppe vor 30 Jahren die zweite wirksame Antidepressiva-Substanzgruppe der Monoaminooxidasehemmer entwickelt wurde.

Therapeutisch wichtig scheint, daß bei einem größeren Teil der medikamentenbedingten depressiven Erkrankungen die scheinbare Therapieresistenz nach Erkennen der Situation und Absetzen des verursachenden Medikamentes rasch verschwindet, und daß verbleibende depressive Restsymptome mit klassischer Antidepressiva-Behandlung gut beherrscht werden können.

Zusammenfassend läßt sich folgendes festhalten:

1. Hirnorganisch bedingte, symptomatische und medikamentös bedingte depressive Erkrankungen sind dann Ursache für eine Therapieresistenz, wenn
   - die Ätiologie nicht erkannt wird,
   - die organische Ursache nicht behoben werden kann.

   Diese zweite Ursache gilt nur teilweise, da auch eine symptomatische Antidepressiva-Therapie oft für eine gewisse Zeit recht wirksam ist.
2. Die Existenz einer echten depressiven Pseudodemenz ist durch Langzeitstudien wie auch experimentelle Befunde in Frage gestellt und bedarf weiterer Untersuchungen.
3. Eine genaue körperliche Untersuchung und Medikamentenanamnese sind die entscheidenden Punkte bei der Erkennung der organisch oder medikamentenbedingten scheinbar therapieresistenten Depression.

Literatur

Angst J, Frey R (1977) Die Prognose endogener Depressionen jenseits des 40. Lebensjahres. Nervenarzt 48:571–574

Dilling H, Weyerer S, Castell R (1984) Psychische Erkrankungen in der Bevölkerung. Eine Felduntersuchung zur psychiatrischen Morbidität und zur Inanspruchnahme ärztlicher Institutionen in drei kleinstädtisch-ländlichen Gemeinden des Landkreises Traunstein/Oberbayern. Enke, Stuttgart

Gastpar M (1989) Pharmakogene Depressionen. In: Bergener M (Hrsg) Depressive Syndrome im Alter. Thieme, Stuttgart

Hall RCW (1980) Depression. In: Hall RCW (ed) Psychiatric presentation of medical illness: somatopsychic disorders. SP Medical & Scientific Books, New York

Kral VA (1982) Depressive Pseudodemenz und senile Demenz vom Alzheimer Typ. Eine Pilot-Studie. Nervenarzt 53:284–286

Mahendra B (1985) Depression and dementia: the multi-faceted relationship. Psychological Medicine 15:227–236

Olbrich HM, Rother A, Rimpel J, Lodemann E, Pach J, Gastpar M (1989) Neurobiologische Aspekte kognitiver Störungen bei depressiven Erkrankungen. In: Saletu B (Hrsg) Biologische Psychiatrie. Thieme, Stuttgart

Rodin G, Voshart K (1986) Depression in the medically ill: an overview. Am J Psychiatr 143:696–705

Schatzberg AF, Cole IO (1978) Benzodiazepines in depressive disorders. Arch Gen Psychiatr 35:1359–1365

Schlegel S, Nieber D (1988) Computertomographische Untersuchungen bei Depression: Zusammenhänge mit Psychopathologie und Neuropsychologie. Fortschr Neurol Psychiatr (Sonderheft) 56:1–3

Schmale AH, Iker HP (1966) The affect of hopelessness and the development of cancer. Psychosomat Med 28:714

Stähelin HB, Staub JJ, Hew-Winzeler AM, Seiler WO, Girard J (1982) TRH-TSH-Regulation bei Hochbetagten und bei Patienten mit seniler Demenz. Schweiz Med Wochenschr 112:1784–1786

Diskussion zu Vortrag 5

Prof. Dr. H. Helmchen
Ich möchte noch einmal auf die Frage zurückkommen, inwieweit die antidepressive Therapie zur Symptompersistenz beiträgt. Bei den Beispielen, die Sie genannt haben, insbesondere bei der Arbeit von Krahl, stellt sich doch die Frage: Handelt es sich um den depressiven Auftakt einer sich langsam entwickelnden Demenz oder ist der dementielle Prozeß womöglich durch die gerade bei älteren Menschen langfristige anticholinerg-antidepressive Therapie zumindest mitinduziert?

Wie verhält es sich mit den hohen Demenzraten von zwanzig bis dreißig Prozent der Parkinson-Patienten, die zumindest in vergangenen Jahrzehnten primär und überwiegend anticholinerg behandelt wurden. Wir wissen, daß Anticholinergika gerade den kognitiven Leistungsbereich beeinträchtigen. Daher meine Frage: Sind Ihnen Befunde, insbesondere Verlaufsbefunde bekannt, die die Chronifizierung einer Depression beispielsweise über diesen Mechanismus belegen?

Prof. Dr. M. Gastpar
Zur Zeit gibt es zu dieser Frage nur ganz schwache Daten. Wahrscheinlich müssen wir von der Querschnittsforschung, die wir jetzt lange genug betrieben haben, aus verschiedenen Gründen wieder stärker zur Längsschnittforschung übergehen, weil wir bestimmte Fragen nicht anders lösen können.

Trotzdem gibt es einen Anhaltspunkt: Wir alle verwenden ja in der klinischen Praxis auch das Absetzen einer Medikation als Versuch, eine Therapieresistenz zu durchbrechen. Mir ist allerdings nicht bekannt, daß das jemals systematisch untersucht worden wäre. Zur Klärung dieser Frage sind sicherlich Langzeitstudien erforderlich. Dabei steht auch der Aspekt der anticholinergen Komponente der Antidepressiva im Vordergrund.

6 Pharmakologische Grundlage der ‚Therapieresistenz' bei der Behandlung mit Antidepressiva

A. Delini-Stula

Die Therapie-Resistenz auf die Behandlung mit Antidepressiva ist ein Problem, mit welchem praktizierende Ärzte in zunehmendem Maße konfrontiert sind. Immerhin sprechen ca. 30% – 35% der depressiven Patienten ungenügend oder gar nicht auf eine pharmakologische Behandlung an.

Bei fehlender Ansprechbarkeit auf die Therapie können verschiedene Faktoren in Betracht gezogen werden: Die richtige diagnostische und nosologische Klassifizierung der Patienten, die Dosierung und eventuell die Plasmaspiegel des angewandten Antidepressivums, die Dauer der Therapie und nicht zuletzt die Zuverlässigkeit der Einnahme des Medikamentes (Compliance). Neben diesen Faktoren, die eine relative Therapie-Resistenz bedingen können, stellt sich allerdings immer wieder die Frage, ob das Ansprechen auf ein Antidepressivum oder eine Klasse von Antidepressiva nicht durch spezifische Unterschiede in den biochemischen und/oder pathophysiologischen Grundstörungen der verschiedenen Depressionsformen bedingt sein könnte. Das würde bedeuten, daß eine pharmakologische Grundlage der Therapie-Resistenz besteht, die durch die Wahl des Antidepressivums, mit entsprechenden, spezifischen biochemisch-pharmakologischen Eigenschaften korrigiert werden kann. Unterschiede in den pharmakologischen Wirkungsspektren der Antidepressiva würden sich dann zwangsläufig in unterschiedlicher selektiven Beeinflussung der Zielsymptome und damit unterschiedlicher Effizienz bei verschiedenen Depressionsformen niederschlagen.

6.1 Pharmakologische Wirkungsprofile der Antidepressiva

Antidepressiva können nach verschiedenen Gesichtspunkten klassifiziert werden: a) nach chemischer Struktur, b) nach Wirkungsmechanismen, c) nach dominanten zusätzlichen pharmakodynamischen Merkmalen (z. B. sedativ, stimulierend), nach global beurteilter pharmakologischer Ähnlichkeit zu Imipramin („typische" und „atypische" Antidepressiva) oder nach der Chronologie ihrer Entwicklung (z. B. erste, zweite Generation usw., siehe auch Delini-Stula 1987). In Tabelle 1 sind Antidepressiva auf Grund ihrer Wirkungsmechanismen und Besonderheiten ihrer biochemischen Aktivität klassifiziert.

Die Hemmung der Wiederaufnahme von Noradrenalin (NA) und Serotonin (5-HT), die nach erfolgter Aktivierung des Neurons in den synaptischen Spalt freigesetzt werden, ist ein typisches Merkmal der Mehrzahl der Antidepressiva. Die Selektivität, mit welcher das eine oder andere Antidepressivum diese Vorgänge blockiert, ist durch das Verhältnis derjenigen Dosen bestimmt, welche unter In-vivo-Bedingungen eine 50%ige Hemmung der NA- und 5-HT-Aufnahme im Rat-

Tropon-Symposium V
Therapieresistenz unter Antidepressiva-Behandlung
Hrsg. H.-J. Möller
© Springer-Verlag Berlin Heidelberg 1990

Tabelle 1. Biochemische Klassifizierung der Antidepressiva

Wirkungsmechanismus	Selektivität	Typische Vertreter
1. Aufnahmehemmung		
NA-	selektiv	Maprotilin
		Amoxapin
	präferentiell	Desipramin
		Nisoxetin
		Viloxazin
NA- und 5-HT	nicht selektiv	Imipramin
		Amitriptylin
		Doxepin
5-HT	Präferentiell	Clomipramin
	selektiv	Fluvoxamin
		Fluoxetin
2. Monoaminoxidase-Hemmung		
MAO-A	selektiv, irreversibel	Clorgylin
	selektiv, reversibel	Toloxaton
		Moclobemid
		Brofaromin
MAO-A und MAO-B	irreversibel	Phenelzin
	partiell reversibel	Tranylcypromin
MAO-B	präferentiell, irreversibel	Pargylin
	selektiv, irreversibel	Selegelin [a]
3. Rezeptorblockade		
präsynaptische α_2	nicht selektiv	Mianserin
	selektiv	Idazoxan
postsynaptische DA	nicht selektiv	Trimipramin [b]
		Opipramol [b]

[a] Deprenyl
[b] Schwach wirksam

tengehirn verursachen (Maitre et al. 1980, 1982). Bei selektiv wirkenden Verbindungen beträgt dieses Verhältnis: 1: > 100 bis 1: > 1000. Unter den herkömmlichen Präparaten ist Maprotilin als typischer Vertreter der selektiven NA-Aufnahmehemmer zu betrachten. Als Beispiele der hoch selektiven 5-HT-Aufnahmehemmer sind Fluvoxamin und Fluoxetin zu nennen. Wie selektiv sich einige Antidepressiva bezüglich NA-Aufnahmehemmung unter In-vitro- und In-vivo-Bedingungen verhalten, ist in Abb. 1 dargestellt.

Die Klassifizierung von Monoaminoxidase-Inhibitoren (MAOI) berücksichtigt die neuste Entwicklung auf diesem Gebiet. Im Gegensatz zu klassischen Verbindungen, die beide identifizierte MAO-Formen (A und B) in etwa gleichen Dosierungen und zudem irreversibel hemmen, zeichnen sich die neu entwickelten Präparate wie Moclobemid (welches bereits in Dänemark, Schweden und Brasilien registriert ist) und Brofaromin, durch eine reversible und selektive Hemmung von MAO-A aus. Selektive MAO-A-Hemmer führen zu einer direkten Erhöhung von primär 5-HT-Konzentration im synaptischen Spalt. Ein Hauptvorteil von diesen Präparaten liegt in ihren weitgehend fehlenden oder viel weniger ausgeprägten Tyramin-potenzierenden Wirkungen, welche für die gefürchteten Nebenwirkungen (hypertensive Krisen bzw. „Käse-Effekt“) verantwortlich sind.

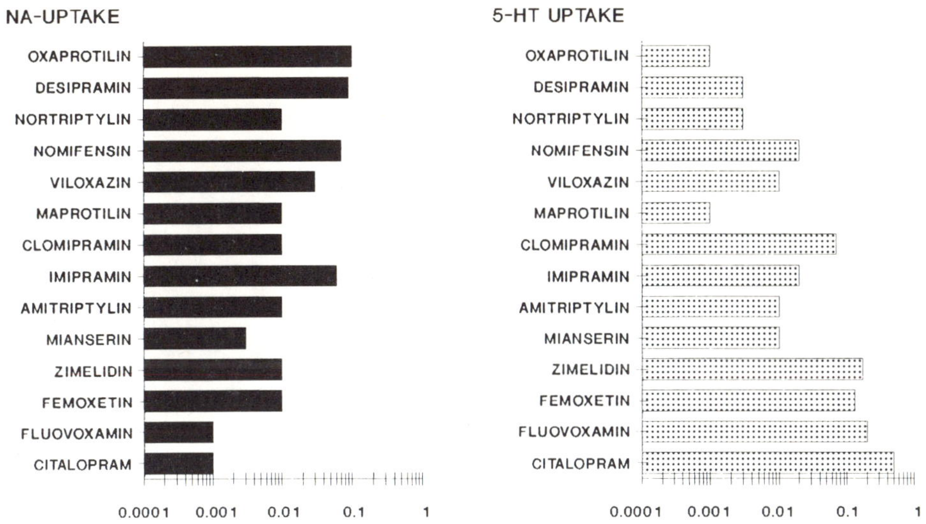

Abb. 1. Vergleichende NA- und 5-HT-aufnahmehemmende Wirkungsstärke der Antidepressiva bestimmt unter In-vitro-Bedingungen (Rattengehirn-Synaptosomen). Die Säulen stellen den Quotienten 1/IC 50 mM (Konzentration, die eine 50%ige Aufnahmehemmung bewirkt) auf einer logarithmischen Skala dar (Befunde nach Maitre et al. 1980; 1982 und Waldmeier, unveröffentlicht)

Es sei erwähnt, daß eine Anzahl von Präparaten mit anderen Angriffspunkten sich zur Zeit in Entwicklung befindet. Nur Mianserin, welches als Vertreter von präsynaptischen α_2-Rezeptor-Blockern zu betrachten ist, ist eingeführt und als Antidepressivum etabliert. Mianserin ist allerdings kein selektiver α_2-Rezeptor-Antagonist und besitzt ein breites pharmakologisches Wirkungsspektrum.

Diese Klassifizierung der Antidepressiva berücksichtigt diejenigen Eigenschaften der Antidepressiva, welche nach heutigen Kenntnissen von primärer Bedeutung für ihre therapeutische Wirkung betrachtet werden. Es darf jedoch nicht außer acht gelassen werden, daß besonders die klassischen trizyklischen Verbindungen polyvalente pharmakologische Wirkungen auf das periphere und das zentrale Nervensystem haben. Bei verschiedenen Antidepressiva sind diese zusätzlichen Wirkungen (anticholinerge, antihistaminische, antiserotoninerge usw.) unterschiedlich stark ausgeprägt. Abbildung 2 illustriert die Unterschiede in den pharmakologischen Profilen der Antidepressiva im Vergleich zu Imipramin, welches als Standard betrachtet wird. In bezug auf eine, für die Therapie relevante, Kategorisierung der Antidepressiva können vorläufig nur ihre zusätzlichen, globalen, sedativ-aktivierenden Wirkungskomponenten differenziert werden (Tabelle 2). Andere Wirkungen scheinen eher mit den klinischen Nebenwirkungsprofilen dieser Präparate zu korrelieren.

Die Entwicklung von pharmakologisch-biochemisch selektiven Antidepressiva war mit bestimmten Erwartungen verknüpft.

Vor allem wurden differenzierte Wirkungen auf verschiedene psychopathologische Merkmale der Depression und eine höhere Effizienz bei definierten Subgruppen von Patienten angenommen. Diese Annahme bekräftigte die Erkenntnis-

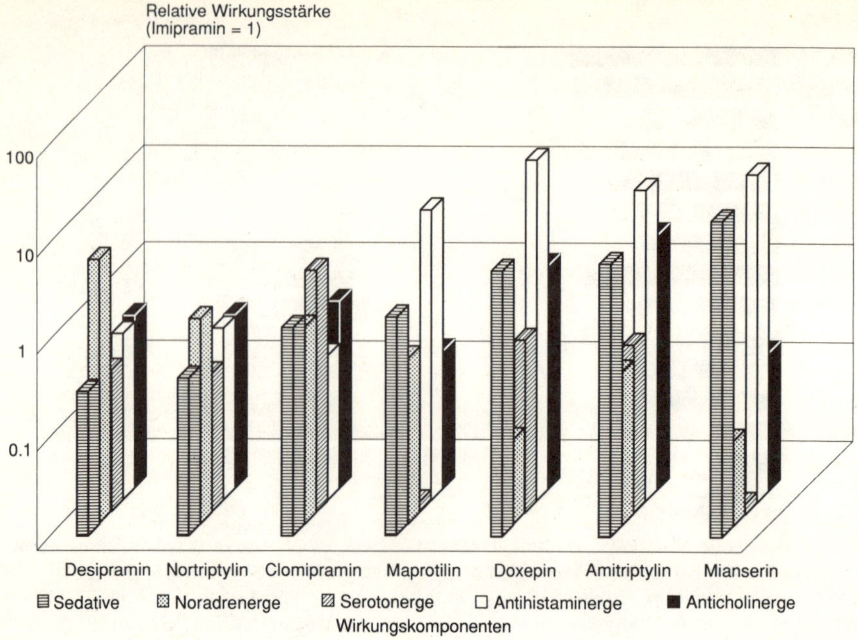

Abb. 2. Vergleichende Wirkungsprofile der Antidepressiva. Jede Säule stellt die relative Wirkungsstärke von angegebenen pharmakologischen Effekten dar, im Verhältnis zu der Wirkungsstärke des Imipramin, welche als = 1 definiert wurde (modifiziert nach Delini-Stula 1983)

Tabelle 2. Typen von Antidepressiva nach ihrem sedativ-aktivierenden Profil

Typ	Präparat	Biochemische Wirkung
überwiegend sedativ	Amitriptylin	Aufnahmehemmung
	Trimipramin	nicht identifiziert
	Doxepin	Aufnahmehemmung
	Mianserin	präsynaptische α_2-Blockade
mit sedativer Komponente	Maprotilin	Aufnahmehemmung
	Clomipramin	Aufnahmehemmung
	Rolipram	Phosphodiesterase-Hemmung
mit balancierter Komponente	Imipramin	Aufnahmehemmung
mit stimulierender Komponente	Nortriptylin	Aufnahmehemmung
	Desipramin	Aufnahmehemmung
	Fluvoxamin	Aufnahmehemmung
überwiegend stimulierend	Nomifensin[a]	Aufnahmehemmung
	Bupropion	DA-Aktivierung
	Tranylcypromin	MAO-Hemmer

[a] vom Markt zurückgezogen

se über die Beteiligung von NA-, 5-HT- und DA-Systemen in der Regulation und Kontrolle von verschiedenen physiologischen Funktionen und Verhaltens. Solche Funktionen und Zustände, bei welchen beispielsweise Störungen dieser Systeme eine vordergründige Bedeutung zu haben scheinen, sind in Tabelle 3 dargestellt.

Tabelle 3. Hypothetische Beziehung zwischen Neurotransmittern und psychopathologischen Zuständen

Neurotransmitter	Zustand	Richtung der Neurotransmitteränderung
Noradrenalin	Depressivität	↓
	sympathetische Hypofunktion	↓
	Hyporeaktivität	↓
	Hypoarousal	↓
	cognitive Beeinträchtigung	↓
	Angst	↑
	Panik	↑
Serotonin	Depressivität	↓
	Angst	↑
	Panik	↓
	Wut	↑
	impulsive Aggressivität	↓ |
	Schlafstörungen	↓
	sexuelle Störungen	↑ ?
Dopamin	Depressivität	↓
	Euphorie	↑
	psychomotorische Hemmung	↓
	Hyperaktivität	↑
	Psychose	↑

Tabelle 4. Hypothetische Beteiligung von Neurotransmittern bei der Entstehung verschiedener psychopathologischer Zustände

Psychopathologische Zustände	Beteiligte Neurotransmitter	
	Primär	Sekundär
Psychose, Wahn	DA	5-HT, NA, GABA, Glutamat
Depression	NA, 5-HT	Ach, GABA, Opiate, DA
Angst – generalisierte	GABA	5-HT, NA
– situative	NA-?	GABA, 5-HT
– panische	5-HT ?	NA ?
– phobische	5-HT ?	NA ?
Aggressivität	GABA	5-HT, NA, DA, Ach

Die Tabelle 4 faßt weiterhin verschiedene andere Neurotransmitter-Systeme zusammen, welchen auch eine allerdings eher sekundäre Rolle bei affektiven und psychomotorischen Phänomenen zugeschrieben wird.

Die therapeutischen Wirkungsprofile der Antidepressiva können durchaus durch ihre pharmakologischen Effekte auf diese anderen Systeme beeinflußt werden. Bis zu welchem Grad sich diese Effekte auf verschiedene Systeme und auf das klinische Endergebnis auswirken können, ist bis heute unbeantwortet geblieben.

Eine pharmakologische Grundlage für die therapeutische Ansprechbarkeit auf Antidepressiva suchte man ohnehin fast ausschließlich in ihren spezifischen Wirkungen auf die monoaminergen Übertragungssysteme.

6.2 Monoamine und Ansprechbarkeit auf Antidepressiva

In der klassischen Theorie der Entstehung der Depression, die von Schildkraut (1965), Lapin u. Oxenkrug (1969) und Randrup et al. (1975) formuliert wurde, wird der Depression ein Mangel an Katecholaminen (Noradrenalin und Dopamin) und dem Indolamin Serotonin vorausgesetzt. In 1969 postulierte Carlsson (Carlsson et al. 1969) indirekt die unterschiedlichen Rollen des Noradrenalins und Serotonins in der Psychopathologie der Depression. Auf Grund dieser Hypothese wurde ein Zusammenhang zwischen Noradrenalin (NA)-aufnahmehemmenden und antriebssteigernden, sowie zwischen stimmungsaufhellenden und Serotonin-(5-HT)-aufnahmehemmenden Eigenschaften der Antidepressiva angenommen. In der Folge, und basierend auf Untersuchungen über die Ausscheidung von Noradrenalin- und Serotonin-Metaboliten bei depressiven Patienten, vermutete Maas (Maas et al. 1972), daß zwischen dem vorbestehenden funktionellen Status der NA- und 5-HT-Systeme bei depressiven Patienten und der therapeutischen Ansprechbarkeit auf das eine oder andere Antidepressivum ein Zusammenhang bestehen könnte. Seine Annahme war, daß Patienten mit herabgesetztem NA („low" NA) auf präferentielle NA-Aufnahmehemmer, und solche mit niedrigen 5-HT-Konzentrationen („low" 5-HT) auf Antidepressiva mit dominanter 5-HT-aufnahmehemmender Komponente ansprechen.

Zahlreiche Untersuchungen von Monoamin-Metaboliten bei depressiven Patienten sind bis heute durchgeführt worden, mit dem Ziel, die Monoamin-Defizit-Hypothese der Depression und die oben erwähnten Annahmen zu bestätigen. Auf Grund der Befunde läßt sich dennoch die Monoamin-Mangel-Hypothese, so wie sie ursprünglich formuliert wurde, nicht bestätigen. Die große Variabilität von Veränderungen, die keine einheitlichen Muster erkennen lassen, ermöglicht auch keine klare nosologische Differenzierung von biochemisch charakteristischen Patienten-Gruppen. Im Urin, Plasma oder in der Zerebrospinalflüssigkeit von depressiven Patienten wurden gesteigerte, erniedrigte oder normale Konzentrationen von Noradrenalin- oder Serotonin-Metaboliten im Vergleich zu Kontrollen festgestellt. Aus vielen Untersuchungen ergibt sich lediglich ein Hinweis, daß einige Formen von bipolaren Depressionen mit herabgesetzten MHPG (3-Methoxy-Hydroxy-Phenyl-Glycol, Hauptmetabolit des Noradrenalins) und gewisse unipolare Depressionsformen mit erhöhten MHPG einhergehen. Uneinheitlich sind auch die Befunde betreffend der Ausscheidung des Serotonin-Hauptmetaboliten 5-Hydroxy-Indol-Essigsäure (5-HIAA). Es bestehen allerdings gewisse Korrelationen zwischen den vorbestehenden 5-HIAA-Konzentrationen und der klinischen Phänomenologie. So wurde z. B. ein Zusammenhang zwischen Suizidalität und niedrigem 5-HIAA-Spiegel nachgewiesen (Åsberg u. Bertilsson 1979). Banki et al. (1981) fanden auch eine signifikante Korrelation zwischen dem Ausprägungsgrad von Angst, Schlaflosigkeit und Agitiertheit bei Patienten mit niedrigeren 5-HIAA-Konzentrationen im zerebrospinalen Liquor. Eine Korrelation mit dem globalen Schweregrad der Depression in ihrer Population von 33 Patienten wurde allerdings nicht gefunden.

Die ursprüngliche Hypothese von Maas (Maas et al. 1972), daß der vorbestehende Status von NA und 5-HT die therapeutische Ansprechbarkeit auf das eine oder andere Antidepressivum determiniert, konnten die bisherigen klinischen Befunde auch nicht bestätigen. Im Gegenteil, die Selektivität der Antidepressiva bezüglich ihrer Wirkung auf die NA- oder 5-HT-Aufnahmeprozesse scheint keine Rolle für den globalen therapeutischen Effekt zu spielen. Eine differenzierte Wirkung von solchen Präparaten auf Antrieb oder Stimmung, wie das von Carlsson vermutet wurde, konnte klinisch auch nicht belegt werden. Einige Studien ergeben allerdings Hinweise, daß der vorbestehende funktionelle Status von monoaminergen Systemen („low" oder „high" NA oder 5-HT) per se von Bedeutung für die therapeutische Ansprechbarkeit sein kann. So fand Maas (Maas et al. 1984) z. B., daß unipolare depressive Patienten mit niedrigem 5-HIAA im Liquor und hohen NA-Metabolitenwerten im Urin grundsätzlich besser auf die Therapie ansprechen, unabhängig davon, ob sie mit Amitriptylin oder Imipramin behandelt wurden. Bei Patienten, welche mit Amitriptylin oder Trazodon behandelt wurden, fanden Healy et al. (1982, 1984) heraus, daß nur Responder konsistente Veränderungen in initial hohen α_2- und β-Rezeptor-Bindungswerten aufweisen. Ein Unterschied in der Anzahl von Responder vs. Nonresponder oder im therapeutischen Effekt wurde zwischen zwei Präparaten nicht beobachtet. In mehreren Studien sowie in der Studie von Timmerman et al. (1987) konnte jedoch kein Zusammenhang zwischen den vorbestehenden Monoamin-Metabolitenwerten („low" oder „high") und der Ansprechbarkeit auf selektive NA- oder 5-HT-Aufnahmehemmer erkannt werden. Zusammenfassend muß deswegen festgehalten werden, daß klinische Studien bis heute zu keinen Ergebnissen geführt haben, welche indikativ sind für eine signifikante Korrelation zwischen biochemischen Merkmalen und dem klinischen Erscheinungsbild der Depression. Eine Korrelation zwischen den Veränderungen von biochemischen Parametern und globaler therapeutischer Ansprechbarkeit auf spezifische Antidepressiva konnte auch nicht gezeigt werden.

Diese Tatsachen scheinen die Annahme einer pharmakologischen Grundlage der Therapieresponse grundsätzlich zu widerlegen. Dennoch spricht die klinische Erfahrung dafür, daß unterschiedliche Patienten-Populationen auf unterschiedliche Klassen (Aufnahmehemmer, MAO-Hemmer) der Antidepressiva ansprechen können, und daß die hartnäckigen Nonresponders auf Antidepressiva nach Elektrokrampfbehandlung oft schnelle Remission zeigen können. Auch wenn bis heute keine zuverlässigen biochemisch-physiologischen Prädiktoren für den Therapieerfolg identifiziert werden könnten, mehren sich doch die Hinweise, daß spezifische pathophysiologische Konstellationen der Patienten mit dem Ansprechen auf spezifische Behandlung zusammenhängen konnten. Lecrubier et al. (1990) spricht von „transnosologischen", d. h. diagnoseunabhängigen und charakteristischen Syndromen, die als Ausdruck einer Dysregulation in anatomisch definierten Systemen zu verstehen sind und demzufolge auch eine pharmakologische Spezifität aufweisen können.

6.3 Pharmakologische Spezifizität der Syndrombilder

Die Hypothese, daß Antidepressiva pharmakologisch spezifische Wirkungen aufweisen, allerdings nicht im Sinne eines globalen antidepressiven Effektes, aber im Sinne der spezifischen Effekte auf besondere Zustandsbilder, kann sowohl auf-

Tabelle 5. Kriterien für eine ‚therapeutic response' auf MAO-Hemmer

Symptome und Erscheinungen	
Psychische	Somatische
Apathie	Müdigkeit
Depressive Stimmung	Energieverlust
Erhöhte Reizbarkeit	Appetitzunahme
Phobische und generalisierte Angst	Gewichtzunahme
Zwangshaftigkeit	Vermehrtes Schlafbedürfnis
Panik-Attacken	Einschlafstörungen
Neurotische Züge	Somatisierte Angst

grund von klinischen Beobachtungen, als auch aufgrund von theoretischen Überlegungen und tierexperimentellen Befunden gebildet werden.

Schon die frühen Erfahrungen mit trizyklischen Antidepressiva und MAO-Hemmern deuteten darauf hin, daß unterschiedliche Patientenpopulationen auf sie ansprechen. MAO-Hemmer (z. B. Phenelzin) wurden als Therapie der Wahl bei Patienten mit sog. „atypischen" depressiven Zustandsbildern betrachtet. Die Kriterien für ein präferentielles Ansprechen auf MAO-Hemmer sind in der Tabelle 5 zusammengefaßt.

Neuere kontrollierte klinische Studien belegen eindeutig die Wirksamkeit von MAO-Hemmern (auch selektiven und reversiblen MAO-A-Hemmer) bei „endogener" Depression. Die im Vergleich zu Trizyklika überlegene Wirkung bei depressiven Zuständen mit überwiegender Anergie, psychischer und somatischer Angst und Phobie, bei gesteigertem Appetit und Bulimie, bleibt aber unumstritten. Ein ähnliches therapeutisches Profil ist den präferentiellen oder selektiven 5-HT-Aufnahmehemmern zuzuschreiben. Die vorliegende Erfahrung spricht dafür, daß auch bei Panikerkrankungen und zwanghaftem Verhalten (Zwangsneurosen) diese Präparate (z. B. Clomipramin) die Therapie der Wahl sind. Der Therapie-Response scheint mit dominanter serotoninerg-aktivierender Wirkung von diesen Präparaten einherzugehen. So zeigte z. B. Flament et al. (1987) eine signifikante Korrelation zwischen der 5-HT-Aufnahmehemmung und therapeutischen Effekt von Clomipramin bei Kindern mit zwangshaften Verhaltensstörungen. Das läßt sich mit der Hypothese vereinbaren, daß Störungen des 5-HT-Systems eine pathogenetische Rolle bei solchen Zustandsbildern spielen (Eriksson 1987; Delini-Stula u. Schiwy 1989).

6.4 Zusammenfassung

Bisherige klinisch-experimentelle Befunde ergaben keine Evidenz, daß bei depressiven Patienten die vorbestehende Konzentration von Monoamin-Metaboliten die Ansprechbarkeit auf das eine oder andere Antidepressivum determinieren. Eine pharmakologische Grundlage für Therapieresistenz, die sich mit der Monoamin-Defizithypothese der Depression vereinbaren läßt, kann deswegen nicht postuliert werden. Verschiedene Syndrome scheinen allerdings eine pharmakologische Spezifizität aufzuweisen, welche die Therapie-Response determinieren kann. Dies würde sich mit der Lecrubier-Hypothese (Lecrubier et al. 1990) von „transnosologischen" Syndromen vereinbaren lassen, welchen charakteristische pathophysiologische Veränderungen von anatomisch definierten Hirnsystemen zugrunde liegen dürften.

Bisherige Erfahrungen lassen diesbezüglich nur MAO-Hemmer und mehr oder weniger selektiv wirkende 5-HT-Aufnahmehemmer von anderen Antidepressiva differenzieren. Sie scheinen bei Patienten mit besonderer psychopathologischer Konstellation bevorzugt zu wirken, wie z. B.: a) bei depressiven Zuständen mit vordergründiger Müdigkeit, Hypersomnie, somatischer und psychischer Angst, Appetit-Zunahme oder Bulimie („atypische" Depression), b) bei depressiven Zuständen mit Panikattacken und c) bei Zwangserscheinungen. Das läßt sich mit der Hypothese vereinbaren, daß primäre Störungen des 5-HT-regulierenden Systems bei diesen Erscheinungsbildern eine dominante pathogenetische Rolle spielen.

Literatur

Åsberg M, Bertilsson L (1979) Serotonin in depressive illness. In: Saletu B, Berner P, Hollister LE (Hrsg) Studies of CSF 5-HIAA in Neuropsychopharmacology. Pergamon Press, New York, pp 105–115

Banki CM, Molnar G, Vojnik M (1981) Cerebrospinal fluid amine metabolites, tryptophane and clinical parameters in depression. J Affect Dis 3:91–99

Carlsson A et al. (1969) Effect of antidepressant drugs on the depletion of intraneuronal brain 5-hydroxytryptamine stores caused by 4-methyl-α-ethyl-meta-tyramine. Eur J Pharmacol 5:357–366

Delini-Stula A (1983) Pharmakologie der Antidepressiva. In: Larger G, Heimann H (Hrsg) Psychopharmaka, Grundlagen und Therapie. Springer Verlag, Berlin Heidelberg New York Tokyo, pp 81–95

Delini-Stula A (1987) Biochemische Klassifizierung der Antidepressiva und deren klinische Validierung. In: Simhandl Ch et al. (Hrsg) Moderne Psychiatrie, Klassifikationsprobleme in der Psychiatrie. MVP Verlag, Purkersdorf, pp 131–148

Delini-Stula A, Schiwy W (1989) Verhütung von Panikattacken mit Imipramin und Clomipramin: Pharmakologische Begründung und Zusammenfassung der klinischen Befunde. In: Kielholz P, Adams P (Hrsg) Die Vielfalt von Angstzuständen. Deutscher Ärzte-Verlag, Köln, pp 177–187

Eriksson EL (1987) Brain neurotransmitters in panic disorders. Acta Psych Scand [Suppl 335] 76:31–39

Flament MF et al. (1987) Biochemical changes during clomipramine treatment in childhood obsessive-compulsive disorder. Acta Gen Psychiatr 44 [3]:219–225

Healy D, Carney PA, Leonard BE (1982) Monoamine-related markers of depression: Changes following treatment. J Psych Res 17 [3]:251–260

Healy D, Carney PA, Leonard BE (1984) Biochemical correlates of antidepressant response. Results of a trazodone versus amitriptyline trial. Psychopathology 17 [Suppl 2]:82–87

Lapin IP, Oxenkrug GF (1969) Intensification of the central serotoninergic processes as a possible determinant of the thymoleptic effect. Lancet I:132–136

Lecrubier Y, Puech AJ, Boyer P (1990) The contribution of neuropharmacology to the understanding of ill-defined psychological disorders. In: Sartorius N et al. (eds) Psychological disorders in general medical settings. Hogrefe & Huber Publ, Toronto Lewiston New York Bern Stuttgart, pp 98–110

Maas JW et al. (1982) Pre-treatment neurotransmitter metabolites in response to imipramine and amitriptyline treatment. Psych Med 12:37–43

Maas JW et al. (1984) Pre-treatment neurotransmitter metabolite levels and response to tricyclic antidepressant drugs. Am J Psychiatr 141:1159–1171

Maitre L et al. (1980) Amine uptake inhibitors: Criteria of selectivity. In: Svensson TH, Carlsson A (eds) Biogenic amines and affective disorders. Acta Psych Scand 61 [Suppl 280]: p 97–110

Maitre L et al. (1982) 5-HT uptake inhibitors: Psychopharmacological and biochemical criteria of selectivity. In: Ho BT, Schoolar JC, Usdin E (eds) Advances in biochemical psychopharmacology. Serotonin in biological psychiatry. Raven Press, New York, pp 229–246

Mouret J, Lemoine P, Minuit M-P (1987) Marquers polygraphiques, cliniques et thérapeutiques des dépressions dopamine-dépendantes (DDD). CR Acad Sci, Vol 305, series III:301–306

Randrup A et al. (1975) Mania, depression and brain dopamine. In: Essmann WB, Valzelli L (eds) Current developments in psychopharmacology, vol 2. Spectrum Publ, New York, pp 205–248

Schildkraut JJ (1965) The catecholamine hypothesis of affective disorders: A review of supporting evidence. Am J Psychiatr 122:509–522

Timmerman L et al. (1987) A double-blind comparative clinical trial of citalopram vs maprotiline in hospitalized depressed patients. Int Clin Psychopharm 2:239–253

Diskussion zu Vortrag 6

Prof. Dr. H. Helmchen
Frau Delini, habe ich Sie richtig verstanden, daß eine Nonresponse Ihrer Auffassung nach meist dadurch bedingt ist, daß wir die falschen Antidepressiva anwenden?

Dr. A. Delini-Stula
Das halte ich für eine mögliche Ursache. Ich möchte aber eine Therapieresistenz keineswegs nur auf eine inadäquate Behandlung zurückführen, das wäre zu simpel. Hier spielen zahlreiche Faktoren eine Rolle, wie etwa die korrekte Diagnose, die richtige Beurteilung der Situation des Patienten und seiner Umgebung, die Plasmaspiegelhöhe, die Compliance oder die Dosierung. Dazu kommt dann die Überlegung, welches Antidepressivum nach seinem Wirkungsspektrum der Psychopathologie des Patienten am besten entspricht.

Prof. Dr. H. Helmchen
Gibt es Anhaltspunkte dafür, daß bestimmte biochemische Wirkungen von Antidepressiva Faktoren für die Symptompersistenz im Marneros'schen Sinne sein könnten? Sind an der Chronifizierung von Depressionen möglicherweise bestimmte Wirkungen von Antidepressiva ursächlich beteiligt?

Dr. A. Delini-Stula
Das ist eine sehr schwierige Frage. Theoretisch wäre es vorstellbar, wenn man an Toleranzentwicklungen auf Rezeptorebene denkt, indem eine nicht genügende Wirkung zur Resistenz des Systems führt. Aber das ist natürlich reine Spekulation.

Prof. Dr. B. Woggon
Es gibt ja Analysen auf Symptomebene. Darin hat man bisher keine Unterschiede zwischen verschiedenen biochemischen Profilen finden können. Es mag sein, daß man noch nicht die richtige Nachweismethode gefunden hat. Bisher lassen sich jedenfalls die biochemischen Profile und Schemata für die verschiedenen Antidepressiva in der klinischen Praxis nicht so nachvollziehen. Vielleicht hinsichtlich der Nebenwirkungen, aber nicht hinsichtlich der klinisch-therapeutischen Wirkungskomponenten.

Aber ich habe noch eine Verständnisfrage: Im allgemeinen geht man davon aus, daß die einzelnen Transmittersysteme des zentralen Nervensystems in einem Gleichgewicht stehen. Beeinflußt man eines der Systeme, so hat das auch auf die anderen Systeme Auswirkungen. Ich glaube, dadurch wird eine Differenzierung sehr schwierig.

Dr. A. Delini-Stula
Ja und nein. Sicherlich interagieren die verschiedenen Transmittersysteme, stehen miteinander im Gleichgewicht. Die Depression läßt sich in diesem Sinne auch als Störung dieses funktionellen Gleichgewichtes auffassen. Diese Störung kann in irgendeinem dieser Systeme an irgendeiner Stelle in der Kette der Prozesse stattfinden. Deswegen zeigen vielleicht selbst Antidepressiva mit sehr unterschiedlichen primären Wirkungen letztlich alle den gleichen Endeffekt. Die psychopathologische Klassifizierung der Antidepressiva ist ja viel diskutiert worden, ohne daß man bisher eine befriedigende Antwort gefunden hätte. Vermutlich ist es auch eine Frage der Instrumente, wie wir die Effekte messen.

Bei einem Patienten, der obsessiv ängstlich ist, würde ich nach heutigen Erkenntnissen primär an eine serotonerge Störung denken. Wenn man eine syndromale Therapie anstrebt, dann könnte man daran die Wahl des Antidepressivums ausrichten. Das gleiche gilt für Panikattacken. Mir geht es nur um die große Zuordnung, differentialdiagnostische Feinheiten lassen sich natürlich nicht auf die Palette der Antidepressiva übertragen. Patienten, die extrem gehemmt sind, sollten meines Erachtens eher ein Antidepressivum erhalten, das überwiegend den Noradrenalinstoffwechsel beeinflußt. Ich glaube, eine solche Einteilung läßt sich durchaus treffen.

Prof. Dr. A. Marneros
Gibt es zuverlässige klinische Kriterien, wonach sich Störungen des einen oder anderen Systems differenzieren lassen, so daß man danach das am besten geeignete Pharmakon auswählen könnte?

Dr. A. Delini-Stula
Es ist zunächst an den Klinikern, die Psychopathologie festzustellen. Dann können wir Pharmakologen versuchen, dazu eine passende Substanz zu empfehlen, nicht umgekehrt. Es ist ein Versuch, an dem natürlich auch Spekulation beteiligt ist. Die klinische Forschung muß zeigen, ob sich die pharmakologische Annahme bestätigen läßt.

Ich glaube, daß sich Nonresponder und Responder durch ein fundamentales pathophysiologisches Merkmal grundsätzlich unterscheiden. Es gibt Studien, die eindeutig zeigen, daß sich die Responder im Laufe der Therapie verändern, nicht dagegen die Nonresponder. In diesen Untersuchungen hat man die Serotonin-Aufnahme und die Serotonin-Bindung an Blutplättchen bei Respondern, Nonrespondern und Kontrollen unter dem Einfluß von Amitriptylin, Trazodon und Plazebo gemessen (Healy, Carney und Leonard 1984).

Bei den Respondern nehmen im Vergleich zu den Nonrespondern sowohl die Serotoninaufnahme als auch die Rezeptorempfindlichkeit im Laufe der Therapie unter Amitriptylin und Trazodon gleichermaßen zu. Bei den Nonrespondern ändern sich diese Parameter dagegen nicht, das System bleibt starr. Ich glaube, daß diese beiden Gruppen auch pathophysiologisch verschieden sind.

Entsprechendes kennen wir z.B. vom Dexamethason-Suppressionstest: Meistens sprechen hier Nonsuppressoren besser auf Antidepressiva an als Suppressoren. Der Ansatz ist dabei natürlich ein anderer. Sicher ist noch viel Forschungsarbeit notwendig, um diese beiden Gruppen zu diskriminieren.

Prof. Dr. H.-J. Möller

Es gab vor etwa zehn Jahren eine Zeitlang die Vorstellung von biologischen Subtypen, die man mit korrespondierenden Antidepressiva, quasi im Sinne einer Substitutionstherapie, behandeln sollte. Können Sie darauf noch einmal kurz eingehen?

Es wurde verschiedentlich die Hypothese vertreten, z. B. von Herrn Waldmeier, daß ein Eingriff in das Noradrenalin-System ganz besonders geeignet sei, das gestörte Gleichgewicht wiederherzustellen. Andere Autoren favorisieren dagegen eher das Serotonin-System. Wie ist Ihre Ansicht dazu?

Dr. A. Delini-Stula

Zur Frage der biochemischen Differenzierung von Subgruppen depressiver Patienten aufgrund von Störungen im Katecholaminstoffwechsel sind sehr viele Untersuchungen durchgeführt worden. Man hat eine Fülle von Befunden beschrieben, die für die Therapieresistenz letztlich alle ohne Bedeutung sind, weil keine Korrelationen zu erkennen sind.

Zur Frage, ob eher noradrenerges oder serotonerges System: Ich selber glaube auch primär an das noradrenerge System. Das noradrenerge System hat sicher eine enorme Bedeutung für das Finetuning, für das Modulatorische, Adaptative in unserem Leben. Wir sind in unserer Adaptationsfähigkeit primär vom noradrenergen System abhängig.

Noradrenalin und Serotonin interagieren sehr eng miteinander. Ein Eingriff in das eine System muß auch das andere beeinflussen. Aber oft ist ein besserer Effekt zu erreichen, wenn man direkt dort angreift, wo die Störung tatsächlich liegt, und nicht den Umweg über ein anderes System geht.

7 Pharmakokinetische Aspekte der Therapieresistenz mit Antidepressiva

P. Baumann

7.1 Einführung

Die Untersuchung der Frage nach pharmakokinetischen Aspekten der Therapieresistenz mit Antidepressiva kann erst seit zwanzig Jahren untersucht werden, nämlich seit der Einführung geeigneter Methoden zur Bestimmung der Medikamente und ihrer Metabolite im Plasma (Hammer u. Brodie 1967). Dies führte im letzten Jahrzehnt zu zahlreichen Arbeiten mit dem Ziel, die Existenz eines therapeutischen Fensters für trizyklische und andere Antidepressiva nachzuweisen. Diese Untersuchungsstrategie war gerechtfertigt, stellten sich doch sehr bald bedeutende interindividuelle Unterschiede in den Gleichgewichtskonzentrationen und auch im Verhältnis der Konzentrationen zwischen aktiven Metaboliten und der Muttersubstanz heraus. Die Beobachtung, daß gewisse Neuroleptika den Metabolismus der Antidepressiva hemmen, erlaubte die Vermutung, daß dafür verantwortliche Enzyme einerseits absättigbar und andererseits relativ spezifisch sind. Seit Beginn dieses Jahrzehnts werden die dafür verantwortlichen spezifischen Leberenzyme vom Cytochrom P-450 eingehend untersucht, was bald zum Nachweis der Existenz eines genetischen Polymorphismus für den Metabolismus von trizyklischen Antidepressiva führte.

In diesem Zusammenhang sollen hier vor allem folgende Fragen in bezug auf ihre klinische Relevanz untersucht werden: Gibt es ein therapeutisches Fenster für trizyklische und andere Antidepressiva? Welche biochemischen und pharmakokinetischen Ursachen sind für die bedeutenden interindividuellen Unterschiede im Metabolismus dieser Medikamente verantwortlich?

7.2 Existenz eines therapeutischen Fensters für Antidepressiva

Die meisten Untersuchungen auf diesem Gebiet hatten zum Ziel, den optimalen Plasmaspiegelbereich des Medikamentes und seiner nicht polaren aktiven Metabolite im Hinblick auf den therapeutischen Erfolg, gemessen an Hand von Depressionsskalen vom Typ Hamilton oder MADRS, zu ermitteln, wobei aber möglicherweise das Gewicht der Nebenwirkungen in der Frage nach der Response nicht genügend berücksichtigt wurde. Diese Literatur ist in zahlreichen Übersichtsartikeln analysiert worden (Breyer-Pfaff u. Gaertner 1987; Task Force 1985; Orsulak 1986; de Oliveira et al. 1989a, b; Preskorn et al. 1988; Preskorn 1989). Interessanterweise widersprechen sich die Autoren in ihren Empfehlungen bezüglich des therapeutischen Fensters, auch wenn sie meist die gleichen Arbeiten für ihre Schlußfolgerungen zitieren. Der beste Konsensus besteht für das Nortripty-

Tropon-Symposium V
Therapieresistenz unter Antidepressiva-Behandlung
Hrsg. H.-J. Möller
© Springer-Verlag Berlin Heidelberg 1990

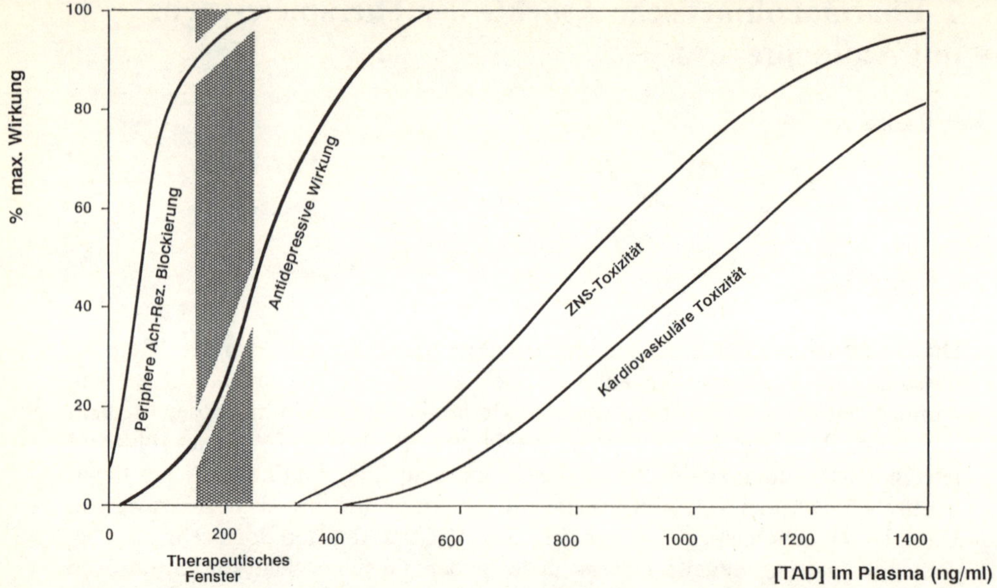

Abb. 1. Konzentrations-Wirkungskurven von trizyklischen Antidepressiva (TAD) vom Typ tertiäre Amine (nach Preskorn 1989)

lin, das aber außerhalb Skandinaviens immer weniger verwendet wird. Andererseits bezweifelt aber in den Vereinigten Staaten das Autorenkollektiv Task Force (1985) die Existenz eines therapeutischen Fensters für Amitriptylin, im Gegensatz zu europäischen Autoren wie Breyer-Pfaff et al. (1989). Es ist nun das Verdienst eines anderen amerikanischen Autors, nämlich von Preskorn (1989), eine neue Strategie entwickelt zu haben, bei der das therapeutische Fenster vermehrt unter dem toxikologischen Gesichtspunkt betrachtet wird, so wie es vom Lithium her bekannt ist.

Nach diesem Modell (Abb. 1) stellt der optimale Bereich einen Kompromiß aus verschiedenen Dosis-, Wirkungs- (und Nebenwirkungs-) kurven dar: für trizyklische Antidepressiva vom Typ Amitriptylin wird angenommen, daß unterhalb etwa 50 ng/ml die therapeutische Wirksamkeit nicht nachgewiesen – fragwürdig zwischen 50–150 ng/ml, aber optimal zwischen 150–250 ng/ml ist. Oberhalb dieses Konzentrationsbereiches ist die therapeutische Wirkung zweifelhaft, da besonders ab 500 ng/ml Nebenwirkungen den therapeutischen Erfolg zunehmend gefährden (Meador-Woodruff et al. 1988; Pedersen et al. 1982). Dieses Modell bedarf noch weiterer Gruppen- oder Fallstudien, aber diese Hypothese findet durch mehrere Fallbeispiele aus der Literatur bereits Unterstützung. In den klassischen Studien mit Gruppen von Patienten sind diese Aspekte jeweils nicht genügend berücksichtigt worden, da EKG- oder EEG-Messungen nicht regelmäßig ins Protokoll aufgenommen wurden. Es ist auch möglich, daß die durch zu hohe Medikation provozierten kognitiven Beeinträchtigungen als Teil der depressiven Symptomatik und nicht als Nebenwirkungen interpretiert wurden. Andererseits scheint aber die in der amerikanischen Literatur gemeldete Frequenz von Patienten mit

DEPARTEMENT UNIVERSITAIRE DE PSYCHIATRIE ADULTE
Hôpital de Cery
Unité de Biochimie et Psychopharmacologie clinique
1008 Prilly
Tél. (021) 375511, int. 345 Fax (021) 365603

Prilly, le

Demande de dosage du:
Pour M., Mme, Mlle:
Résultats:

Remarques:

Valeurs indicatives pour AT+NT, DI, MP; I+DI; CMI+DCMI; NT

ng/ml	
	Risques accrus de problèmes respiratoires, de crises épileptiques, de coma et de mort
1000	
	Risques accrus de délire médicamenteux, de toxicité cognitive et comportementale, de modification de l'ECG
450	
	Risques de modifications de l'EEG
250	
	Efficacité optimale
150	
	Efficacité réduite
50	
	Inefficacité

Médicaments	Métabolites actifs	Abbrévations
Laroxyl		
Sarotène	Amitriptyline +	AT
Triptyzol	Nortriptyline	NT
Nortrilène	Nortriptyline	NT
Anafranil	Chlorimipramine +	CMI
	Desméthylchlorimipramine	DCMI
Tofranil	Imipramine +	I
	Désipramine	DI
Pertofran	Désipramine	DI
Ludiomil	Maprotiline	MP

Lit.: Baumann, Neuropsy (1989) 5:155–164

Abb. 2. Formular für die Mitteilung der Ergebnisse der Plasmaspiegelbestimmung von Antidepressiva in Lausanne

Tabelle 1. Antidepressiva, für die keine gesicherten optimalen therapeutischen Plasmaspiegel gefunden wurden (Baumann 1990)

Trizyklische Antidepressiva
Dothiepin
Doxepin
Lofepramin
Trimipramin
Tetrazyklische Antidepressiva
Maprotilin
Mianserin
Andere Antidepressiva
Citalopram
Fluvoxamin
Trazodone
Viloxazin

extrem hohen Plasmakonzentrationen hoch. Unsere persönliche Erfahrung im routinemäßigen Plasmaspiegelmonitoring weist vielmehr darauf hin, daß unsere Patienten eher zu niedrige Dosen von trizyklischen Antidepressiva erhalten.

In Anlehnung an Preskorn (1989) verwenden wir für unser Monitoring eine Darstellungsweise für die Übermittlung der Ergebnisse an den Arzt, die diese Erkenntnisse berücksichtigt (Abb. 2). Für alle klassischen Trizyklika werden dieselben optimalen Konzentrationsbereiche empfohlen. Dies mag als grobe Vereinfachung gelten, zumal bekannt ist, daß sich die anticholinergen Wirkungen innerhalb dieser Reihe unterscheiden. Andererseits vernachlässigt man die Tatsache, daß die Konzentrationen der polaren Metabolite mitberücksichtigt werden sollten, sowohl im Hinblick auf die durch sie erzeugten Nebenwirkungen wie auch wegen ihres sehr wahrscheinlichen therapeutischen Beitrages (Robinson et al. 1985; Nordin et al. 1987; Schneider et al. 1988; Lukey et al. 1989).

Antidepressiva der zweiten und dritten Generation zeichnen sich durch geringere anticholinerge Wirkungen aus. Eine kürzlich verfaßte Literaturübersicht (Baumann 1990) verdeutlicht jedoch, daß es für manche dieser Antidepressiva kaum Daten gibt, die die Existenz eines therapeutischen Fensters auch nur suggerieren, für andere wurde kein Zusammenhang zwischen Plasmaspiegel und klinischer Wirkung gefunden (Tabelle 1). Für Fluvoxamin wurde diese Frage gar nicht untersucht.

Bei der Diskussion zur Existenz eines therapeutischen Fensters und anderer pharmakokinetischer Bedingungen darf jedoch nicht vergessen werden, daß die Einhaltung „korrekter" Plasmaspiegel noch keine Garantie für ein therapeutisches Ansprechen ist, da natürlich auch pharmakodynamische Faktoren eine Rolle spielen. So konnten zum Beispiel Schöpf et al. (1989) zeigen, daß Patienten trotz „therapeutischer" Plasmaspiegel auf eine Monotherapie mit Trizyklika nicht ansprachen, wohl aber nach einer Zusatzbehandlung mit Lithiumsalzen bei gleichbleibender Dosis des Antidepressivums.

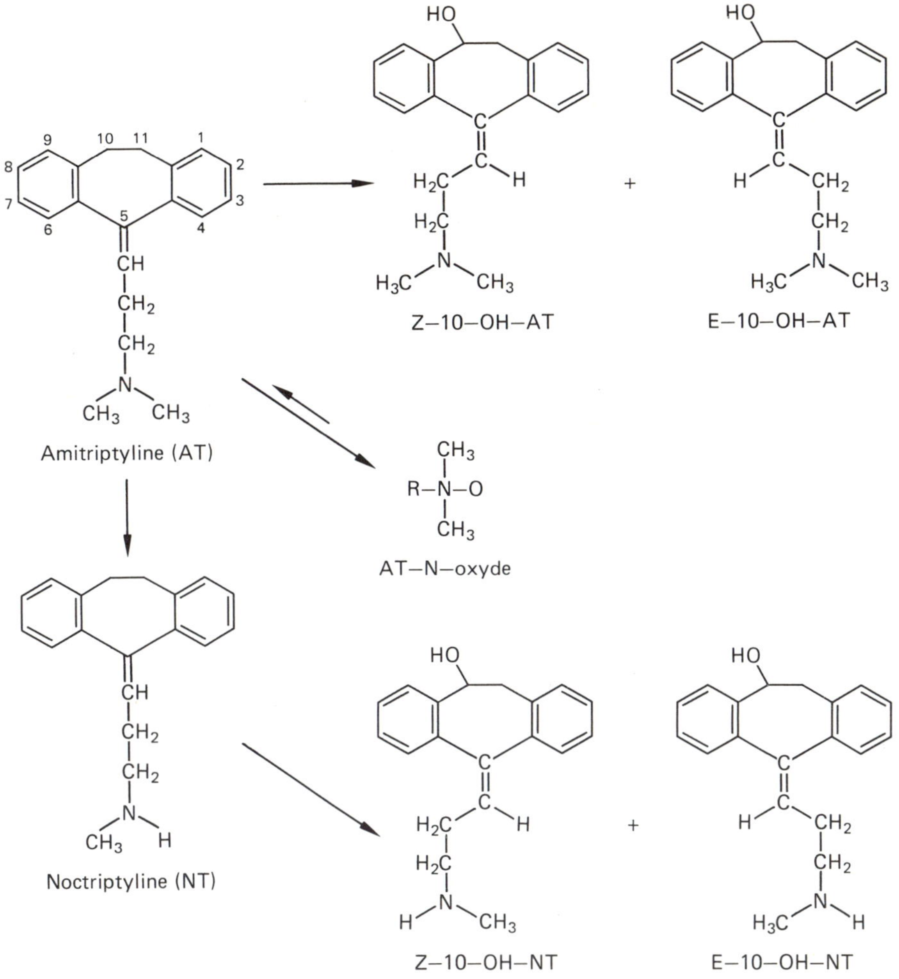

Abb. 3. Metabolismus von Amitriptylin

7.3 Klinische Bedeutung des genetischen Polymorphismus des Metabolismus vom Typ Debrisoquin-Spartein-Dextromethorphan

Die beiden wichtigsten Abbauwege für trizyklische Antidepressiva sind die oxydative Demethylierung des tertiären oder sekundären Amins und die oxydative aromatische oder alizyklische Hydroxylierung (Abb. 3). Allgemein ist bei den tertiären Aminen wie Amitriptylin die Demethylierung, bei den sekundären Aminen wie Nortriptylin die Hydroxylierung von größerer Bedeutung. Beide Schritte unterliegen dem Abbau durch das Cytochrom P-450 der Leber, aber nur für die Hydroxylierung wurde ein genetischer Polymorphismus des Metabolismus nachgewiesen. Phänotypisierungsstudien mit größeren Populationen ergeben eine Frequenz von 5% – 10% für den Mangel des dafür verantwortlichen Enzyms, des Cy-

Tabelle 2. Beispiele für Medikamente, die *Substrate* und/oder Hemmer von Cytochrom P-450 db1 sind

Antidepressiva	Neuroleptika	Antitussiva
Amitriptylin	Chlorpromazin	*Levomethorphan*
Nortriptylin	*Thioridazin*	*Dextromethorphan*
Imipramin	Levomepromazin	Codein
Desipramin	Haloperidol	
Clomipramin	Trifluperidol	
Amiflamin	Fluphenazin	
Maprotilin (?)	*Perphenazin*	
Trimipramin (?)		
Lofepramin (?)		
Doxepin (?)		
Betablocker	**Antiarrhythmika Antihypertensiva**	**Andere Medikamente**
Alprenolol	Nicardipin	Chinidin
Bufuralol	*Debrisoquin*	Chinin
Metoprolol	*Guanoxan*	*Methoxyamphetamin*
Propranolol	*N-Propylajmalin*	Histamin
Timolol	*Propafenon*	*Phenformin*
Pindolol	*Perhexilin*	*Methoxyphenamin*
Oxprenolol	*Indoramin*	Cimetidin
	Eucainid	Diphenhydramin
	Flecainid	
	Spartein	

Medikamente, die nachweislich Substrate des genannten Enzyms sind, sind kursiv dargestellt. (?): Vermutliche *Substrate* und/oder Hemmer (Brøsen u. Gram 1989; Horai u. Ishizaki 1988; Eichelbaum 1988; Fonne-Pfister u. Meyer 1989 u.a.).

tochroms P-450 db1 (Dick et al. 1982; Küpfer 1985; Clark 1987; Brøsen u. Gram 1989; Horai u. Ishizaki 1988; Eichelbaum 1988; Fonne-Pfister u. Meyer 1988). Die Genotypisierung für dieses Enzym, wofür das Chromosom 22 verantwortlich ist (Eichelbaum et al. 1987) ist noch nicht absolut zuverlässig (Skoda et al. 1988), weswegen die Phänotypisierungsmethode mit oral verabreichten Testsubstanzen wie Debrisoquin, Spartein oder Dextromethorphan und anschließender Bestimmung der Metabolite im Harn ihre Gültigkeit behält (Küpfer et al. 1986; Baumann u. Jonzier-Perey 1988).

Der Abbau mancher Medikamente unterliegt demselben Mechanismus wie der, welcher für die diesem genetischen Polymorphismus der O-Demethylierung von Dextromethorphan unterliegenden verantwortlich ist (Tabelle 2). Einige Medikamente, darunter Chinidin, sind nur Hemmer aber nicht Substrate des Enzyms. Bei Komedikation mit Substraten wie den aufgeführten trizyklischen Antidepressiva muß bedacht werden, daß sie mit dem Metabolismus letzterer interferieren können. Zuletzt bleibt die Gruppe von Arzneimitteln, für die die Vermutung berechtigt scheint, sie als potentielle Substrat oder Hemmer einzustufen. Vom klinischen Standpunkt aus ist es auch interessant zu wissen, welche Medikamente nicht Substrate oder Hemmer von Cytochrom P-450 db1 sind. Beispiele hierfür sind Atenolol (Lewis et al. 1985), Prazosin (Lennard et al. 1988), Carbamazepin (Eichelbaum et al. 1985), Diazepam (Bertilsson et al. 1989) und Alprazolam (Bertilsson et al. 1988).

Bisher gibt es nur wenige Studien, wie Woggon et al. (1988) kürzlich festgestellt haben, die bei phänotypisierten Gruppen von Patienten die klinische Relevanz einer genetischen Defizienz des Metabolismus untersucht haben. Im Bereich der Antidepressiva sind Amitriptylin (Baumann et al. 1986), Imipramin (Meyer et al. 1988) und Maprotilin (Bosshart et al. in Vorbereitung) zu nennen. Es soll hier nun aber vor allem über Patienten berichtet werden, die bei hohen Plasmaspiegeln von Antidepressiva auf eine antidepressive Therapie nicht ansprechen und bei denen sich der klinische Zustand nach Erniedrigung der Plasmaspiegel bessert.

Tabelle 3 greift drei verschiedene Situationen heraus, unter denen abnorm hohe Plasmaspiegel beobachtet werden: Präsenz einer genetischen Defizienz des Metabolismus – metabolische Interferenzen bei einer Assoziierung von zwei Medikamenten, die dem gleichen Mechanismus des Abbaus unterliegen – und Monotherapie mit mehr oder minder hohen Dosen von Antidepressiva.

Im Zusammenhang mit der erstgenannten Situation ist zu bemerken, daß der Bericht von Bertilsson et al. (1981) über eine mit Nortriptylin behandelte Patientin die Problematik der Pharmakogenetik in der Pharmakopsychiatrie überhaupt erst zum aktuellen Thema gemacht hat. Er zeigte, daß bei dieser ineffizienten Metabolisiererin eine Dosis von 20 mg Nortriptylin für die therapeutische Response optimal war. Andere Beispiele, rapportiert von Balant-Gorgia et al. (1989), illustrieren ebenfalls die Tatsache, daß bei PMs eine normale klinische Dosis von Imipramin oder Clomipramin zu exzessiven Plasmaspiegeln führen und eine klinische Besserung nur mit niedrigen Dosen erreicht werden kann.

Mehrere Beispiele zeugen von der Wichtigkeit, den Einfluß einer Komedikation auf die Plasmaspiegel von Antidepressiva zu berücksichtigen (Appelbaum et al. 1979; Balant-Gorgia et al. 1989; Conrad et al. 1986). Eine sonst übliche Dosis des Antidepressivums muß für einen klinisch positiven Effekt überraschend stark erniedrigt werden. Bei Reduktion der Dosis der Komedikation, ohne Veränderung der Dosis des Antidepressivums, wird oft neben einer Erniedrigung der Plasmaspiegel auch eine klinische Besserung beobachtet (Tabelle 3). Es soll hier über eine eigene Beobachtung berichtet werden (Baumann u. Berney unveröffentlicht; Tabelle 3, Abb. 4) – über den Einfluß einer Chinin-Behandlung auf die Plasmaspiegel von Clomipramin und Maprotilin und deren klinische Wirkung.

Eine 73jährige Patientin, die an Depressionen litt, wurde zuerst erfolglos mit 60 mg Clomipramin (Anafranil) und später mit 240 mg Dibenzepin (Noveril) täglich behandelt. Wegen Muskelkrämpfen und „restless legs" wurde sie ab 10. Februar mit 3×200 mg Chinin täglich behandelt. Ende Februar war der klinische Zustand dieser in der Psychogeriatrie hospitalisierten Patientin gekennzeichnet durch eine Depression, mit vor allem morgendlicher Verstimmung und Stimmungsaufhellung gegen den Abend, frühmorgendlichen Insomnien, Angstzuständen, Klagen, Müdigkeit, Unruhe in den Beinen und Antriebslosigkeit.

Eine erste Plasmaspiegelbestimmung von Anafranil und Ludiomil nach einer Dosis von je 50 mg/Tag (s. Tabelle 3, Baumann u. Berney, unpubl.) am 27. 3., wegen Zittern in den Beinen, ergab Gesamtkonzentrationen von Clomipramin, Desmethylclomipramin und Maprotilin um 500 ng/ml (Abb. 4).

Auf Rat des klinischen Pharmakologen wurde dann nicht die Dosis der Antidepressiva erniedrigt, hingegen wurde am 4. April aus theoretischen Gründen das Chinin abgesetzt, um durch eine Aufhe-

Tabelle 3. Therapieresistenz im Zusammenhang mit hohen Plasmaspiegeln von trizyklischen Antidepressiva und klinische Besserung nach einer Dosisanpassung

Antidepressivum (AD)	Komedikation mg/Tag	Non-response		Response		Bemerkung	Literatur
		Dosis AD mg/Tag	Plasmaspiegel ng/ml	Dosis AD mg/Tag	Plasmaspiegel ng/ml		
Bei einer Defizienz des Metabolismus							
Imipramin		150	IMI: 125 DMI: 1730	25	IMI: 25 DMI: 135	PM	Balant-Gorgia et al. 1989
Clomipramin		150	CMI: 235 DCMI: 980	50	CMI: 60 DCMI: 165	PM	Balant-Gorgia et al. 1989
Clomipramin		225	CMI: 160 DCMI: 960	0	–	PM	Balant-Gorgia et al. 1989
Nortriptylin		75	NT: 350	25	NT: 200	PM	Bertilsson et al. 1981
Bei einer Komedikation mit einem Hemmer des Metabolismus							
Imipramin	Acetophenon 40	100	IMI: 193 DMI: 612	37,5	IMI: 85 DMI: 222	–	Appelbaum et al. 1979
Imipramin	Thioridazin 100	150	IMI: 55 DMI: 755	75	IMI: 40 DMI: 220	THD: 0	Balant-Gorgia et al. 1989
Imipramin	Levomepromazin 12,5	150	IMI: 35 DMI: 490	125	IMI: 25 DMI: 125	Levo: 0	Balant-Gorgia et al. 1989
Imipramin	Levomepromazin 50	175	IMI: 45 DMI: 335	100	IMI: 85 DMI: 135	Levo: 27,5	Balant-Gorgia et al. 1989
Clomipramin + }	Chinin 600	50	CMI: 79 DCMI: 288	50	CMI: 58 DCMI: 188	Chinin: 0; EM	Baumann & Berney (unpubl.)
Maprotilin }		50	MP: 113	50	MP: 105		
Desipramin	Trifluoperazin 20	200	DMI: 5,86	50	DMI: 128	–	Conrad et al. 1986
Desipramin	Chlorpromazin 100	250	DMI: 470	50	DMI: 199		Conrad et al. 1986
Bei einer Monotherapie mit Antidepressiva							
Nortriptylin		150	NT: 240	50	NT: 115		Balant-Gorgia et al. 1989
Doxepin		325	D + DD: 266	250	D + DD: 186		Green 1978

Abkürzungen: IMI, Imipramin; DMI, Desmethylimipramin; CMI, Clomipramin; DCMI, Desmethylclomipramin; MP, Maprotilin; NT, Nortriptylin; D, Doxepin; DD, Desmethyldoxepin; THD, Thioridazin; Levo, Levomepromazin; PM, poor metabolizer; EM, extensive metabolizer (defizienter resp. effizienter Metabolisierer)

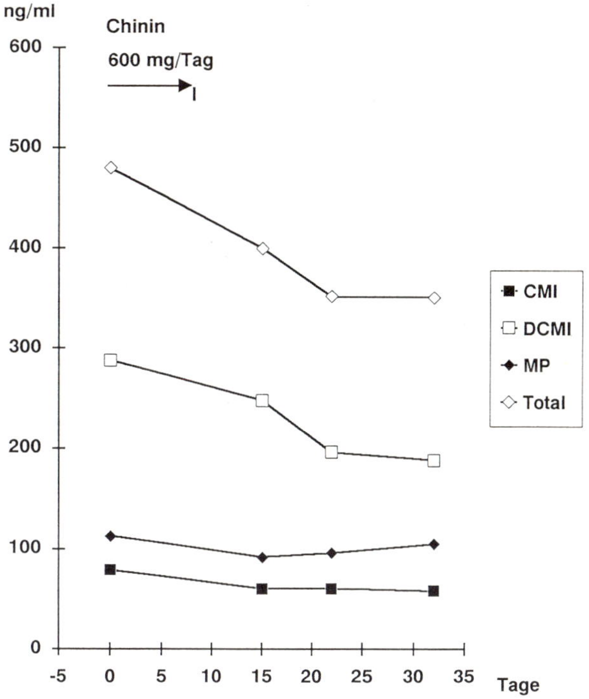

Abb. 4. Behandlung einer Patientin mit Clomipramin und Maprotilin: Einfluß des Absetzens der Komedikation Chinin auf die Plasmaspiegel von Clomipramin (CMI), Desmethylclomipramin (DCMI) und Maprotilin (MP)

bung der enzymatischen Hemmung nach Chinin eine Erniedrigung der Antidepressiva-Plasmaspiegel zu erreichen (Steiner et al. 1987; Abb. 4). Weitere Plasmaspiegelbestimmungen in den darauf folgenden Tagen zeigten kleine Veränderungen im Maprotilin- und Clomipraminspiegel, aber vor allem einen starken Abfall von Desmethylclomipramin. Am 18. April betrugen die Gesamtkonzentrationen nur noch 350 ng/ml. Der Plasmaspiegelabfall war vor allem für letzteres ausgeprägt, welches mehr als Clomipramin oder Maprotilin ein Substrat für Cytochrom P-450 db1 ist, und mehr hydroxyliert als demethyliert wird. Der klinische Zustand der Patientin hatte sich inzwischen gebessert; sie klagte weniger, zeigte mehr Initiative, wünschte an Beschäftigungen in Gruppen mitzuwirken. Auch verbesserte sich die Verständigung mit dem Ehemann, sie war weniger gehemmt und drückte sich leichter aus.

Zwei Monate später wurde ein pharmakogenetischer Test ausgeführt. Das Ergebnis des Dextromethorphantests mit einem metabolic ratio von 0,027 zeigte, daß sie zu den „extensive metabolizers“ gehört. Dieses Testergebnis bestätigte, daß die relativ hohen Plasmaspiegel der Antidepressiva auf die Zwischenwirkung mit Chinin und nicht auf eine genetische Defizienz des Metabolismus zurückzuführen waren.

Die Tabelle 3 veranschaulicht noch andere Beispiele (Balant-Gorgia et al. 1989; Green 1978), die zeigen, daß der therapeutische Effekt erst nach einer Erniedrigung der Dosis und somit der Plasmaspiegel eintritt.

Die in Tabelle 3 dargestellten Beispiele zeigen, daß eine Dosisanpassung an einen Plasmaspiegelbereich, der ungefähr dem in Abb. 1 als therapeutisch dargestellten entspricht, positive klinische Auswirkungen haben kann. Die andere Situation, daß nämlich ein zu niedriger Plasmaspiegel mit non-response verbunden ist, und daß bei Dosiserhöhung eine Besserung eintritt, soll hier nicht näher beschrieben werden. Interessant ist aber die Beobachtung von Bertilsson et al. (1985), die eine Patientin mit extrem aktivem Metabolismus, nämlich mit einem ganz niedrigen metabolischen Verhältnis Debrisoquin/4-OH-Debrisoquin, mit 300 mg Nortriptylin und 50 mg Promethazin täglich behandelten. Es war nur der Komedikation, einem Hemmer des Abbaus von Nortriptylin, zu verdanken, daß der als therapeutisch zu bezeichnende Plasmaspiegelbereich erreicht wurde. Dennoch war der klinische Erfolg nicht zufriedenstellend.

Für das Imipramin wurde von Meyer et al. (1988) und anderen Autoren (Garvey et al. 1984; Devane et al. 1981) festgestellt, daß ineffiziente Metabolisierer Nonresponder sind, bei guter Verträglichkeit und bei üblichen Tagesdosen dieses Medikamentes. Diese überraschende Beobachtung soll in einer laufenden Studie verifiziert werden.

Dieser Beitrag soll zusammenfassend verdeutlichen, daß Plasmaspiegelbestimmungen von Antidepressiva bei bestimmten Fragestellungen wie non-response durchaus ihre Berechtigung in der Klinik haben. Pharmakogenetische Tests zum Polymorphismus vom Typ Debrisoquin-Spartein-Dextromethorphan können die Plasmaspiegelbestimmungen sinnvoll ergänzen. Schlußendlich erlauben die heutigen Kenntnisse über den genannten genetischen Polymorphismus des Metabolismus die kinetischen Interaktionen zwischen den in der Psychiatrie verwendeten Medikamenten zu verstehen.

Danksagung. Für die technische Mithilfe zur Abfassung des Manuskriptes möchte ich Frau C. Bertschi, Frau J. Bourquin, Frau M. Gobin, Frau L. Koeb und Frl. M. Amey meinen Dank aussprechen.

Literatur

Appelbaum PS, Vasile RG, Orsulak PJ, Schildkraut JJ (1979) Clinical utility of tricyclic antidepressant blood levels: A case report. Am J Psychiatry 136:339–341

Balant-Gorgia AE, Balant LP, Garrone G (1989) High blood concentrations of imipramine or clomipramine and therapeutic failure: A case report study using drug monitoring data. Ther Drug Monit 11:415–420

Baumann P (1990) Apports et limites des dosages plasmatiques d'antidépresseurs. Neuropsy 5:155–164

Baumann P, Jonzier-Perey M (1988) GC and GC-MS procedures for simultaneous phenotyping with dextromethorphan and mephenytoin. Clin Chim Acta 171:211–222

Baumann P, Jonzier-Perey M, Koeb L, Küpfer A, Tinguely D, Schöpf J (1986) Amitriptyline pharmacokinetics and clinical response: II. Metabolic polymorphism assessed by hydroxylation of debrisoquine and mephenytoin. Int Clin Psychopharmacol 1:102–112

Bertilsson L, Mellström B, Sjöqvist F, Martensson B, Asberg M (1981) Slow hydroxylation of nortriptyline and concomitant poor debrisoquine hydroxylation: clinical implications. Lancet i:560–561

Bertilsson L, Åberg-Wistedt A, Gustafsson L, Nordin C (1985) Extremely rapid hydroxylation of debrisoquine: A case report with implication for treatment with nortriptyline and other tricyclic antidepressants. Ther Drug Monit 7:478–480

Bertilsson L, Åberg-Wistedt A, Lidén A, Otani K, Spina E (1988) Alprazolam does not inhibit the metabolism of nortriptyline in depressed patients or inhibit the metabolism of desipramine in human liver microsomes. Ther Drug Monit 10:231–233

Bertilsson L, Henthorn T, Sanz E, Tybring G, Säwe J, Villén T (1989) Importance of genetic factors in the regulation of diazepam metabolism: Relationship to S-mephenytoin, but not debrisoquin, hydroxylation phenotype. Clin Pharmacol Ther 45:348–355

Breyer-Pfaff U, Gaertner HJ (eds) (1987) Antidepressiva. Pharmakologie, therapeutischer Einsatz und Klinik der Depression. Wiss Verl-Ges Stuttgart (Med.-pharmakol. Kompendium, Band 5)

Breyer-Pfaff U, Giedke H, Gaertner HJ, Nill K (1989) Validation of a therapeutic plasma level range in amitriptyline treatment of depression. J Clin Psychopharmacol 9:116–121

Brøsen K, Gram LF (1989) Clinical significance of the sparteine/debrisoquine oxidation polymorphism. Eur J Clin Pharmacol 36:537–547

Clark DWJ (1987) Genetic polymorphisms in drug oxidation: Implications for drug therapy. ISI Atlas Science: Pharmacol:247–279

Conrad CD, Kudler HS (1986) Symptom exacerbation in psychotically depressed adolescents due to high desipramine plasma concentrations. J Clin Psychopharmacol 6:161–164

De Oliveira IR, Do Prado-Lima PAS, Samuel-Lajeunesse B (1989a) Monitoring of tricyclic antidepressant plasma levels and clinical response: a review of the literature. Part I. Psychiatr & Psychobiol 4:43–60

De Oliveira IR, Do Prado-Lima PAS, Samuel-Lajeunesse B (1989b) Monitoring of tricyclic antidepressant plasma levels and clinical response: a review of the literature. Part II. Psychiatr & Psychobiol 4:81–90

Devane CL, Wolin RE, Rovere RA, Panahon NC, Sutfin TA, Jusko WJ (1981) Excessive plasma concentrations of tricyclic antidepressants resulting from usual doses: A report of six cases. J Clin Psychiatry 42:143–147

Dick B, Küpfer A, Molnar J, Braunschweig S, Preisig R (1982) Hydroxylierungsdefekt für Medikamente (Typus Debrisoquin) in einer Stichprobe der Schweizer Bevölkerung. Schweiz Med Wochenschr 112:1061–1067

Eichelbaum M (1988) Genetic polymorphism of sparteine/debrisoquine oxidation. ISI Atlas Science: Pharmacol:243–251

Eichelbaum M, Tomson T, Tybring G, Bertilsson L (1985) Carbamazepine metabolism in man. Induction and pharmacogenetic aspects. Clin Pharmacokin 10:80–90

Eichelbaum M, Baur MP, Dengler HJ, Osikowska-Evers BO, Tieves G, Zekorn C, Rittner C (1987) Chromosomal assignment of human cytochrome P-450 (debrisoquine/sparteine type) to chromosome 22. Br J Clin Pharmac 23:455–458

Fonne-Pfister R, Meyer UA (1988) Xenobiotic and endobiotic inhibitors of cytochrome P-450 db1 function, the target of the debrisoquine/sparteine type polymorphism. Biochem Pharmacol 37:3829–3835

Garvey MJ, Tuason VB, Johnson RA, Valentine RH, Cooper TB (1984) Elevated plasma tricyclic levels with therapeutic doses of imipramine. Am J Psychiatry 141:853–856

Green DO (1978) Clinical importance of doxepin antidepressant plasma levels. J Clin Psychiatry 39:481–482

Hammer WM, Brodie BB (1967) Application of isotope derivative technique to assay of secondary amines: estimation of desipramine by acetylation with H^3-acetic anhydride. J Pharmacol Exp Ther 157:503–508

Horai Y, Ishizaki T (1988) Pharmacogenetics and its clinical implications. Part II. Oxidation polymorphism. Rational Drug Ther 22:1–8

Küpfer A (1985) Genetic differences of drug metabolism in man: polymorphic drug oxidation. In: Siest G (ed) Drug Metabolism. Molecular approaches and pharmacological implications. Pergamon Press, Oxford, S 25–33

Küpfer A, Schmid B, Pfaff G (1986) Pharmacogenetics of dextromethorphan O-demethylation in man. Xenobiotica 16:421–433

Lennard MS, McGourty JC, Silas JH (1988) Lack of relationship between debrisoquine oxidation phenotype and the pharmacokinetics and first dose effect of prazosin. Br J Clin Pharmac 25:276–278

Lewis RV, Lennard MS, Jackson PR, Tucker GT, Ramsay LE, Woods HF (1985) Timolol and atenolol: relationships between oxidation phenotype, pharmacokinetics and pharmacodynamics. Br J Clin Pharmac 19:329–333

Lukey BJ, Jones DR, Wright JH, Hurst HE (1989) Relationships among nortriptyline, 10-OH(E) nortriptyline, and 10-OH (Z)nortriptyline steady-state plasma levels and nortriptyline dosage. Ther Drug Monit 11:221–227

Meador-Woodruff JH, Akil M, Wisner-Carlson R, Grünhaus L (1988) Behavioral and cognitive toxicity related to elevated plasma tricyclic antidepressant levels. J Clin Psychopharmacol 8:28–32

Meyer JW, Woggon B, Küpfer A (1988) Importance of oxidative polymorphism on clinical efficacy and side-effects of imipramine – A retrospective study. Pharmacopsychiat 21:365–366

Nordin C, Bertilsson L, Siwers B (1987) Clinical and biochemical effects during treatment of depression with nortriptyline: The role of 10-hydroxynortriptyline. Clin Pharmacol Ther 42:10–19

Orsulak PJ (1986) Therapeutic monitoring of antidepressant drugs: Current methodology and applications. J Clin Psychiatry 47:39–50

Pedersen OL, Gram LF, Kristensen CB, Møller M, Thayssen P, Bjerre M, Kragh-Sørensen P, Klitgaard NA, Sindrup E, Hole P, Brinkløv M (1982) Overdosage of antidepressants: clinical and pharmaceutical aspects. Eur J Clin Pharmacol 23:513–521

Preskorn SH (1989) Tricyclic antidepressants: The whys and hows of therapeutic drug monitoring. J Clin Psychiatry 50:34–42

Preskorn SH, Dorey RC, Jerkovich GS (1988) Therapeutic drug monitoring of tricyclic antidepressants. Clin Chem 34:822–828

Robinson DS, Cooper TB, Howard D, Corcella J, Albright D (1985) Amitriptyline and hydroxylated metabolite plasma levels in depressed outpatients. J Clin Psychopharmacol 5:83–88

Schneider LS, Cooper TB, Severson JA, Zemplenyl T, Sloane RB (1988) Electrocardiographic changes with nortriptyline and 10-hydroxynortriptyline in elderly depressed outpatients. J Clin Psychopharmacol 8:402–408

Schöpf J, Baumann P, Lemarchand T, Rey M (1989) Treatment of endogenous depressions resistant to tricyclic antidepressants or related drugs by lithium addition. Results of a placebo-controlled double-blind study. Pharmacopsychiat 22:183–187

Skoda RC, Gonzalez FJ, Demierre A, Meyer UA (1988) Two mutant alleles of the human cytochrome P450 db1 gene (P450C2D1) associated with genetically deficient metabolism of debrisoquine and other drugs. Proc Natl Acad Sci USA 85:5240–5243

Steiner E, Dumont E, Spina E, Dahlqvist R (1987) Inhibition of desipramine 2-hydroxylation by quinidine and quinine. Clin Pharmacol Ther 43:577–581

Task Force on the use of laboratory tests in psychiatry (1985) Tricyclic antidepressants – Blood level measurements and clinical outcome: an APA Task Force report. Am J Psychiatry 142:155–162

Woggon B, Bosshart P, Meyer JW, Baumann P (1988) Mögliche Konsequenzen des Debrisoquin-Hydroxylierungsdefektes für die Behandlung mit Psychopharmaka – Zusammenfassung mehrerer Schweizer Untersuchungen. 3. Hans Jörg Weitbrecht-Symposion, Bonn. Gross G, Huber G (Hrsg) Neuere pharmakopsychiatrische und neurochemische Ergebnisse der Psychosenforschung. Tropon, Köln, S 79–86

Diskussion zu Vortrag 7

Dr. E. Fähndrich
Es ist sicher nicht unerheblich, ob man die Plasmaspiegel von freiem oder eiweißgebundenem Antidepressivum betrachtet. Könnten Sie bitte die Bedeutung des Verhältnisses von freiem zu plasmagebundenem Anteil noch einmal kurz erläutern? Oder sind die interindividuellen Schwankungsbreiten zu groß, um daraus zuverlässige Aussagen abzuleiten?

Dr. P. Baumann
Trizyklische Antidepressiva sind etwa zu 90 bis 95 Prozent an Plasmaeiweiße gebunden, nur 5 bis 10 Prozent sind in freier Form vorhanden. Verschiedene Arbeitsgruppen, auch wir, haben untersucht, ob die Bestimmung der freien Konzentration sinnvoll ist. Es gibt keine sicheren Hinweise dafür, daß dies der Fall ist. Darüberhinaus ist es methodisch auch relativ kompliziert, so daß die routinemäßige Bestimmung der Plasmaspiegel von freiem Antidepressivum im Moment nicht gerechtfertigt erscheint.

Prof. Dr. H. Helmchen
Zeigten die Patienten mit zu hohem Serumspiegel klinisch Nebenwirkungen?

Dr. P. Baumann
Die meisten dieser Patienten zeigten Nebenwirkungen, darin lag auch ein maßgeblicher Grund für die Nonresponse.

Dr. I. M. Wolpert
Ist für den Metabolismus von Antidepressiva eine zirkadiane Abhängigkeit bekannt? Hängen die Plasmaspiegelhöhen möglicherweise auch vom Zeitpunkt der Blutabnahme ab. Das wäre ja für die Standardisierung von Bedeutung. Wenn die Bestimmung der Serumkonzentrationen so wenig aussagefähig ist, gibt es dann klinische Parameter, die einen zuverlässigeren Hinweis darauf geben, wie weit die Plasmaspiegel über dem therapeutischen Fenster liegen?

Dr. P. Baumann
Natürlich wird man die Dosis reduzieren, wenn deutliche Nebenwirkungszeichen auftreten. Nach unserer Erfahrung kommt es aber immer wieder vor, daß schon nach einer geringen Dosis am ersten Tag sehr starke Nebenwirkungen auftreten, obwohl die Kontrolle der Plasmaspiegel erwartungsgemäß sehr niedrige Werte ergibt. Steigert man dann in solchen Fällen die Dosierung, dann verschwinden die Nebenwirkungen nicht selten. Ich glaube, man sollte die Plasmaspiegelbestim-

mung als zusätzliches Werkzeug betrachten, als einen von mehreren Parametern, die uns helfen, ein möglichst objektives Bild der tatsächlichen Situation zu erhalten.

Zur Chronopharmakologie von Antidepressiva gibt es zu wenige Untersuchungen, um bereits eindeutige Schlüsse zu ziehen. Antidepressiva haben eine verhältnismäßig lange Halbwertszeit, üblicherweise zwischen zehn und dreißig Stunden, bei „langsamen Metabolisierern" kann die Halbwertszeit sogar einige Tage betragen. Deswegen spielen chronopharmakologische Aspekte keine so erhebliche Rolle. Der hohe interindividuelle Unterschied in den Plasmaspiegeln ist auf die unterschiedliche Metabolisierung durch Cytochrom P450 zurückzuführen. Dazu sind mir keine chronobiologischen Untersuchungen bekannt.

N. N.
Als frei niedergelassener Psychiater bevorzuge ich die retardierte Galenik, weil sich damit bei abendlicher Gabe bis zum nächsten Morgen ausreichende Plasmaspiegel erzielen lassen. Ich habe den Eindruck, daß Retardpräparate hier Vorteile bringen.

Dr. P. Baumann
Das ist durchaus möglich. Wir haben alle unsere pharmakokinetischen Untersuchungen mit einer einmaligen Gabe von beispielsweise 150 mg Amitriptylin durchgeführt, allerdings handelte es sich dabei nicht um ein Retardpräparat.

Prof. Dr. B. Woggon
Ich glaube, das sogenannte therapeutische Fenster ist eine recht simplifizierende Modellvorstellung, denn es gibt ja auch Patienten, die sehr hohe Plasmaspiegel aufweisen und dabei keine Nebenwirkungen zeigen, und bei denen nach Dosisreduktion in den normalen Fensterbereich hinein die Wirkung verschwindet.

Zur Bedeutsamkeit des erwähnten Polymorphismus gibt es Beispiele aus der Literatur, beispielsweise die Arbeit von Garvey, die sehr klar zeigen, daß „langsame Metabolisierer" sehr hohe Imipramin- und Desipraminspiegel aufweisen und bei guter klinischer Response keinerlei Nebenwirkungen zeigen. Sobald man die Dosis senkte, verschwand auch die Response. Vielleicht unterscheiden sich die Substanzen in dieser Hinsicht.

Dr. P. Baumann
Man kann bisher lediglich sagen, daß die Plasmaspiegelbestimmung möglicherweise nützlich ist.

8 Dosiserhöhung, Titration eines optimalen Wirkspiegels und Infusionstherapie als effiziente Möglichkeiten der Behandlung therapieresistenter Depressionen mit Antidepressiva

G. LAUX

Auch nach über 30jähriger Anwendung von Antidepressiva in Klinik und Praxis muß die Frage nach der adäquaten, optimalen Dosierung dieser Substanzen offen bleiben. Für trizyklische Antidepressiva werden 75–150 mg pro Tag als durchschnittliche Erwachsenendosis angegeben, in den USA liegen die Dosis-Empfehlungen deutlich höher (Tabelle 1). Demgegenüber finden sich in Nervenarztpraxen erstaunlich niedrige durchschnittliche Tagesdosierungen und Dosisempfehlungen für die ambulante Behandlung (Tabelle 2a, b). Basierend auf den Ergebnissen einer internationalen WHO-Studie (1986) läßt sich die in Abb. 1 wiedergegebene hypothetische Dosis-Response-Kurve aufstellen.

Die Möglichkeit der Plasmakonzentrationsbestimmung von Antidepressiva eröffnete die gezielte Erforschung der Beziehung zwischen Plasmakonzentration und therapeutischer Wirksamkeit. Die für die klinische Pharmakokinetik relevanten Einflußfaktoren sind in Tabelle 3 wiedergegeben. Wichtige Befunde des Drug-Monitoring einiger Antidepressiva sind in Tabelle 4 dargestellt, Literaturübersichten finden sich im APA Task Force Report (1985) sowie bei Guthrie et al. (1987). Die Befunde sind zum Teil außerordentlich widersprüchlich, die interindividuelle Varianz der Antidepressiva-Plasmakonzentrationen ist sehr groß. Schematisch lassen sich die Ergebnisse kontrollierter Studien zur Beziehung zwischen Plasmaspiegel und der Wirkung trizyklischer Antidepressiva wie folgt darstellen (Abb. 2).

Tabelle 1. Dosierung von Antidepressiva beim Erwachsenen[a]

	Einzeldosis (mg/Tag)	Durchschnittliche Tagesdosis (mg/Tag)	Vermuteter therapeutischer Plasmaspiegel (ng/ml)
Imipramin	50	50–300	200–300[b]
Amitriptylin	50	50–300	150–250[b,c]
Desipramin	50	50–300	150–300[c]
Nortriptylin	25	30–100	50–150[c]
Protriptylin	10	50–60	70–240[c]
Maprotilin	50	50–250	–[c]
Doxepin	50	50–300	110–250[b,c]
Trazodon	50	150–400	–[c]

[a] Modifiziert nach Cole u. Schatzberg (1983), Brotman et al. (1987)
[b] Substanz und Metabolite
[c] Daten unvollständig

Tropon-Symposium V
Therapieresistenz unter Antidepressiva-Behandlung
Hrsg. H.-J. Möller
© Springer-Verlag Berlin Heidelberg 1990

Tabelle 2a. Durchschnittliche Tagesdosis verschiedener Antidepressiva

	Mittlere mg/Tag	1 – 50 mg	51 – 100 mg	101 – 300 mg	n
Amitriptylin	48	67%	26%	7%	78
Maprotilin	72	39%	52%	8%	23
Clomipramin	53	80%	10%	10%	10
		1 – 30 mg	31 – 60 mg	61 – 90 mg	
Mianserin	41	33%	60%	7%	27
		1 – 50 mg	51 – 75 mg	76 – 100 mg	
Nomifensin	66	55%	27%	18%	11
		1 – 20 mg	121 – 240 mg	241 – 480 mg	
Dibenzepin	280	33%	33%	33%	9

Tabelle 2b. Dosisempfehlungen niedergelassener Nervenärzte für Amitriptylin in Praxis und Klinik (nach Linden 1987)

	Ambulante Behandlung mg/Tag	Stationäre Behandlung mg/Tag
Niedrige Dosis	60,0 (s = 34,3)	136,5 (s = 51,7)
Mittlere Dosis	79,8 (s = 30,0)	155,7 (s = 45,0)
Hohe Dosis	100,0 (s = 36,8)	182,7 (s = 48,3)

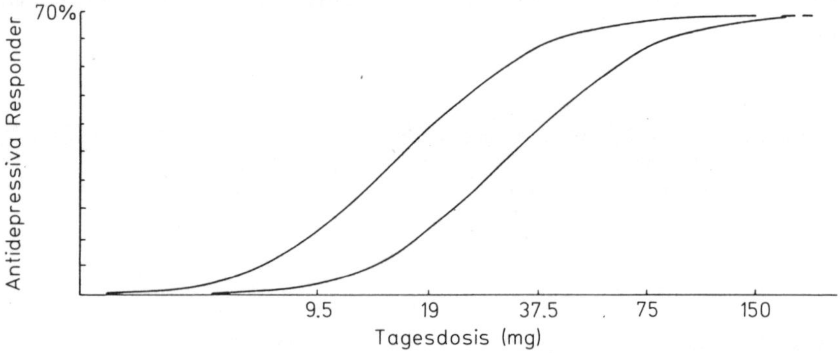

Abb. 1. Hypothetische Antidepressiva Dosis-Response-Kurve (nach WHO-Studie 1986)

Bei Amitriptylin und Nortriptylin läßt sich in den meisten Untersuchungen eine kurvilineare Beziehung aufstellen, d. h. optimale Wirkung in einem mittleren Dosisbereich („Therapeutisches Fenster"), für Imipramin scheint eine therapeutische Wirkschwelle von über 200 ng/ml zu bestehen. Aufgrund zahlreicher methodischer Probleme kann die Frage nach dem optimalen Wirkspiegel von Antidepressiva bislang nicht beantwortet werden (Tabelle 5).

Tabelle 3. Dosierung/Klin. Pharmakokinetik: Einflußfaktoren

• Pharmakon:	Applikationsart Orale Bioverfügbarkeit Metabolisierung
• Patientenvariablen:	Alter Geschlecht Konstitution Gewicht/Ernährung Morbus
• Interaktionen (Medikamente, Nahrungsmittel)	
• Pharmakogenetik	
• Chronopharmakologie	

Tabelle 4. Drug monitoring: Antidepressiva-Plasmaspiegel und klinische Wirkung

Amitriptylin (AMI)
- Keine Korrelation (Click et al. 1982; Hanin et al. 1985; Kocsis et al. 1986; Robinson et al. 1979, Rowan et al. 1984)
- „Therapeutischer Fenster" AMI 50 – 100 ng/ml (Moyes et al. 1980)
  AMI + NOR ca. 60 – 200 ng/ml (Braithwaite et al. 1972; Breyer-Pfaff et al. 1982; Montgomery et al. 1979;, Moyes et al. 1980; Vandel et al. 1978)
- Responder > 200 ng/ml AMI + NOR (Kupfer et al. 1978)
- Hohe Korrelation CSF/Plasma (Hanin et al. 1985)

Clomipramin (CLO)
- Keine Korrelation (Linnoila et al. 1980; Moyes et al. 1980)
- Korrelation mit CLO (i.v. und oral)
  > 90 ng/ml (Reisby et al. 1979)
- Korrelation mit DMC (Broadhurst et al. 1977; Della Corte et al. 1979; Traskman et al. 1979)
  7. bzw. 21. Infusionstag (Müller-Oerlinghausen u. Fähndrich 1985, 1989)
- Korrelation mit CLO + DMC
  > 160 ng/ml (Faravelli et al. 1982)

Doxepin (DOX)
- Keine Korrelation mit DOX oder totalem DOX (Brunswick et al. 1983)
- Responder höhere totale DOX-Konzentrationen (Linnoila et al. 1980)
  > 110 ng/ml (Friedel u. Raskind 1975)
- „Therapeutisches Fenster" für totales DOX 125 – 150 ng/ml (Ward et al. 1982)

Imipramin (IMI)
- Keine Korrelation (Kocsis et al. 1986)
- Responder > 220 bzw. 240 ng/ml IMI + DIMI (Glassman et al. 1977; Peselow et al. 1983; Simpson et al. 1982)
- Hohe Korrelation CSF/Plasma (Muscettola et al. 1978)

Maprotilin
- Keine Korrelation (Müller-Oerlinghausen u. Fähndrich 1985; Norman et al. 1983)
- Kurvilineare Beziehung (i.v., Altersdepr.) (Bergener et al. 1984)

Nortriptylin
- „Therapeutisches Fenster" ca. 50 – 150 ng/ml (Asberg et al. 1971; Kragh-Sørensen et al. 1976; Montgomery et al. 1978)

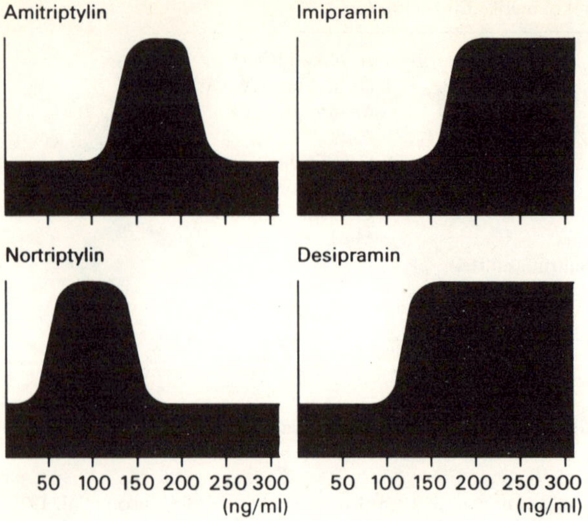

Abb. 2. Schematische Darstellung zur Beziehung zwischen Plasmaspiegel und klinischer Wirkung trizyklischer Antidepressiva

Tabelle 5. Probleme des Drug-monitoring

- Probengewinnung (Blutabnahme, Röhrchen, Transport)
- Analysemethodik
- Relevanz von Metaboliten unklar
- Inhomogene Patientengruppen
- Placebo-/Spontan-Remissionen
- Kleine Fallzahlen – Kostenfaktor
- Variable Dosierungen
- Compliance-Kontrolle (outpatients)
- Fehlender pharmakogenetischer Status

Auch die durchgeführten klinischen Vergleichsstudien hohe versus niedrige Dosierung erbrachten keine eindeutigen Ergebnisse: Corona et al. (1977) beschrieben bei depressiven Patientinnen unter 50 mg Amitriptylin i. m. höhere Response-Raten als unter 100 bzw. 150 mg. Die gleiche Autorengruppe konnte allerdings eine deutliche Diagnoseabhängigkeit aufzeigen; bei depressiven Neurosen und Involutionsmelancholien wurden die besten Behandlungserfolge bei einer Dosierung von 50 mg erzielt, bei manisch-depressiven Psychosen erst bei einer Dosierung von 150 mg pro Tag (Corona et al. 1980). Andere Autoren beschrieben, daß viele Patienten inadäquate Dosen von Antidepressiva erhalten (Schatzberg et al. 1983). Quitkin (1985) konstatiert, daß 30% – 80% sog. therapieresistenter Patienten unterdosiert seien und 50% unter adäquater Dosis respondierten. Keller et al. (1982) fanden, daß nur 12% der erfolglos behandelten Patienten mit „major depressive disorder“ eine tägliche trizyklische Antidepressiva-Mindestdosis von 150 mg erhalten hatten. Simpson et al. (1976) beschrieben bei hospitalisierten Depressiven eine deutliche Überlegenheit einer Tagesdosis von 300 mg Imipramin gegenüber 150 mg. In einer weiteren Studie zeigten die Autoren, daß fast die Hälfte der mit 200 mg Imipramin pro die behandelten Patienten keine suffizienten Plas-

Tabelle 6. Drug-monitoring: Antidepressiva-Non-Responder

24 J. w	200 mg Doxepin	39 ng/ml	▼	Unipol. Depr.
	300 mg	54 ng/ml		
30 J. m	75 mg Doxepin	27 ng/ml	▼	Schizoaff. Ps.
50 J. w	150 mg Doxepin	39 ng/ml	▼	Bipol. Depr.
	200 mg	48 ng/ml		
41 J. m	200 mg Amitriptylin	86 ng/ml A	▼	
		68 ng/ml N		
28 J. m	300 mg Amitriptylin	100 ng/ml		Bipol. Depr.
47 J. w	180 mg Amitr.-	31 ng/ml A	▼	Unipol. Depr.
	N-oxid	50 ng/ml N	▼	
51 J. w	200 mg Amitriptylin	25 ng/ml	▼	Bipol. Depr.
21 J. w	175 mg Amitriptylin	176 ng/ml		Neurot. Depr.
Therap. Bereich	Doxepin 100–250 ng/ml			
	Amitriptylin 100–250 ng/ml			
	Nortriptylin 50–150 ng/ml			

Tabelle 7. Indikationen für Plasmaspiegel-Bestimmung

- „Non-Responder"
- Verdacht auf Non-Compliance
- Gravierende/unerwartete Nebenwirkungen (Kumulation, „poor metabolizer")

maspiegel aufwiesen (Simpson et al. 1982). Erste eigene Befunde ergaben ebenfalls, daß 6 von 8 Antidepressiva-Nonrespondern keine Plasmakonzentrationen im therapeutischen Bereich aufwiesen (Tabelle 6). Die internationale WHO-Vergleichsstudie Antidepressiva-Niedrigdosierung (75 mg) versus Hochdosierung (150 mg) (WHO 1986) ergab insgesamt keine signifikanten Unterschiede, jedoch Zentrumseffekte mit Tendenz zur Überlegenheit der höheren Dosierung. Gleichzeitig muß berücksichtigt werden, daß in der Niedrigdosisgruppe mehr Benzodiazepine verabreicht wurden. Diese Befunde werden limitiert durch erhebliche methodologische Probleme wie inhomogene Ein-/Ausschlußkriterien, unterschiedliche Diagnosesysteme sowie differente spezifische Lebensbedingungen.

Für die Praxis lassen sich folgende Indikationen für eine Plasmaspiegel-Bestimmung aufstellen (Tabelle 7).

Neben mangelnder Compliance, unzureichender medikamentöser Behandlung (Unterdosierung, zu kurze Therapiedauer) müssen diagnostische Besonderheiten als mögliche Gründe für eine Pseudo-Therapieresistenz angeführt werden. So sind bei pharmakogenen und somatogenen Depressionen, schizoaffektiven Psychosen sowie depressiven Persönlichkeitsstörungen primär andere Behandlungsstrategien indiziert.

Unter den Behandlungsmöglichkeiten bei sog. therapieresistenten Depressionen hat die antidepressive Infusionstherapie (ADI) in den letzten Jahren breitere Anwendung gefunden (Kielholz u. Adams 1982, 1984; Laux 1982, 1986, 1987). Die möglichen Vorteile dieses Therapieverfahrens sind in Tabelle 8 zusammengefaßt.

Tabelle 8. Mögliche Vorteile einer antidepressiven Infusionstherapie

1. Pharmakokinetisch: Resorption, Verteilung; Wirkung der Muttersubstanz
2. Compliance (sichere Applikation)
3. Rascherer Wirkungseintritt, geringere Nebenwirkungen
4. Psychologisch: Infusions-Setting

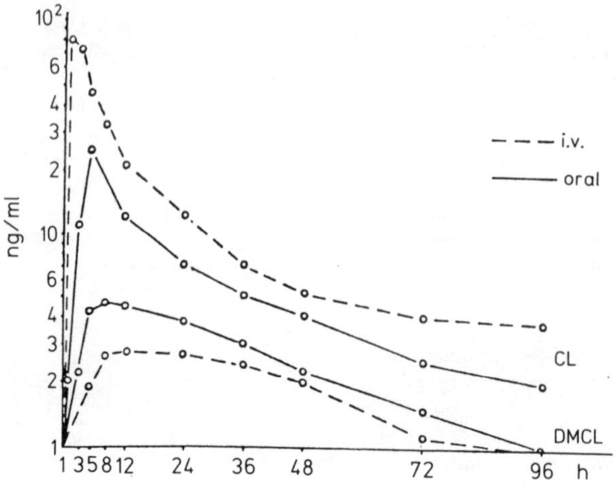

Abb. 3. Plasmaspiegel von Clomipramin (CL) und Desmethylclomipramin (DMCL) nach i.v. bzw. oraler Applikation (nach Evans et al. 1980)

Einer berichteten hohen Erfolgsquote der ADI in offenen Studien (Kielholz u. Adams 1982, 1984) stehen die Ergebnisse kontrollierter Vergleichsstudien gegenüber, die in Tabelle 9 zusammenfassend dargestellt sind.

Die Mehrzahl der insgesamt erstaunlich wenigen kontrollierten Studien weist erhebliche methodische Mängel auf. So besteht z. B. in der Studie von Escobar (1973) keine Gruppengleichheit, in der Studie von Faravelli (1982, 1983) werden erst nach 3wöchiger Behandlungsdauer adäquate Dosen erreicht, bei den Studien mit Maprotilin gilt es zu berücksichtigen, daß diese Substanz eine praktisch 100%ige orale Bioverfügbarkeit aufweist. Pharmakokinetische Untersuchungen konnten im Falle von Clomipramin und Doxepin belegen, daß mittels ADI höhere Plasmakonzentrationen erreicht werden (Evans et al. 1980; Jungkunz et al. 1984; Laux et al. 1989; Abb. 3 und 4). Müller-Oerlinghausen (1984) fand unter 150 mg Maprotilin per os (3fach fraktionierte Tagesdosis) im Vergleich zur dosisäquivalenten Infusion signifikant höhere Serumkonzentrationen mit zusätzlichen Geschlechtsdifferenzen sowie signifikant höhere Desmethylclomipraminspiegel und einen höheren Demethylierungsquotienten unter peroraler Medikation. Die klinische Relevanz der unterschiedlichen Pharmakokinetik läßt sich bislang nicht eindeutig beurteilen. Offenbar ist es möglich, durch die parenterale Applikation trotz niedrigerer Dosis bei trizyklischen Antidepressiva höhere Plasmakonzentrationen der Muttersubstanz zu erzielen. Dies könnte eine rationale Erklärung für die beschriebene niedrigere Nebenwirkungs-Inzidenz unter ADI sein (Tabelle 10). Damit im Zusammenhang stehen könnte auch der durch neuere kontrollierte Studien belegte raschere Wirkungseintritt bei der intravenösen Applikation von Clomipramin bzw. Doxepin (Pollock et al. 1986; Laux et al. 1989; Abb. 5 und 6).

Tabelle 9. Kontrollierte Vergleichsstudien Antidepressiva per infusionem vs. oral

Autor(en)	Substanz	N, diagn. Verteilung	Geschlecht Alter	Dosierung pro die	Infusions-dauer	Umstellungs-modus	Ergebnisse Wirkungseintritt	Abbrüche/ gravierende Nebenwirkungen
Escobar et al. (1973)	CLO	N = 31 19 endog. D. 12 reakt. D. i.v. 6 endog. D. 8 reakt. D. oral 13 endog. D. 4 reakt. D.	x̄ = 43 J. 9 w 5 m 9 w 8 m	i.v.: 25 – 150 mg + Placebo oral: Plac.-Inf. + 75 – 300 mg oral	10 Tage	ab 11. Tag alle 75 – 300 mg	nach 10 Tagen: i.v. = oral BPRS, HAMD, CGI i.v. > oral MMPI oral > i.v. SSRS, SDS Beginn der Besserung i.v.: 4. Tag oral: 5. Tag	NW häufiger in der i.v. Gruppe
Houdiard (1979)	CLO	N = 34 psychog. D i.v.: 19 oral: 15	34 w 23 – 77 J.	25 mg	14 Tage		i.v. = oral	1 Abbruch (Hypotonie)
Hordern et al. (1979)	CLO	N = 35 endog. D. i.v.: 20 oral: 15	20 – 70 J.	i.v. 150 mg oral 150 mg	4 Inf./ Woche über 4 Wochen		i.v. = oral	4 Abbrüche (Hypotonie) 2 i.v., 2 oral
Faravelli et al. (1983)	CLO	N = 40 i.v.: 20 oral: 20	13 w 7 m x̄ = 56,3 J. 13 w 7 m x̄ = 58,2 J.	25 – 150 mg	4 Wochen		i.v. = oral	i.v.: 2 Abbrüche (Arrhythmie, Thrombophlebit.) oral: 1 Abbruch (Verwirrtheits-zustand)

Tabelle 9 (Fortsetzung)

Autor(en)	Substanz	N, diagn. Verteilung	Geschlecht Alter	Dosierung pro die	Infusions-dauer	Umstellungs-modus	Ergebnisse Wirkungseintritt	Abbrüche/ gravierende Nebenwirkungen
Jungkunz et al. (1984)	CLO	N = 21 endog. D. i.v.: 11 oral: 10	13 w 8 m $\bar{x}$ = 43,4 J.	50 – 150 mg i.v. (150 mg oral)	14 Tage	direkt	sehr gut/gut i.v. 27,2%/or. 80% mäßig i.v. 27,2%/or. 0% kein Erfolg i.v. 45,6%/or. 20% Wirkungseintritt i.d. 2. Woche oral wirkt schneller als i.v.	i.v.: 1 Abbruch (Auftreten von wahnhaften Denkinhalten) oral: 2 Abbrüche (Kreislaufkrise, Eigenabbruch durch Patienten)
Bergener et al. (1984)	MAP	N = 28 Depr. bei Alterspat.	$\bar{x}$ = 66 J.	75 – 112,5 mg	14 Tage	direkt	Abnahme in HAMD i.v. oral Tag 7 50% 30% Tag 14 60% 50%	
Kissling et al. (1985)	MAP	N = 22 17 endog. D. 4 neurot. D. i.v.: 11 oral: 11 (9)	i.v.: $\bar{x}$ = 47,1 J. m : w = 2,9 oral: $\bar{x}$ = 42,5 J. m : w = 6,5	150 mg (vs. 150 mg oral)	7 Tage	direkt; 150 mg oral	oral > i.v. sehr gut/gut oral i.v. 63,6% 44,4%	2 Abbrüche (Hypomanie, Entlassung) in der oral beh. Gruppe
Ohayon u. Poinso (1985)	VLX	N = 74 i.v.: 39 oral: 35 35 endog. D. 39 neurot. D.	57 w 17 m 18 – 65 J.	300 – 400 mg i.v. 400 – 600 mg oral	10 Tage	direkt	i.v. = oral Wirkungseintritt 4. Tag 60% sehr gut	

Laux et al. (1983)	doppelblind (5 T.) MAP vs. CLO vs. MAP + CLO	N = 90 therapieresist. D. (65% endog. Typus)	MAP: 72% w $\bar{x}$ = 46,4 J. CLO: 69% w. $\bar{x}$ = 47,5 J. MAP + CLO: 69% w $\bar{x}$ = 46,5 J.	75 – 175 mg	10 Tage	1 : 1	CLO: 89% sehr gut/gut MAP: 59% sehr gut/gut CLO + MAP: 63% sehr gut/gut Wirkungseintritt: Median 5. Tag; innerh. d. 5. Inf. Tage: 69% CLO, 58% MAP, 46% CLO + MAP	CLO: Unruhe, Tremor (5×) (2×) zerebr. Anfall (1×) MAP: Miktionsst. (1×) Dysarthrie (1×) CLO + MAP: Erbrechen (2×) Herzsensat. (1×) Sehstörung (1×)
Laux et al. (1989)	DOX	N = 45 endog. D. „orale Non-Responder“	29 w 16 m $\bar{x}$ = 49,3 J.	i.v. 50 – 100 mg oral 75 – 150 mg	8 Tage	direkt 1 : 1,5	Abschluß-Rating i.v. = oral i.v.: höhere Plasmaspiegel und rascherer Wirkungseintritt	2 Abbrüche i.v. 4 Abbrüche oral

D, Depression; m, männlich; w, weiblich; J, Jahre; $\bar{x}$, Mittelwert, = gleich wirksam, >, signifikant überlegen; BPRS, Brief Psychiatric Rating Scale; HAMD, Hamilton Depression Scale; SDS, Self-rating Depression Scale (Zung); CGI, Clinical Global Impressions; NW, Nebenwirkungen; MAP, Maprotilin; CLO, Clomipramin; TRA, Trazodon; VLX, Viloxazin; EKT, Elektrokonvulsionstherapie; NL, Neuroleptika; DOX, Doxepin

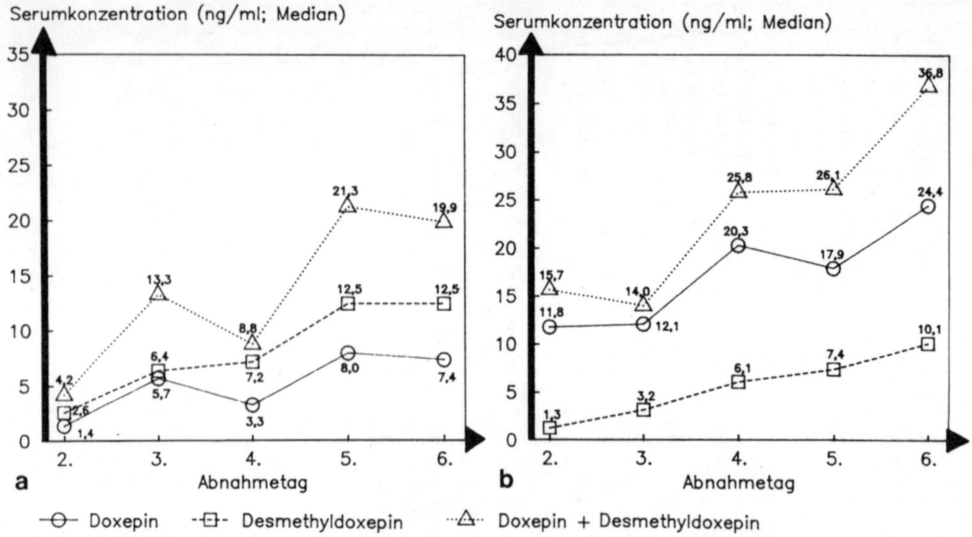

Abb. 4. Plasmaspiegel nach doppelblinder i. v. bzw. per os Applikation von 75 bzw. 100 mg Doxepin pro die bei „therapieresistenten" endogenen Depressionen (nach Laux et al. 1989)

Tabelle 10. Gegenüberstellung der Häufigkeit von Nebenwirkungen unter Behandlung mit Maprotilin per infusionem versus oral

Nebenwirkung	i.v. Infusion Dosis 25 – 150 mg/die n = 289 (%)	Peroral Dosis 75 – 150 mg/die n = 3459 (%)
Mundtrockenheit	8,0	17,0
Orthostatische Hypotonie	8,0	1,5
Schläfrigkeit	4,7	12,5
Schweißausbrüche	3,0	2,3
Schwindelgefühl	5,0	7,3
Schwächegefühl	2,2	5,0
Obstipation	1,9	4,9
Tremor	1,9	5,3
Tachykardie	1,4	4,1

Abschließend ist zu konstatieren, daß bei der Behandlung mit Antidepressiva angesichts der großen interindividuellen Plasmaspiegel-Varianz stets eine Dosistitration zur Erzielung einer individuellen Optimal-Dosis notwendig ist. Als übliches Procedere kann empfohlen werden

- initial niedrig dosieren (vgl. übliche ambulante Tagesdosierungen),
- bei Non-Response und guter Verträglichkeit dann Steigerung auf Äquivalenzdosen von ca. 150–200 mg pro die
- Plasmaspiegelkontrolle im Falle des Nichtansprechens unter dieser Dosierung
- Hydroxylase-Typisierung zur Aufdeckung eines genetischen Polymorphismus bei Auftreten deutlicher Nebenwirkungen insbesondere unter relativ geringer

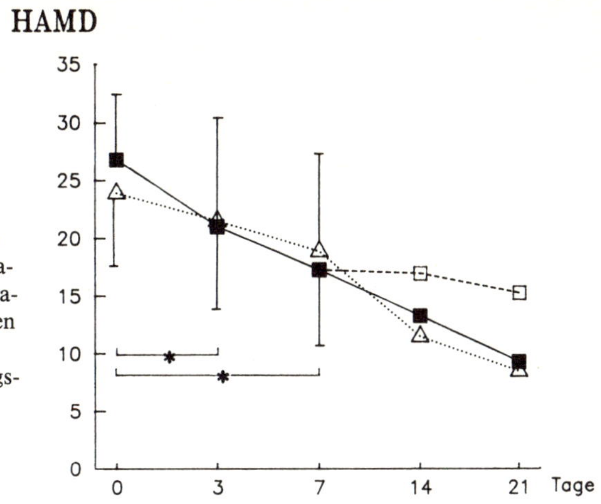

Abb. 5. Wirkungseintritt/Verlauf anhand der Hamilton-Depressions-Skala (HAMD) unter parenteraler versus oraler Behandlung mit Doxepin bei „therapieresistenten" endogenen Depressionen (nach Laux et al. 1989). * $p \leq 0,05$: Unterschied zwischen den Behandlungsgruppen; ···△··· oral (n = 15); —■— parenteral (n = 28; ab Tag 9: n = 15); -□- parenteral/Placebo (ab Tag 9; n = 13)

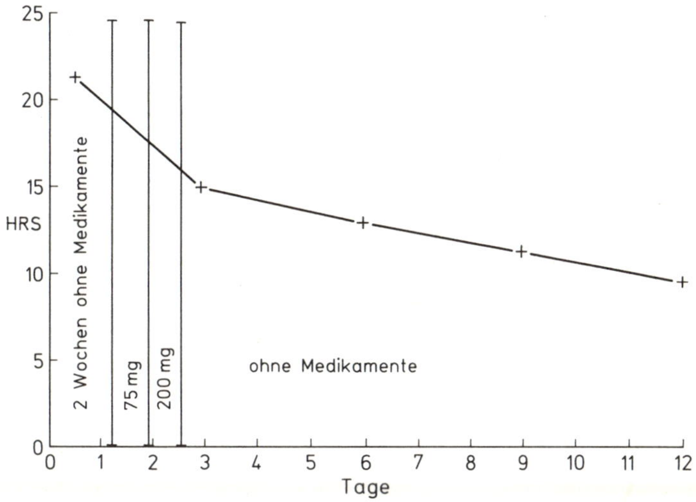

Abb. 6. Hamilton-Depressions-Skalenwerte (HRS) bei 10 endogen Depressiven unter Behandlung mit Clomipramin (CMI) i.v. (Pulse-loading) bzw. NaCl-Infusion (nach Pollock et al. 1986)

Dosis und bei mangelndem Therapieerfolg („poor bzw. extensive Metaboliser" je nach Bedeutung der Metabolite).

Für die praktisch-klinische Anwendung hat sich die Berücksichtigung des Auftretens und der Intensität von Nebenwirkungen als „Dosierungsindikator" bewährt. Bei unsicherer Compliance, ungenügender Resorption sowie aus psychologischen Gründen kann die Anwendung der antidepressiven Infusionstherapie von Nutzen sein.

Literatur

Asberg M, Cronholm B, Sjöqvist F, Tuck D (1971) Relationship between plasma level and therapeutic effect of nortriptyline. Br Med J 3:331–334

Bergener M, Hausberg G, Hesse Ch et al. (1984) Zur Problematik der Therapieforschung in der Gerontopsychiatrie; Anwendung von Maprotilin bei depressiven Zuständen im höheren Lebensalter. In: Kielholz P, Adams C (Hrsg): Tropfinfusionen in der Depressionsbehandlung. Thieme, Stuttgart, pp 76–86

Braithwaite RA (1980) Plasma-protein binding of tricyclic antidepressants. Postgrad Med J 56:107–111

Breyer-Pfaff U, Gaertner HJ, Giedke H (1982) Plasma levels, psychophysiological variables, and clinical response to amitriptyline. Psychiatr Res 6:223–234

Broadhurst AD, James HD, Lella Corte L, Heeley AF (1977) Clomipramine plasma level and clinical response. Postgrad Med J 53:139–145

Brotman AW, Falk WE, Gelenberg AJ (1987) Pharmacologic treatment of acute depressive subtypes. In: Meltzer HY (ed) Psychopharmacology. The third generation of progress. Raven Press, New York, pp 1031–1040

Brunswick FJ, Amsterdam JD, Potter L, Caroff S, Rickels K (1983) Relationship between tricyclic antidepressant plasma levels and clinical response in patients treated with desipramine or doxepin. Acta Psychiatr Scand 67:371–377

Click MA, Zisook S (1982) J Clin Psychiatry 133:28–33

Cole JO, Schatzberg AP (1983) In: Grinspoon L (ed) Psychiatric Update, Vol II. APA Press, Washington

Corona GL, Fengolio L, Pinelli P, Zerbi F (1977) Amitriptyline/Nortriptyline plasma levels and therapeutic response in depressed women. Pharmakopsychiat 10:299–308

Corona GL, Pinelli P, Zerbi F, Fenoglio L, Santagostino G, Frattini P, Cucchi ML (1980) Amitriptyline, Nortriptyline plasma levels and clinical response in women with affective disorders. Pharmakopsychiat 13:102–110

Della Corte L, Broadhurst AD, Sgaragli GP et al. (1979) Clinical response and tricyclic plasma levels during treatment with clomipramine. Br J Psychiat 134:390–400

Escobar JI, Flemenbaum A, Schiele BC (1973) Chlorimipramine – a double-blind comparison of intravenous versus oral administration in depressed patients. Psychopharmacologia 33:111–116

Evans LEJ, Bett JHN, Cox JR et al. (1980) The bioavailability of oral and parenteral chlorimipramine (Anafranil). Prog Neuro-Psychopharmacol 4:293–302

Faravelli C, Ballerini A, Broadhurst AD, Das M (1982) Relevance of plasma levels during clomipramine treatment of primary depression. J Affect Disord 4:163–165

Faravelli C, Broadhurst AD, Ambonetti A, Ballerni A, De Biase L (1983) Double-blind trial with oral versus intravenous clomipramine in primary depression. Biol Psychiat 18:695–706

Friedel RO, Raskind MA (1975) Relationship of blood levels of Sinequan to clinical effects in the treatment of depression in aged patients. In: Mendels J (ed) Sinequan ICS Vol 385. Excerpta Medica, New York, pp 51–53

Gastpar M (1984) Efficacy and tolerability of dibenzepine administered by intravenous drip infusion to severely depressed patients. Neuropsychobiology 11:44–48

Glassman AH, Perel JM, Shostak M, Kantor SJ, Fleiss JL (1977) Clinical implications of imipramine plasma levels for depressive illness. Arch Gen Psychiatry 34:197–204

Guthrie S, Lane EA, Linnoila M (1987) Monitoring of plasma drug concentrations in clinical psychopharmacology. In: Meltzer HY (ed) Psychopharmacology. The third generation of progress. Raven Press, New York, pp 1325–1338

Hanin I, Koslow SH, Kocsis JH, Bowden CL, Brunswick D, Frazer A, Carl J, Robins E (1985) Cerebrospinal fluid levels of amitriptyline, nortriptyline, imipramine and desmethylimipramine. Relationship to plasma levels and treatment outcome. J Affect Disord 9:69–78

Hordern A, Seldrup J, Bartrop R et al. (1979) Intravenous clomipramine. Any real advantage? J Pharmacother: 115–121

Houdiard C (1979) Antidepresseur ou utilisation de la methode du double aveugle pour comparer les effets de l'administration par perfusion veineuse de la clomipramine et d'un placebo. Thesis Dijon

Jungkunz G, Kuss HJ, Dieterle D (1984) Vergleich der Infusionsbehandlung mit der peroralen Applikation von Clomipramin bei endogen depressiven Patienten – Eine Doppelblindstudie mit Plasmaspiegelbestimmungen. In: Kielholz P, Adams C (Hrsg) Tropfinfusionen in der Depressionsbehandlung. Thieme, Stuttgart, pp 38–48

Keller MC, Klerman GL, Lavori PW, Fawcett JA, Coryell W, Endicott J (1982) Treatment received by depressed patients. JAMA 248:1848–1855

Kielholz P, Adams C (Hrsg) (1984) Tropfinfusionen in der Depressionsbehandlung. Thieme, Stuttgart

Kissling W, Möller HJ, Lauter H et al. (1985) Double-blind comparison of intravenous versus oral maprotiline. Antidepressant activity, plasma levels, side-effects. Pharmacopsychiat 15:96–97

Kocsis JH, Hanin I, Bowden C, Brunswick D (1986) Imipramine and Amitriptyline plasma concentrations and clinical response in major depression. Br J Psychiatry 148:52–57

Kragh-Sørensen P, Hansen CE, Baastrup PC, Hvidberg EF (1976) Self-inhibiting action or nortriptylin's antidepressive effect at high plasma levels. A randomized, double-blind study controlled by plasma concentrations in patients with endogenous depression. Psychopharmacol 45:305–312

Kupfer DJ, Hanin I, Spiker DG, Grau T, Coble P (1977) Clin Pharmacol Ther 22:904–911

Laux G (1983) Drip infusion therapy with Clomipramine and Maprotiline or the combination of both preparations. Vortrag VII. Weltkongreß für Psychiatrie, Wien, Abstract No F 643

Laux G (1987) Infusionstherapie bei Depressionen 2. Aufl. Hippokrates, Stuttgart

Laux G, König W, Lesch KP, Stein A (1989) Intravenöse versus orale Behandlung endogen depressiver Patienten mit Doxepin – eine Doppelblindstudie mit Plasmaspiegelbestimmungen. Wien Med Wschr 139:525–529

Linden M (1987) Phase-IV-Forschung. Antidepressiva in der Nervenarztpraxis. Springer, Heidelberg

Linnoila M, Seppala T, Mauri JM, Vihko R, Pakarinen A, Skinner T (1980) Clomipramine and doxepin in depressive neurosis. Arch Gen Psychiatry 37:1295–1299

Montgomery SA, Dawling S, Braithwaite RA et al. (1980) Plasma concentration of clomipramine and desmethylclomipramine and clinical response in depressed patients. Postgrad Med J Suppl 56:130–131

Moyes ICA, Ray RL, Moyes RB (1980) Postgrad Med J 56 Suppl 1:127–129

Müller-Oerlinghausen B, Fähndrich E (1985) The relationship between pharmacokinetic data and the clinical response in patients treated with maprotiline or clomipramine by intravenous infusion. Pharmacopsychiat 18:100–101

Muscettola G, Goodwin FK, Potter WZ, Claeys MM, Markey SP (1976) Imipramine and desipramine in plasma and spinal fluid. Arch Gen Psychiatry 35:621–625

Norman TR, Burrows GD, Maguire KP, McIntyre IM, Scoggins BA (1983) Maprotiline in affective illness. Plasma concentration and clinical response. J Affect Disord 5:147–154

Ohayon M, Poinso Y (1985) Des conclusions surprenantes d'une etude en double insu viloxazine iv/cp. Actualites Psychiat 15:86–95

Peselow ED, Deutsch SI, Fieve RR (1983) Imipramine plasma levels and clinical response in depressed outpatients. Res Commun Psychol Psychiatry 8:75–83

Pollock BG, Perel JM, Shostak M, Antelman SM, Brandom B, Kupfer DJ (1986) Understanding the response lag to tricyclics. I. Application of pulse-loading regimens with intravenous clomipramine. Psychopharmacol Bull 22:214–219

Quitkin FM (1985) The importance of dosage in prescribing antidepressants. Br J Psychiatry 147:593–597

Reisby N, Gram LF, Bech P et al. (1977) Imipramine clinical effects and pharmacokinetic variability. Psychopharmacology 54:263–272

Robinson DS, Cooper TB, Ravaris CL, Ives JO, Nies A, Bartlett D, Lamborn KR (1979) Psychopharmacology 63:223–231

Rowan PR, Paykel ES, Marks V, Mould G, Bhat A (1984) Neuropsychology 12:9–15

Schatzberg AF, Cole IO, Cohen BM, Altesman RI, Sniffin CM (1983) Survey of depressed patients who have failed to respond to treatment. In: Davis IM, Maas IW (eds) The affective disorders. American Psychiatric Press, Washington, pp 73–85

Simpson GM, Lee JH, Cuculica A, Kellner R (1976) Two dosages of imipramine in hospitalised endogenous and neurotic depressives. Arch Gen Psychiatry 33:1093–1102

Simpson GM, White KL, Boyd IL (1982) Relationship between plasma antidepressant levels and clinical outcome from inpatients receiving imipramine. Am J Psychiatry 139:358–366

Task Force on the Use of Laboratory Tests in Psychiatry (1985) Tricyclic antidepressants – blood level measurements and clinical outcome: An APA Task Force Report. Am J Psychiatry 142:155–162

Träskman L, Asberg M, Bertilsson L et al. (1979) Plasma levels of chlorimipramine and its demethyl metabolite during treatment of depression. Clin Pharmacol Ther 27:602–606
Vandel S, Bandel B, Sandoz M, Allers G, Bechtel P, Colmat R (1978) Clinical response and plasma concentration of amitriptyline and its metabolite nortriptyline. Eur J Clin Pharmacol 14:185–190
Ward NG, Bloom VL, Wilson L, Raskind M, Raisys VA (1982) Doxepin plasma levels and therapeutic response in depression. Preliminary findings. J Clin Psychopharmacol 2:126–128
World Health Organization Collaborative Study (1986) Dose effects of antidepressant medication in different populations. J Affect Disord Suppl 2:S1–S40

Diskussion zu Vortrag 8

Dr. S. Sieberns

Sie erwähnten in Ihrem Beitrag, daß die Bioverfügbarkeit von Maprotilin 100 Prozent betrage, also keinem präsystemischen Metabolismus unterliege. In der Literatur wird aber für Maprotilin im allgemeinen eine Bioverfügbarkeit von 60 bis 70 Prozent angegeben.

Dr. A. Delini-Stula

Die Bioverfügbarkeit von Maprotilin liegt in der Tat zwischen 60 und 70 Prozent. Allerdings ist die Pharmakokinetik nach oraler und i.v. Gabe von Maprotilin identisch. Das heißt, die Verteilung und der zeitliche Verlauf der Plasmaspiegel sind praktisch gleich. Die Gleichgewichtskonzentration stellt sich bei oraler und bei intravenöser Therapie zum gleichen Zeitpunkt ein. Natürlich ist nach i.v. Gabe die maximale Plasmakonzentration höher als nach oraler Gabe. Aber allein aus pharmakokinetischer Sicht läßt sich eine Überlegenheit der Infusionstherapie nicht erklären.

Prof. Dr. B. Woggon

Eine solche Überlegenheit ist auch überhaupt nicht erwiesen. Wir haben ja gerade gesehen, daß die intravenöse Therapie nicht besser wirkt. Das mag im Einzelfall einmal zutreffen, wahrscheinlich spielt dabei auch das Setting eine psychologische Rolle. Aber der Kostenunterschied ist einfach zu groß, um dieses Vorgehen zu rechtfertigen. Auch hat mich der angeblich frühere Wirkungseintritt nicht überzeugen können.

PD Dr. G. Laux

Der Unterschied war signifikant auf dem 5-Prozent-Niveau.

Prof. Dr. H.-J. Möller

Auf der Selbstbeurteilungsebene schien der Effekt aber nicht so überzeugend, denn am siebten Tag bestand kein Unterschied mehr.

Prof. Dr. M. Gastpar

Ich muß Herrn Laux unterstützen: Wir haben jetzt gerade die Daten der zweiten Studie, in der das Infusionssetting nochmals verwendet wurde, ausgewertet. Und da gibt es tatsächlich für eine Subgruppe eine hochsignifikante Differenz in der Wirksamkeit. Es ist nicht zu erwarten, daß bei Patienten, die völlig unbehandelt sind, ein großer Unterschied zwischen einer i.v. und oralen Applikation besteht, weil diese Patienten ohnehin gut reagieren, was auch immer man ihnen gibt. Auch die Unterschiede zwischen den Präparaten werden bei der ersten Anwendung nicht sehr groß sein.

Prof. Dr. H.-J. Möller
Welche Subgruppe ist das?

Prof. Dr. M. Gastpar
Die Subgruppe der therapieresistenten Patienten nach ihrer Definition. Wir können klar zeigen, daß in dieser Gruppe der Effekt einer elftägigen Infusionsbehandlung im Vergleich zur oralen Therapie tatsächlich statistisch signifikant besser ist. Auch den früheren Wirkungseintritt konnten wir in dieser Studie demonstrieren, nach drei Tagen hochsignifikant, nach fünf und sieben Tagen dann nur noch mit einem p von etwa 0,08.

Dr. A. Delini-Stula
Ich glaube, wir reden im Grunde von zwei verschiedenen Patientenpopulationen. Frau Woggon hat schwer depressive, hospitalisierte Patienten geschildert, die meistens gegen mindestens eine vorhergehende Therapie resistent waren. Diese Patienten brauchen unter Umständen hohe Dosen, um zu reagieren. Herr Laux dagegen hat von ambulanten Patienten gesprochen. Ich glaube, das ist doch ein ganz anderes Patientengut.

Dr. G. Laux
Genau das war der Sinn meiner Aussage. Ich wollte zeigen, daß hier tatsächlich ganz extreme Populationsunterschiede bestehen. Wir können nicht davon ausgehen, daß niedergelassene Nervenärzte ihre Patienten schlecht behandeln. Auch wir als Kliniker machen ja die Erfahrung, daß ein erheblicher Teil der ambulanten Patienten, die wir sehen, bei erstaunlich niedrigen Dosen respondiert. Umgekehrt aber brauchen hospitalisierte Patienten eben zum Teil sehr hohe Dosen. Auch das zeigen unsere Befunde.

Dr. S. Sieberns
In diesem Zusammenhang möchte ich an den Göteborger Kongreß im Juni dieses Jahres erinnern. Dort hat Paykel das gleiche Thema in seinem Beitrag abgehandelt. In der Diskussion haben Herr Gastpar und Herr Müller-Oerlinghausen die niedrige Dosierung in der WHO-Studie und der Berliner Studie zur Sprache gebracht. Paykel bezeichnete die in diesen Studien beobachteten Effekte als klare Plazebowirkung.

9 Lithium als Möglichkeit der Akutbehandlung therapierefraktärer Depressionen

M. SCHOU

9.1 Einleitung

Vielleicht sollte ich einleitend betonen, daß ich keine persönliche Erfahrung mit der Anwendung von Lithium bei therapieresistenten Depressionen habe; diese Übersicht basiert vollständig auf der Analyse von Beobachtungen, die von anderen berichtet wurden. Aber es gibt eine Fülle an Literatur; eine Recherche in meiner Datenbank erbrachte über 50 Literaturhinweise, und voller Erwartung begann ich systematisch zu analysieren, was ich bis dahin nur kursorisch angesehen hatte.

Das Interesse an der Lithiumbehandlung therapieresistenter Depressionen gründet sich primär auf einen Bericht, der 1981 von Claude de Montigny und seinen Mitarbeitern in Montreal veröffentlicht wurde (De Montigny et al. 1981). Bereits vorher waren einige Veröffentlichungen von Bedeutung erschienen (Himmelhoch et al. 1972; Heltberg et al. 1975; Neubauer u. Bermingham 1976), aber erst diese kanadische Studie erregte wirkliches Interesse. Das war weniger der Anzahl untersuchter Patienten – nur 8 – zu verdanken, als vielmehr der Schnelligkeit, mit der eine Besserung nach Zugabe von Lithium zum antidepressiven Medikament einsetzte, nämlich innerhalb von 48 Stunden.

Bei der Literaturübersicht werde ich die Publikationen in drei Gruppen einteilen, und zwar je nach Anzahl der untersuchten Patienten und der Prüfdesigns, die zur Anwendung kamen. Zunächst wird ein Überblick über die drei Gruppen gegeben, anschließend werden sie diskutiert.

9.2 Gruppe A: Studien an 10 oder weniger Patienten und ohne Kontrollen

Zum gegenwärtigen Zeitpunkt gibt es 37 Veröffentlichungen, die in diese Kategorie fallen; sie repräsentieren eine Gesamtanzahl von 125 Patienten, denen zusätzlich Lithium gegeben wurde, nachdem sie sich einer Behandlung mit zyklischen Antidepressiva oder Monoaminoxidasehemmern gegenüber als refraktär erwiesen hatten (Heltberg et al. 1975; Solomon 1979; Nelson u. Byck 1982; Birkheimer et al. 1983; Joyce et al. 1983; Price et al. 1983; Weaver 1983; Alvarez et al. 1984; Barker u. Eccleston 1984; Graham 1984; Louie u. Meltzer 1984; McGrath et al. 1984; Price et al. 1984; Zimmer et al. 1984; Davidson 1985; De Montigny et al. 1985; Pande u. Max 1985; Roy u. Pickar 1985; Schrader u. Levien 1985; Cerra et al. 1986; Delisle 1986; Garbutt et al. 1986; Kushnir 1986; Madakasira 1986; Pai et al. 1986; Tariot et al. 1986; Hale et al. 1987; Conte 1988; Feder 1988; Fein et al. 1988; Lieff u. Herrmann 1988; MacEwan u. Remick 1988; Pope et al. 1988; Price et al. 1988; Yuvarajan u. Yousufzai 1988; Finch u. Katona 1989; Mönking 1989).

Tropon-Symposium V
Therapieresistenz unter Antidepressiva-Behandlung
Hrsg. H.-J. Möller
© Springer-Verlag Berlin Heidelberg 1990

Fast alle Veröffentlichungen der Gruppe A berichten über eine deutliche und oft rasche Besserung, sobald Lithium der antidepressiven Behandlung hinzugefügt wurde; dies war bei nicht weniger als 114 der 125 Patienten der Fall.

9.3 Gruppe B: Studien an mehr als 10 Patienten und ohne Kontrollen

Eine frühe Studie (Himmelhoch et al. 1972) befaßte sich mit 21 Patienten, die sich zunächst refraktär gegenüber trizyklischen Antidepressiva gezeigt hatten und von denen 20 jetzt Lithium erhielten. Nachdem Tranylcypromin der Behandlung hinzugefügt worden war, wiesen 11 Patienten eine vollständige und 5 eine wesentliche Besserung auf. In einer anderen frühen Studie (Neubauer u. Bermingham 1976) beschrieben die Autoren 20 vorher gegenüber antidepressiver Behandlung refraktäre Patienten, die eine dramatische Besserung zeigten, als Lithium gegeben wurde. Diese Patienten erhielten Lithium allein, also nicht in Kombination mit Antidepressiva.

In einer Studie an 14 gegenüber antidepressiver Therapie refraktären heranwachsenden Patienten galten 6 als sehr gut und 3 als etwas gebessert, nachdem zusätzlich Lithium gegeben worden war (Ryan et al. 1988). Von 22 auf antidepressive Behandlung refraktären Patienten, denen nacheinander Trijodthyronin und Lithium gegeben wurde, sprachen 8 auf Trijodthyronin und nicht auf Lithium an, 5 auf Lithium und nicht auf Trijodthyronin, eine auf beide und 8 auf keine der beiden Behandlungen (Joffe 1988).

Eine umfangreiche Studie der Montrealer Gruppe (De Montigny et al. 1983) ergab, daß in 30 von 42 Fällen behandlungsrefraktärer Patienten die Zugabe von Lithium eine mehr als 50%ige Besserung innerhalb von 48 Stunden erbrachte; es ist nicht klar, ob in den übrigen 12 Fällen keine Besserung auftrat oder erst nach mehr als 48 Stunden.

Die übrigen 4 Berichte dieser Gruppe stammen von der Yale-Universität. Die größte Studie (Price et al. 1986) umfaßte 84 Patienten, deren Depressionen refraktär gegenüber 4–6 Wochen antidepressiver Behandlung gewesen waren. Als Lithium hinzugefügt wurde, wurden 4 Patienten noch depressiver, 33 zeigten keine Veränderung, 21 besserten sich teilweise und 26 deutlich, was eine Response-Rate von ungefähr 50% ausmacht. Die Besserungen nach Lithiumzugabe stellten sich nach Zeiträumen ein, die von 1–6 Tagen bei 3 Patienten, bis zu 19–24 Tagen bei 15 Patienten streuten; rasche Besserung war eher die Ausnahme als die Regel.

Bei der zweiten Yale-Studie (Charney et al. 1986) sprachen 11 von 14 Patienten, die auf Desipramin oder eine Kombination von Desipramin und Yohimbin refraktär waren, auf die Zugabe von Lithium an. Bei der dritten Studie (Delgado et al. 1988) wurde 28 Patienten refraktär gegenüber Standarddepressiva Fluvoxamin gegeben; von den 18 Patienten, die auf diese Therapie nicht ansprachen, sprachen 8 auf die Zugabe von Lithium und 2 auf die Zugabe von Lithium plus Perphenazin an. Es ist unklar, wie schnell die Response einsetzte. In der vierten Studie (Price et al. 1985) zeigten 11 von 12 Patienten eine stärkere Besserung auf Tranylcypromin plus Lithium als auf Antidepressiva plus Lithium.

9.4 Gruppe C: Studien mit Kontrollperioden oder Kontrollgruppen

Zwei Studien in dieser Gruppe erhielten Kontrollperioden in dem Sinne, daß die therapierefraktären Patienten zusätzlich Placebo vor oder nach der Zugabe von Lithium erhielten. In einer Studie mit 12 Patienten dauerten die Behandlungsphasen jeweils 48 Stunden (Cournoyer et al. 1984). Während der Verabreichung von Placebo gab es keine Besserung, während der Verabreichung von Lithium dagegen bei 6 Patienten eine deutliche Besserung. Die Studie wurde 1984 als Abstract veröffentlicht und scheint nicht vollständig veröffentlicht worden zu sein.

Die zweite Studie umfaßte 24 Patienten mit therapieresistenten Depressionen (Stein u. Bernadt 1988). Einer Untergruppe von 10 Patienten wurde zusätzlich Placebo über 3 Wochen gegeben, anschließend Lithium über 6 Wochen. Einer zweiten Untergruppe von 14 Patienten wurde zusätzlich Lithium in ansteigender Dosis über 9 Wochen gegeben. Beide Gruppen zeigten eine Besserung der Mittelwerte der Depressionsscores im Verlauf der Prüfperiode; das Ausmaß der Besserung schien während der Verabreichung von Placebo nicht weniger ausgeprägt zu sein als während der Verabreichung von Lithium.

Eine dritte Studie hatte zwar genaugenommen keine Kontrollgruppe, jedoch zumindest eine Vergleichsgruppe (Nelson u. Mazure 1986). Von 21 psychotisch-depressiven Patienten, die einer Kombinationsbehandlung mit Antidepressiva und Neuroleptika gegenüber refraktär gewesen waren, besserten sich 11, als zusätzlich Lithium gegeben wurde. Von 15 therapierefraktären Patienten, die auf Elektrokonvulsionstherapie umgestellt wurden, zeigten 9 eine Besserung. Die Studie war retrospektiv und die Zuteilung zu den Behandlungsformen nicht randomisiert.

Schließlich gab es 4 Studien, bei denen therapierefraktären Patienten entweder zusätzlich Lithinum oder zusätzlich Placebo gegeben wurde. Die größte Prüfung schloß 27 Patienten ein (Schöpf et al. 1988), und es wurde eine signifikant höhergradige Besserung auf die Gabe von Lithium als auf die Gabe von Placebo hin gefunden. Leider ist diese Studie nur als ein sehr kurzes Abstract verfügbar, und man kann nicht erkennen, wie die Behandlungsformen zugeteilt wurden.

In der zweiten Studie (Heninger et al. 1983), wieder von der Yale-Universität, wurden der Reihe nach behandlungsrefraktäre Patienten abwechselnd einer zusätzlichen Lithiumgabe und einer zusätzlichen Placebogabe zugeteilt. Die 8 Lithiumpatienten zeigten gegenüber den 7 Placebopatienten eine signifikant vermehrte Besserung; die Besserungen traten nach Zeiträumen auf, die von 1 bis 12 Tagen variierten.

Eine randomisierte Zuteilung behandlungsrefraktärer Patienten auf zusätzliche Verabreichung von entweder Lithium oder Placebo zeichnet die beiden letzten Studien aus. In der einen (Kantor et al. 1986) wurde 4 Patienten Lithium und 3 Placebo gegeben; 6 der Patienten zeigten keine Besserung innerhalb von die 48 Stunden des Versuches; einer, der Lithium erhielt, besserte sich, wurde jedoch bald darauf noch depressiver. In der anderen Studie (Zusky et al. 1988) wurden jeweils 8 Patienten, die auf Antidepressiva nicht ansprachen, zusätzlich mit Lithium und zusätzlich mit Placebo behandelt; zwischen den beiden Gruppen gab es in Häufigkeit oder Ausmaß der Response keinen Unterschied.

9.5 Nebenwirkungen und Wechselwirkungen

Lithium und Antidepressiva werden zumeist gut vertragen, wenn sie gemeinsam gegeben werden. Ein Fall eines Anfallsgeschehens (Solomon 1979), ein Fall ektopischer EKG-Aktivität (Mahapatra et al. 1986), und 2 Fälle von Myoklonie (Devanand et al. 1989) wurden beobachtet. Bei Patienten, die prophylaktisch mit Lithium behandelt werden, tritt Gewichtszunahme häufiger und Fingertremor viel häufiger auf, wenn sie zusätzlich Antidepressiva erhalten (Vestergaard et al. 1988). Dies wurde allerdings nicht beschrieben, wenn Lithium den Antidepressiva bei behandlungsrefraktären Patienten hinzugefügt wurde, möglicherweise da die Behandlungszeiträume kürzer waren.

Einige Patienten gerieten in einen manischen Zustand, nachdem Lithium zugegeben worden war (Louie u. Meltzer 1984; Price et al. 1984; Delisle 1986; Yuvarajan u. Yousufzai 1988), aber das dürfte Zufall oder ein Effekt der antidepressiven Behandlung gewesen sein.

9.6 Diskussion

Patienten mit behandlungsresistenten Depressionen sind in einem bedauernswerten Zustand, und ihre Situation appeliert nachdrücklich an den therapeutischen Eifer des Psychiaters. Die Beurteilung von Behandlungserfahrungen wird jedoch durch ganz beträchtliche Probleme erschwert, die in den an dieser Patientengruppe durchgeführten therapeutischen Prüfungen deutlich werden.

Eine Hauptschwierigkeit besteht darin, daß der weitere Krankheitsverlauf von Patienten, die nicht auf antidepressive Behandlung ansprachen, überhaupt nicht gut bekannt ist, und nicht mit großer Sicherheit vorhergesagt werden kann. Der Verlauf wird von vielen Faktoren beeinflußt, unter anderem der Dauer der antidepressiven Therapie, und Probleme bestehen sowohl bei kurzen als auch bei langen Behandlungsperioden. Wiederholt wurde gezeigt, daß klinische Besserung, oder auch weitere Besserung, noch nach 3 bis mindestens 6 Wochen antidepressiver Behandlung eintreten kann. Bei Patienten, denen nach unbefriedigender dreiwöchiger antidepressiver Behandlung eine zusätzliche Therapie gegeben wird, muß eine in der Folge eintretende Verbesserung nicht notwendigerweise bedeuten, daß die Kombination wirksam ist; es könnte sich lediglich um das Ergebnis späteinsetzender Response auf die antidepressive Therapie handeln. Wenn andererseits antidepressive Behandlung mit unbefriedigendem Resultat über einen langen Zeitraum gegeben wurde, bevor die zusätzliche Therapie verabreicht wird, dann besteht das Risiko, daß möglicherweise eine Spontanremission das Bild verfälscht und die Interpretation der Beobachtungen erschwert.

Die Ungewißheit über den weiteren Verlauf behandlungsresistenter Depressionen wird vergrößert durch die oft sehr heterogene Beschaffenheit der Patientengruppen. Sie können ebenso gut bipolare wie unipolare Patienten umfassen, Patienten mit schwerer ebenso gut wie solche mit weniger schwerer Depression, und Patienten mit einem mehr „endogenen“ Typ ebenso gut wie Patienten mit einer weniger engen Beziehung zur manisch-depressiven Krankheit. Da der Krankheitsverlauf entsprechend der Einschlußkriterien unterschiedlich ist, bleibt auch der weitere Krankheitsverlauf in den meisten Fällen nur zu vermuten.

Soweit als die verfügbaren Hinweise betrifft, muß die nahezu vollständige Einstimmigkeit der Berichte in der ersten Gruppe der Veröffentlichungen einfach Eindruck machen. Doch es hält sich in Grenzen. Solch eine Wirksamkeit klingt zu gut, um wahr zu sein, und ist wahrscheinlich nicht wahr. Wenn sich Berichte mit wenigen Patienten befassen, besteht eine hohe Wahrscheinlichkeit, daß positive Befunde veröffentlicht werden und negative Befunde nicht.

Das soll nicht heißen, daß man über die Bedeutung von klinischen Beobachtungen, die an einzelnen oder an wenigen Patienten getroffen wurden, hinweg sehen sollte, denn hierdurch geraten die Dinge in Bewegung, die Neugier wird geweckt, und Hypothesen werden generiert. Aber wirklich brauchbare Resultate, Daten, die Schlüsse zulassen, müssen von systematischen Prüfungen stammen, die an größeren Patientengruppen durchgeführt wurden und in der Art gestaltet wurden, daß Hypothesen nicht nur gestützt, sondern auch falsifiziert werden können.

Studien, die größere Patientengruppen umfassen, schließen mit größerer Wahrscheinlichkeit auch negative Befunde ein und besitzen folglich mehr Gewicht. Die in Gruppe B besprochenen Publikationen beinhalten Ergebnisse, die Aussagekraft haben, ja in der Tat viel Aussagekraft haben. Aber es ist kaum möglich, sie als endgültig zu betrachten. Wenn man sich die verfälschenden Auswirkungen eines verspäteten Ansprechens auf die eigentliche antidepressive Behandlung oder einer Spontanremission überlegt, ebenso wie die Untersucherbias oder die möglichen Suggestiveffekte, wie sie in nicht-blinden, unkontrollierten Prüfungen eigen sind, kann man sich des Gefühls nicht erwehren, daß die bei vielen dieser Patienten beobachteten Besserungen andere Gründe gehabt haben könnten als die Kombination von Antidepressiva mit Lithium. Die Beurteilung hätte anders ausfallen können, wenn die Schnelligkeit der Besserung, wie sie in der ursprünglichen Montrealer Studie beobachtet wurde, nämlich innerhalb von weniger als 48 Stunden, ein konsistenter Befund gewesen wäre; das war jedoch nicht der Fall.

Das führt uns zur Gruppe C, den Studien mit Kontrollperioden oder Kontrollgruppen. Von den 2 Prüfungen mit Kontrollperioden stellte sich die eine Lithium als einem Placebo überlegen dar, die andere nicht. Unter den Studien mit Verteilung der Patienten auf entweder Lithium oder Placebo ergaben zwei, daß die Zugabe von Lithium besser als die Zugabe von Placebo ist, aber einer der Berichte kann nicht detailliert beurteilt werden, und im anderen waren die Patientengruppen klein. Die beiden übrigen Studien stellten Lithium nicht besser dar als Placebo, aber die Gruppen umfaßten weniger als 10 Patienten.

Eine ideale Untersuchung wäre eine, bei der behandlungsrefraktären Patienten auf zusätzlich Lithium und zusätzlich Placebo zufällig verteilt werden und die an ausreichend umfangreichen Patientengruppen durchgeführt wird, um eine statistische Analyse der Resultate zu gestatten. Mir ist völlig klar, daß solche Prüfungen auf Schwierigkeiten und Vorbehalte treffen, praktische und ethische. In einer Zeit des sog. „informed consent" ist die Anwendung von Placebo-Kontrollen vielleicht gar nicht möglich, oder vielleicht nur bei kleinen und nicht repräsentativen Patientengruppen.

Es dürfte jedoch möglich sein, sich Gedanken über Prüfdesigns zu machen, die zwar nicht denselben Informationswert wie Placebokontrollierte Studien haben, dennoch aber für therapeutische Entscheidungen wertvolle Aussagen zur Verfügung stellen. Was ich mir vorstelle, sind Prüfungen, bei denen ausreichend große Gruppen behandlungsrefraktärer depressiver Patienten randomisiert zugeteilt werden (a) einer Fortführung des Antidepressivums plus Lithium und (b) auf solche andere Behandlungsformen, die üblicherweise im Falle einer Non-Response angewendet werden. Als Beispiele seien erwähnt eine Erhöhung der Dosis des Antidepressivums, der Wechsel auf ein anderes Antidepressivum oder eines der zweiten Generation, die Verabreichung oder Zugabe eines Monoaminoxidasehemmers, die Elektrokonvulsionstherapie, oder die Verabreichung von Trijodthyronin. Falls wir in solchen Studien feststellen sollten, daß die Kombination von Lithium und Antidepressivum diesen Therapieformen signifikant unterlegen ist, sollte die Behandlung zumindest nicht unser Mittel erster Wahl sein. Falls wir feststellen sollten, daß sie so gut wie eine oder mehrere der anderen Therapieformen ist, würden wir immer noch nicht wissen, ob sie in der Tat wirksam ist, d. h. besser als Placebo, aber sie könnten einen Platz unter den therapeutischen Möglichkeiten einnehmen. Und schließlich könnten wir feststellen, daß die Lithium-Antidepressivum-Kombination signifikant wirksamer ist als die herkömmlichen Methoden bei Therapieresistenz, und dann hätten wir guten Grund, sie in der klinischen Praxis anzuwenden. Unter den Publikationen in Gruppe C wurde eine Studie erwähnt, die die Kombination aus Antidepressivum und Lithium mit der Elektrokonvulsionsbehandlung bei therapierefraktären Patienten verglich; leider war die Studie retrospektiv und die Behandlungszuteilung nicht randomisiert.

In der Literatur über die Lithiumanwendung bei therapieresistenten Depressionen wurde in gewissem Umfang diskutiert, ob der Effekt der Kombination aus Lithium und Antidepressivum am besten bei unipolaren oder bei bipolaren Patienten ist, ob es sich um eine Summierung oder Potenzierung von Wirkungen handelt oder ob ein antidepressiver Effekt von Lithium selbst die Besserungen erklären könnte. Die dem Effekt zugrundeliegenden biochemischen Mechanismen wurden ebenso erörtert. Ausgehend von der hier dargestellten Analyse dürfte es verständlich sein, daß ich solche Spekulationen als voreilig betrachte. Solange wir nicht wissen, daß es einen klinisch nachweisbaren Effekt *gibt*, wenn man Lithium den Antidepressiva bei behandlungsrefraktären Depressionen hinzufügt, scheint es zu früh zu sein, über die Natur eines solches Effektes zu spekulieren. Vorbehalte dürften vielleicht auch dem häufig gebrauchten Begriff der „lithium augmentation“ gegenüber angebracht sein, also der „Verstärkung durch Lithium“, da wir noch gar nicht wissen, daß die Zugabe von Lithium tatsächlich irgend etwas verstärkt.

9.7 Schlußfolgerungen

Es ist möglich, daß eine Lithiumgabe als Zusatz zu antidepressiven Medikamenten bei Patienten, die einer alleinigen Antidepressivatherapie gegenüber refraktär sind, von Nutzen sein könnte. Eine beträchtliche Menge anregender Hinweise stützt eine derartige Ansicht. Eine kritische Analyse des gesamten Materials offenbart jedoch die Notwendigkeit systematischer vergleichender Prüfungen mit zufälliger Zuteilung vernünftig großer Gruppen behandlungsrefraktärer Patienten auf relevante Behandlungskombinationen. Nur ein eindeutiges Resultat solcher Studien kann die Behandlung mit der Kombination aus Lithium und Antidepressivum auf eine wissenschaftlich begründete Basis stellen. Die vielversprechenden Ergebnisse der unkontrollierten Studien verdienen eine angemessen kontrollierte weitere Erforschung.

Addendum

Diese Übersicht, die ich vor einigen Monaten vorbereitet habe, muß ich einige Sätze – sozusagen in letzter Minute – hinzufügen. Vor drei Tagen erhielt ich die Septemberausgabe der Zeitschrift „Pharmacopsychiatry", die den vollen Bericht über eine Studie enthält, die zu dem Zeitpunkt, als ich die Übersicht schrieb, nur als kurzes Abstract verfügbar war, und zwar die Studie von Schöpf und Mitarbeitern aus der Schweiz (Schöpf et al. 1989). Diese Autoren gaben 27 antidepressivaresistenten Patienten eine Woche lang zusätzlich Lithium oder Plazebo nach randomisierter Zuteilung; in der zweiten Woche bekamen alle Patienten Lithium. Bei den Patienten, die Antidepressivum plus Lithium erhielten, zeigte sich in der ersten Woche eine signifikant stärkere Verminderung der Depressionsscores als bei denen, die Antidepressivum plus Plazebo erhielten. Bei sechs der Patienten trat innerhalb von 48 Stunden eine Besserung ein. Diese sorgfältig geplante und ausgeführte Studie trägt wesentlich dazu bei, das Vorhandensein einer „lithium augmentation" zu belegen, wenn auch eine ganz rasche Besserung nur bei einer Minderheit der Patienten beobachtet wurde.

Literatur

Alvarez E, Udina C, Queralto JM, Ordonez J, Rodriguez J, Casas M (1984) Factors indicating the favourable response of lithium added to the treatment of resistant depressions. Abstr Collegium Internationale Neuro-Psychopharmacologicum 75

Barker WA, Eccleston D (1984) The treatment of chronic depression: An illustrative case. Br J Psychiatry 144:317–319

Birkheimer LJ, Alderman AA, Schmitt CE, Ednie KJ (1983) Combined trazodone-lithium therapy for refractory depression. Am J Psychiatry 140:1382–1383

Cerra D, Meacham T, Coleman J (1986) A possible synergistic effect of alprazolam and lithium carbonate. Am J Psychiatry 143:552

Charney DS, Price LH, Heninger GR (1986) Desipramine-yohimbine combination treatment of refractory depression: implications for the β-adrenergic receptor hypothesis of antidepressant action. Arch Gen Psychiatr 43:1155–1161

Conte G (1988) Lithium, imipramine and hydroxytryptophan in resistant depression. Br J Psychiatry 152:720

Cournoyer G, de Montigny C, Ouellete J, Leblanc G, Langlois R, Elie R (1984) Abstr Collegium Internationale Neuro-Psychopharmacologicum 179

Davidson J (1985) Nonresponse to tricyclic and MAOI drugs: what comes next? In: Dean A (ed) Depression in multidisciplinary perspective. Brunner, New York, p 173

Delgado PL, Price LH, Charney DS, Heninger GR (1988) Efficacy of fluvoxamine in treatment-refractory depression. J Affect Dis 15:55–60

Delisle JD (1986) Rapid switch in a bipolar patient during lithium-tricyclic therapy. Am J Psychiatry 143:1326–1327

Devanand DP, Sackeim HA, Brown RP (1988) Myoclonus during combined tricyclic antidepressant and lithium treatment. J Clin Psychopharmacol 8:446–447

Feder R (1988) Lithium augmentation of clomipramine. J Clin Psychiatr 49:458

Fein S, Paz V, Rao N, LaGrassa J (1988) The combination of lithium carbonate and an MAOI in refractory depressions. Am J Psychiatry 145:249–250

Finch EJL, Katona CLE (1989) Lithium augmentation in the treatment of refractory depression in old age. Int J Geriatr Psychiatr 4:41–46

Garbutt JC, Mayo JP, Gillette GM, Little KY, Mason GA (1986) Lithium potentiation of tricyclic antidepressants following lack of T3 potentiation. Am J Psychiatry 143:1038–1039

Graham PM (1984) Drug combinations for chronic depression. Br J Psychiatry 145:214

Hale AS, Procter AW, Bridges PK (1987) Clomipramine, tryptophan and lithium in combination for resistant endogenous depression: seven case studies. Br J Psychiatry 151:213–217

Heltberg J, Kirk L, Møller SE (1975) Fire tilfælde af behandlingsresistent senil melankoli bedret under behandling med tryptofan+litium. Nord Psykiat Tidsskr 29:463–464

Heninger GR, Charney DS, Sternberg DE (1983) Lithium carbonate augmentation of antidepressant treatment: an effective prescription for treatment-refractory depression. Arch Gen Psychiatr 40:1335–1342

Himmelhoch JM, Detre T, Kupfer DJ, Swartzburg M, Byck R (1972) Treatment of previously intractable depressions with tranylcypromine and lithium. J Nerv Ment Dis 155:216–220

Joffe RT (1988) T3 and lithium potentiation of tricyclic antidepressants. Am J Psychiatry 145:1317–1318

Joyce PR, Hewland HR, Jones AV (1983) Rapid response to lithium in treatment-resistant depression. Br J Psychiatry 142:204–206

Kantor D, McNevin S, Leichner P, Harper D, Krenn M (1986) The benefit of lithium carbonate adjunct in refractory depression: fact or fiction? Can J Psychiatr 31:416–418

Kushnir SL (1986) Lithium-antidepressant combinations in the treatment of depressed, physically ill geriatric patients. Am J Psychiatry 143:378–379

Lieff S, Herrmann N (1988) Combined drug therapy for an elderly depressed patient. Am J Psychiatry 145:1034–1035

Louie AK, Meltzer HY (1984) Lithium potentiation of antidepressant treatment. J Clin Psychopharmacol 4:316–321

MacEwan GW, Remick RA (1988) Treatment resistant depression: a clinical perspective. Can J Psychiatry 33:788–792

Madakasira S (1986) Low dose potency of lithium in antidepressant augmentation. Psych J Univ Ottawa 11:107–109

Mahapatra RK, Paul SK, Mahapatra D, Winter S (1986) Cardiovascular effects of polycyclic antidepressants. Angiology 37:709–717

McGrath PJ, Quitkin FM, Harrison W, Stewart JW (1984) Treatment of melancholia with tranylcypromine. Arch Gen Psychiatr 141:288–289

Mönking HS (1989) Lithium treatment of a patient with Addison's disease and affective psychosis. Pharmacopsychiatry 22:84–86

Montigny C de, Grunberg F, Mayer A, Deschenes JP (1981) Lithium induces rapid relief of depression in tricyclic antidepressant drug non-responders. Br J Psychiatry 138:252–256

Montigny C de, Cournoyer G, Morisette R, Langlois R, Caillé G (1983) Lithium carbonate addition in tricyclic antidepressant-resistant unipolar depression: correlations with the neurobiologic actions of tricyclic antidepressant drugs and lithium ion on the serotonin system. Arch Gen Psychiatry 40:1327–1334

Montigny C de, Elie R, Caillé G (1985) Rapid response to the addition of lithium in iprindole-resistant unipolar depression: a pilot study. Am J Psychiatry 142:220–223

Nelson JC, Byck R (1982) Rapid response to lithium in phenelzine non-responders. Br J Psychiatry 141:85–86

Nelson JC, Mazure CM (1986) Lithium augmentation in psychotic depression refractory to combined drug treatment. Am J Psychiatry 143:363–366

Neubauer H, Bermingham P (1976) A depressive syndrome responsive to lithium: an analysis of 20 cases. J Nerv Ment Dis 163:276–281

Pai M, White AC, Deane AG (1986) Lithium augmentation in the treatment of delusional depression. Br J Psychiatry 148:736–738

Pande AD, Max P (1985) A lithium-tricyclic combination for treatment of depression. Am J Psychiatry 142:1228–1229

Pope HG, McElroy SL, Nixon RA (1988) Possible synergism between fluoxetine and lithium in refractory depression. Am J Psychiatry 145:1292–1294
Price LH, Conwell Y, Nelson JC (1983) Lithium augmentation of combined neuroleptic-tricyclic treatment in delusional depression. Am J Psychiatry 140:318–322
Price LH, Charney DS, Heninger GR (1984) Manic symptoms following addition of lithium to antidepressant treatment. J Clin Psychopharmacol 4:361–362
Price LH, Charney DS, Heninger GR (1985) Efficacy of lithium-tranylcypromine treatment in refractory depression. Am J Psychiatry 142:619–623
Price LH, Charney DS, Heninger GR (1986) Variability of response to lithium augmentation in refractory depression. Am J Psychiatry 143:1387–1392
Price LH, Delgado PL, Charney DS, Heninger GR (1988) Sequence of drug administration in lithium augmentation: a case study. J Clin Psychiatr 49:161–162
Roy A, Pickar D (1985) Lithium potentiation of imipramine in treatment resistant depression. Br J Psychiatry 147:582–583
Ryan ND, Meyer V, Dachille S, Mazzie D, Puig-Antich J (1988) Lithium antidepressant augmentation in TCA-refractory depression in adolescents. J Am Acad Child Adolesc Psychiatr 27:371–376
Schöpf J, Baumann P, Lemarchand T (1988) Lithiumzugabe bei auf Trizyklika resistenten endogenen Depressionen. Fortschr Neurol Psychiatr 56:9
Schöpf J, Baumann P, Lemarchand T, Rey M (1989) Treatment of endogenous depressions resistant to tricyclic antidepressants or related drugs by lithium addition: results of a placebo-controlled double-blind study. Pharmacopsychiatry 22:183–187
Schrader GD, Levien HEM (1985) Response to sequential administration of clomipramine and lithium carbonate in treatment-resistant depression. Br J Psychiatry 147:573–575
Solomon JG (1979) Seizures during lithium-amitriptyline therapy. Postgrad Med 66:145–148
Stein G, Bernadt M (1988) Double blind trial of lithium carbonate in tricyclic resistant depression. In: Birch NJ (ed) Lithium: Inorganic pharmacology and psychiatric use. IRL Press, Oxford, p 35
Tariot PN, Murphy DL, Sunderland T, Mueller EA, Cohen RM (1986) Rapid antidepressant effect of addition of lithium to tranylcypromine. J Clin Psychopharmacol 6:165–167
Vestergaard P, Poulstrup I, Schou M (1988) Prospective studies on a lithium cohort. 3. Tremor, weight gain, diarrhea, psychological complaints. Acta Psychiatr Scand 78:434–441
Weaver KEC (1983) Lithium for delusional depression. Am J Psychiatry 140:962–963
Yuvarajan R, Yousufzai NM (1988) Mania induced by lithium augmentation: a case study. Br J Psychiatry 153:828–830
Zimmer B, Daly F, Benjamin L (1984) More on combination antidepressant therapy. Am J Psychiatry 41:527–528
Zusky PM, Biederman J, Rosenbaum JF, Manschreck TC, Gross CC, Weilberg JB, Gastfriend DR (1988) Adjunct low dose lithium carbonate in treatment-resistant depression: a placebo-controlled study. J Clin Psychopharmacol 8:120–124

Diskussion zu Vortrag 9

Prof. Dr. H. Helmchen
Wie lagen die Lithium-Serumspiegel bei dieser Kombination?

Prof. Dr. M. Schou
In den bisher veröffentlichten Untersuchungen bewegten sich die Lithium-Spiegel im Durchschnitt auf dem gleichen Niveau wie bei einer Lithium-Monotherapie.

Dr. P. Baumann
Das kann ich bestätigen. Man versucht, am ersten Tag zweimal 400 mg zu geben, um möglichst schnell die üblichen therapeutischen Serumspiegel zu erreichen, und bestimmt die Spiegel nach zwei bis drei Tagen. Im Doppelblindversuch geht das so vor sich, daß die Laborantin für die Plazebo-Patienten irgendwelche rein imaginativen Werte angibt. Das hat den Sinn, daß der behandelnde Arzt nicht anhand der fehlenden Lithium-Plasmaspiegel die Plazebo-Patienten identifizieren kann.

Prof. Dr. H. Helmchen
In den zitierten Arbeiten finden sich aber auch Hinweise, daß man schon mit geringeren Lithium-Serumspiegeln von etwa 0,3 bis höchstens 0,4 diesen Effekt erreichen kann. Es kommt darauf an, was man als therapeutischen Bereich ansieht.

Prof. Dr. M. Schou
Bisher war die kritische Frage: Wirkt es überhaupt? Man hat nicht titriert, ab welcher Dosis Lithium wirkt.

Dr. P. Baumann
Es wäre sicher interessant, prospektiv zwei verschiedene Lithium-Spiegel zu vergleichen, also ganz niedrige Spiegel von beispielsweise 0,1 mit den üblichen Plasmaspiegeln.

PD Dr. G. Laux
Was passiert nach der Lithium-Augmentationsbehandlung? Wenn der Patient unter der Lithium-Augmentation remittiert, sollte dann Lithium weitergegeben werden? Oder besteht ein erhöhtes Rezidiv-Risiko nach Absetzen des Lithiums?

Prof. Dr. M. Schou
Dazu habe ich keine eigenen Erfahrungen. Soweit mir bekannt ist, werden Lithium und Antidepressivum nach der Remission abgesetzt. Wie lange haben Sie die Kombination gegeben?

Dr. P. Baumann

Die Lithium-Behandlung wird üblicherweise nach einiger Zeit wieder abgesetzt. Es ist aber nicht genau untersucht worden, wie man weiter verfahren soll.

Dr. W. Kissling

Es gibt einige Studien, die zeigen, daß es nach dem Absetzen bei einem erheblichen Prozentsatz der Patienten zu einem Rezidiv kommt.

Prof. Dr. A. Marneros

Herr Baumann, könnten Sie den Aufbau Ihrer Studie zur Kombination von Lithium und Antidepressivum kurz erläutern?

Dr. P. Baumann

Den klinischen Teil dieser Untersuchung hat Herr Dr. Schöpf durchgeführt, ich kenne daher leider nicht alle Details. Die Studie dauerte exakt 14 Tage, danach wurden die Patienten wieder an den behandelnden Arzt übergeben, so daß nachher natürlich nichts mehr kontrolliert war. Bei einigen Patienten wurde die Therapie weitergeführt, bei anderen wurde sie abgesetzt. Eine definitive Antwort ist dazu nicht möglich.

10 Einsatz von Antidepressiva und MAO-Hemmern in sequentieller Folge oder in Kombination miteinander als effiziente Strategie bei therapieresistenten Depressionen

M. SCHMAUSS, A. ERFURTH und M. SCHOLDERLE

10.1 Sequentielle Therapie von Antidepressiva mit unterschiedlichem biochemischem Wirkungsschwerpunkt

Hinsichtlich des Wirkmechanismus der Antidepressiva haben sich in den vergangenen Jahrzehnten zwei alternative Konzepte entwickelt, bei denen sich einerseits das Serotonin, andererseits das Noradrenalin im Mittelpunkt des Interesses befindet. Die häufig verordneten trizyklischen Antidepressiva hemmen in der Regel sowohl die Wiederaufnahme des Serotonins als auch des Noradrenalins, wobei die relative Intensität dieser beiden Wirkkomponenten jeweils unterschiedlich ist. Die Entwicklung neuerer Antidepressiva mit einer selektiven Beeinflussung der noradrenergen und serotonergen Transmission hat einerseits Möglichkeiten eröffnet, den Einfluß monoaminerger Mechanismen bei der Pathogenese der Depression kritisch zu beleuchten und andererseits die therapeutischen Möglichkeiten in der Depressionsbehandlung erweitert.

So ist u. a. bei Therapieresistenz unter Antidepressivabehandlung ein sequentieller Einsatz von Substanzen mit unterschiedlichem biochemischen Wirkungsschwerpunkt in Betracht zu ziehen. Dieser Behandlungsstrategie liegt die Hypothese zugrunde, daß sich die endogenen Depressionen in zwei biochemische Subgruppen aufgliedern: Eine mit einem Defizit im zentralen noradrenergen System und eine mit einer Störung im Bereich der serotonergen Transmission.

Kontrollierte differentialtherapeutische Untersuchungen mit selektiven Serotonin-wiederaufnahmehemmenden Substanzen wie Zimelidin und Fluvoxamin sowie selektiven Noradrenalin-wiederaufnahmehemmenden Substanzen wie Desipramin, Maprotilin und Oxaprotilin haben bisher unterschiedliche Ergebnisse gezeigt. So untersuchten Potter et al. (1981) in einer Cross-over-Studie die Wirkung von Zimelidin vs. Desipramin und beobachteten bei den Nonrespondern der ersten Wahl auch beim Alternativpräparat eine geringe Ansprechrate. Zu einem ähnlichen Ergebnis kamen Emrich et al. (1985) in einer differentialtherapeutischen Untersuchung mit Oxaprotilin versus Fluvoxamin. Nieström u. Hällström (1987), Åberg-Wistedt (1982) und Lingjaerde et al. (1983) hingegen stellten fest, daß Nonresponder auf einen selektiven Noradrenalin- bzw. Serotonin-Wiederaufnahmehemmer in bis zu 80% der Fälle gut auf ein Umsetzen auf das Alternativpräparat ansprachen.

Eine Untersuchung von d'Elia et al. (1981) mit Zimelidin vs. Maprotilin zeigt eine relativ hohe Versagerquote bei der Substanz der ersten Wahl; die Ansprechrate mit dem Alternativpräparat ist allerdings nicht hinreichend dokumentiert, so daß entsprechende Schlußfolgerungen aus dieser Untersuchung nicht möglich sind.

Tropon-Symposium V
Therapieresistenz unter Antidepressiva-Behandlung
Hrsg. H.-J. Möller
© Springer-Verlag Berlin Heidelberg 1990

Zusammenfassend ist festzuhalten, daß einige empirische Befunde zwar die Wirksamkeit einer sequentiellen Therapie von Antidepressiva mit unterschiedlichem biochemischen Wirkungsschwerpunkt belegen, andere Untersuchungen jedoch keinen therapeutischen Effekt einer derartigen Behandlungsstrategie nachweisen.

10.2 Sequentielle Therapie von Antizyklischen Antidepressiva und MAO-Hemmern

Selbst wenn trizyklische Antidepressiva bei der Behandlung der endogenen Depression weiterhin als die Medikamente der ersten Wahl angesehen werden, sollte bei Patienten, die auf eine Therapie mit trizyklischen Antidepressiva keine Besserung zeigen, auf jeden Fall eine Behandlung mit Monoaminooxidasehemmern angeschlossen werden (Pare 1979; Quitkin et al. 1979; Rafaelsen u. Gjerris 1986; Schmauß u. Erfurth 1989; Tollefson 1983; White u. Simpson 1985; Zisook 1985).

Die Studie, die die Wichtigkeit dieses Procedere am deutlichsten untermauert, wurde von Nolen (1984) durchgeführt. 43 Patienten mit der DSM-III-Diagnose „major depressive illness", die mit einem oder mehreren trizyklischen Antidepressiva erfolglos vorbehandelt worden waren, erhielten für vier Wochen entweder eine hochspezifische Serotonin- oder Noradrenalin-wiederaufnahmehemmende Substanz und, falls kein Behandlungserfolg eintrat, für weitere vier Wochen die jeweils andere wiederaufnahmehemmende Substanz. Am Ende dieser achtwöchigen Behandlungsphase war der Zustand von nur 20% der Patienten gebessert. Es folgte eine weitere Behandlungsperiode mit Schlafentzügen bzw. 5-Hydroxytryptophan, auf die sich wiederum der Zustand von nur weiteren 20% der Patienten besserte. Die restlichen Patienten erhielten nun Tranylcypromin, wobei der überwiegende Teil von ihnen gut auf die Behandlung mit diesem MAO-Hemmer ansprach. Daraus kann geschlossen werden, daß MAO-Hemmer die Therapie der Wahl bei Patienten darstellen, die sich nicht durch eine Behandlung mit verschiedenen klassischen trizyklischen Antidepressiva oder hochspezifischen wiederaufnahmehemmenden Substanzen bessern lassen. Die Sorgfalt dieser Studie, die Diagnose einer therapieresistenten Depression als Indikation für die Behandlung mit MAO-Hemmern herauszuarbeiten, widerlegt auch den Einwand, daß der klinische Eindruck über die Wirksamkeit der MAO-Hemmer bei dieser Indikation damit zusammenhängt, daß therapieresistente Fälle häufig lediglich das Ergebnis einer ungenügend langen und/oder zu geringen Therapie mit trizyklischen Antidepressiva darstellen.

10.3 Kombinationstherapie trizyklischer Antidepressiva mit MAO-Hemmern

Eine weitere Behandlungsstrategie therapieresistenter Depressionen liegt in der Kombinationstherapie trizyklischer Antidepressiva mit anderen Psychopharmaka (Übersicht: Schmauß u. Meller 1989). Von besonderem Interesse erscheint dabei die Kombinationstherapie trizyklischer Antidepressiva (TZA) mit Monoaminooxidasehemmern (MAO-H). Diese Kombinationsbehandlung ist in den letzten

Jahren in bezug auf ihre therapeutische Wirksamkeit und das Auftreten von Nebenwirkungen ausgesprochen kontrovers diskutiert worden. Theoretische Überlegungen lassen daran denken, daß eine derartige Kombinationsbehandlung zu häufigeren, schnelleren und ausgeprägteren Besserungen in der Behandlung therapieresistenter depressiver Syndrome führt als eine Monotherapie (Benkert u. Hippius 1986; Pare 1985). Seit den ersten Publikationen sind eine Reihe von kasuistischen Mitteilungen bzw. offenen Untersuchungen und auch einige kontrollierte Studien über die Kombinationstherapie trizyklischer Antidepressiva mit MAO-Hemmern erschienen. Die vorliegende Übersicht gibt eine Zusammenfassung der empirischen Arbeiten zu diesem theoretisch und praktisch wichtigen therapeutischen Prinzip.

10.3.1 Historische Aspekte

Trizyklische Antidepressiva und Monoaminooxidasehemmer wurden bis 1962 unter der Annahme eines synergistischen Effekts bei der Behandlung von depressiven Syndromen häufig kombiniert (Murphy et al. 1984). In der Folgezeit wurden diese Kombinationen jedoch aufgrund von Berichten über die allgemeine Toxizität der Einzelsubstanzen und unerwünschter Wirkungen im Tierversuch wesentlich kritischer betrachtet (Pare 1964; Loveless u. Maxwell 1965). Hinzu kamen Fallberichte über schwerwiegende unerwünschte Arzneimittelwirkungen bei der Anwendung dieser Therapieform (Übersicht: Schuckit 1971), so daß diese Art der medikamentösen Behandlung schließlich als kontraindiziert angesehen wurde (Cohen u. Armstrong 1974; Sjöquist 1965). Später wurden die Angaben über schwerwiegende unerwünschte Arzneimittelwirkungen von verschiedenen Auto-

Tabelle 1. Tödliche unerwünschte Arzneimittelwirkungen unter einer Kombinationstherapie trizyklischer Antidepressiva mit MAO-Hemmern (Literaturübersicht)

Autor	Geschlecht	Alter in Jahren	Substanzen tägl. Dosis in mg	Tödliche UAW	
				therap. Dosierung	Überdosierung
Babiak 1961	m	26	Imipramin 600 Tranylcypromin 130 Trifluoperazin 13		+
Bowen 1964	w	41	Phenelzin 45 Desipramin 50 Chlorpromazin	+	
Davies 1960	w	23	Phenelzin 45 Imipramin 200 – 300		+
Guilmont u. Rucquoy 1967	w	19	Nialamid 500 i.m. Imipramin 50	+	
Lee 1961	w	24	Imipramin 625 Phenelzin		+
Stanley u. Pal 1964	m	22	Imipramin 500 Phenelzin 450 – 600 Alkohol		+

ren einer kritischen Prüfung unterzogen (Ananth u. Luchins 1977; Ponto et al. 1977; Schuckit et al. 1971; Sethna et al. 1974; White u. Simpson 1981, 1984).

Übereinstimmend stellten diese Autoren fest, daß ernsthafte oder sogar tödliche unerwünschte Arzneimittelwirkungen praktisch nur bei Überdosierungen aufgetreten waren (s. Tabelle 1). Darüber hinaus waren Mehrfachkombinationen mit anderen Psychopharmaka oder größere Alkoholmengen beteiligt. In fast allen Fällen hatten die Behandlungen mit einem MAO-Hemmer begonnen und dann war ein trizyklisches Antidepressivum hinzugefügt worden, manchmal sogar bei parenteraler Verabreichung.

10.3.2 Unerwünschte Arzneimittelwirkungen

Unerwünschte Arzneimittelwirkungen unter einer Behandlung mit trizyklischen Antidepressiva und Monoaminooxidasehemmern können im wesentlichen in zwei Kategorien aufgeteilt werden. Als weniger schwerwiegende unerwünschte Arzneimittelwirkungen werden Symptome angegeben, die sich aus einem möglichen Synergismus zwischen den unerwünschten Arzneimittelwirkungen der beiden Einzelsubstanzen ergeben. Symptome, wie orthostatische Hypotension, Kopfschmerzen, Blasenentleerungsstörungen und Schwindel verschwinden häufig spontan bei Fortsetzung der Therapie oder können durch eine Dosisänderung behoben werden (Gander 1965). Wiederholt wurde festgestellt, daß sich Häufigkeit und Schweregrad unerwünschter Arzneimittelwirkungen unter einer Kombinationstherapie mit trizyklischen Antidepressiva und Monoaminooxidasehemmern nicht von denen einer Monotherapie unterschieden (Sethna 1974; Winston 1971; Spiker u. Pugh 1976). Schmauß et al. (1988) berichten sogar über eine geringere Frequenz unerwünschter Arzneimittelwirkungen unter einer Kombinationstherapie im Vergleich zur vorausgegangenen Monotherapie mit tri- (tetra-)zyklischen Antidepressiva.

Schwerwiegende unerwünschte Arzneimittelwirkungen unter einer Kombinationsbehandlung sind gekennzeichnet durch eine delirante Symptomatik mit starker motorischer Unruhe, eine Erhöhung der Körpertemperatur, eine Tonuserhöhung der Muskulatur, Krampfanfälle, hypertensive Krisen, Koma und schließlich den Exitus. Nach Pare (1985) handelt es sich dabei um unspezifische Reaktionen, die auch durch eine Überdosierung von nur einer der beteiligten Substanzen herbeigeführt werden. V. Oefele et al. (1988) weisen jedoch darauf hin, daß die Häufigkeit schwerwiegender unerwünschter Arzneimittelwirkungen von der Art der Kombinationsbehandlung abhängt (s. Tabelle 2). So beobachteten die Autoren unter einer Kombination von Amitriptylin und Tranylcypromin eine nahezu identische Häufigkeit unerwünschter Arzneimittelwirkungen als unter den Einzelsubstanzen, während im Gegensatz dazu eine Kombination aus Clomipramin und einem Monoaminooxidasehemmer eine im Vergleich zu den Einzelsubstanzen deutlich erhöhte Nebenwirkungsrate aufwies. Bei einer derartigen Kombinationstherapie müßte nämlich in 28,3% der Fälle die Therapie wegen schwerwiegender unerwünschter Arzneimittelwirkungen abgebrochen werden; zudem wurde ein Fall mit letalem Ausgang beobachtet. Die besondere Problematik dieser Kombination war bereits seit Jahren auf der Grundlage von theoretischen Überlegungen, tierexperi-

Tabelle 2. Anwendungs- und UAW-Häufigkeit bei Amitriptylin, Clomipramin, Tranylcypromin sowie bei Kombinationsbehandlungen (aus: v. Oefele et al. 1988)

Medikament	Anwendungen	Wegen UAW abgesetzt (Medikament allein oder in Kombination angeschuldigt)		Wegen UAW abgesetzt (Medikament allein angeschuldigt)	
		n	% der Anwendungen	*n*	% der Anwendungen
Amitriptylin	1522	90	5,9	57	3,7
Clomipramin	506	58	11,5	27	5,3
Tranylcypromin	401	28	7,0	11	2,7

Kombination	Anwendungen	Wegen UAW abgesetzt	
		n	% der Anwendungen
Amitriptylin + Tranylcypromin	78	5	6,4
Clomipramin + Tranylcypromin	46	13	28,3

mentellen Untersuchungen und klinischen Beobachtungen vermutet worden. So stützten sich die Mitteilungen von Beaumont (1973) und Pare (1985) auf kasuistische Beobachtungen. Die tierexperimentellen Untersuchungen von Marley u. Wozniak (1983) weisen auf eine Rolle der Serotonin-Wiederaufnahmehemmung für die Entstehung der unerwünschten Arzneimittelwirkungen hin. Bei den bisher vorliegenden Vergleichsstudien von Kombinations- und Monotherapie wurde in keinem Fall Clomipramin eingesetzt, in den Übersichtsarbeiten wurde aufgrund von Fallberichten zuweilen ein erhöhtes Risiko für unerwünschte Arzneimittelwirkungen unter der Kombination mit Imipramin angegeben (Schuckit 1971).

In den von v. Oefele et al. (1988) mitgeteilten Fällen handelt es sich um unerwünschte Arzneimittelwirkungen, die nach dem vorgeschriebenen Procedere, also nach der Zugabe eines MAO-Hemmers zu einem trizyklischen Antidepressivum aufgetreten waren. Das Risiko unerwünschter Arzneimittelwirkungen erscheint unter der Kombination Clomipramin mit einem MAO-Hemmer erheblich. Der Mechanismus der Syndromentstehung mit Fieber, Tremor und Unruhe ist weiterhin unklar, derartige Symptome wurden unter Überdosierungen bei Monotherapien in der Literatur jedoch bereits beschrieben (Pare 1985). Auch nach v. Oefele et al. (1988) erscheint die Höhe der Dosis der verordneten Substanzen für das Auftreten unerwünschter Arzneimittelwirkungen nicht ohne Belang. So weisen die Autoren darauf hin, daß in etwa der Hälfte der Fälle die unerwünschten Nebenwirkungen nach Erhöhung der Tranylcypromindosis auftraten.

10.3.3 Behandlung schwerwiegender unerwünschter Arzneimittelwirkungen

Eine erfolgreiche Behandlung einer toxischen Reaktion mit starker Temperaturerhöhung, erhöhtem Muskeltonus, Tachykardie und flacher Atmung nach der Einnahme einer Überdosis Imipramin bei gleichzeitiger Behandlung mit Tranylcypromin beschrieb Peebles-Brown 1985. Die entscheidenden Maßnahmen waren dabei eine Verabreichung des neuromuskulären Blockers Vercuronium sowie aktive Kühlung. Graham et al. (1982) behandelten ihre Patienten mit Chlorpromazin und erzielten eine rasche Besserung der Symptomatik. Als wesentlich wurde dabei die Blockierung der Serotoninrezeptoren angesehen. V. Oefele et al. (1988) berichten über eine Patientin, die unter Behandlung mit 50 mg Tranylcypromin und 25 mg Clomipramin massiven schüttelfrostartigen Tremor, Schwitzen, motorische und innere Unruhe, Mydriasis, 39 °C Körpertemperatur, Somnolenz und Myoklonien entwickelte. Nach Gabe von zunächst 100 mg Dikalium-Chlorazepat und später nochmals 50 mg Dikalium-Chlorazepat bildeten sich die Symptome innerhalb weniger Tage zurück.

10.3.4 Klinische Wirksamkeit

Es wird angenommen, daß Anfang der 60er Jahre Kombinationstherapien trizyklischer Antidepressiva mit MAO-Hemmern etwa 4% bis 5% aller Antidepressiva-Verordnungen darstellten (Marks 1965), obwohl bis zu diesem Zeitpunkt lediglich kasuistische Berichte die Wirksamkeit dieser Therapieform dokumentierten.

Bis heute sind sieben offene und vier kontrollierte Studien über den klinischen Effekt einer Kombinationstherapie veröffentlicht.

Tabelle 3 gibt einen Überblick über die offenen Studien. So untersuchte Sethna (1974) 12 Patienten, deren Zustand sich auf eine Behandlung mit trizyklischen Antidepressiva, MAO-Hemmern und Elektrokrampftherapie nicht gebessert hatte. Nach einer Kombinationsbehandlung mit trizyklischen Antidepressiva und MAO-Hemmern waren neun dieser zwölf Patienten symptomfrei. Dieses Ergebnis veranlaßte Sethna dazu, therapieresistente Depressionen als die primäre Indikation für eine Kombinationstherapie herauszuarbeiten. Winston (1971) konnte bei 16 von 20 auch auf Elektrokrampftherapie therapieresistente depressive Patienten eine Besserung unter einer Kombinationsbehandlung beobachten. Gander (1965) stellte bei 49 von 90 therapieresistenten und Schmauß et al. (1988) bei 64 von 94 therapieresistenten depressiven Patienten sehr gute oder gute Therapieerfolge unter einer Kombinationstherapie trizyklischer Antidepressiva mit Monoaminooxidasehemmern fest.

Tabelle 3. Ergebnis der offenen Studien zur Wirksamkeit einer Kombinationstherapie

Autor	Anzahl der Patienten	sehr gute Besserung	gute Besserung	mäßige Besserung	keine Besserung	wegen UAW abgebrochen
Gander (1965)	90	12	37	13	21	7
Ray (1973)	84		52	30	2	–
Sargant et al. (1966)	73	22	27	14	10	–
Sethna (1974)	12	9	–	3	–	1
Schmauß et al. (1988)	94	29	35	14	16	4
Schuckit et al. (1971)	60	allgemeine Besserung bei allen Patienten				
Winston (1971)	20	7	7	2	4	1

Die Untersuchungen von Ray (1973), Sargant et al. (1966) und Schuckit et al. (1971) hingegen liefern wenig verwertbare Informationen über die Wirksamkeit einer derartigen Behandlungsstrategie bei therapieresistenten Depressionen. So machen weder Ray (1973) noch Sargant et al. (1966) Angaben über die Vorbehandlung der von ihnen untersuchten Patienten. Die Autoren behandelten einen Großteil dieser Patienten darüber hinaus nicht nur mit einer Kombinationstherapie, sondern verabreichten zusätzlich auch eine Elektrokrampf- oder eine Schlafentzugstherapie. Schuckit et al. (1971) berichten über eine Behandlung von 60 depressiven Patienten mit einer Kombinationstherapie, wobei diese Autoren weder die Vorbehandlung noch den Therapieerfolg ausreichend dokumentierten.

Die in einem Großteil der offenen Studien dokumentierte Wirksamkeit einer Kombinationstherapie trizyklischer Antidepressiva mit Monoaminooxidasehemmern wird von verschiedenen kontrollierten klinischen Studien nicht gestützt. So behandelten Davidson et al. (1978) 17 therapieresistente depressive Patienten unter stationären Bedingungen entweder mit einer Elektrokrampftherapie oder mit einer Kombination aus Amitriptylin (bis zu 100 mg/Tag) und Phenelzin (bis zu 45 mg/Tag) und fanden trotz der geringen Fallzahl die Elektrokrampftherapie der Kombinationstherapie mit Antidepressiva überlegen. Als Kritik an dieser Studie ist anzumerken, daß die durchschnittliche Dosis von Amitriptylin mit 71 mg/Tag und Phenelzin mit 34 mg/Tag als zu gering angesehen werden kann. Young et al. (1979) teilten 135 depressive ambulante Patienten unter Doppelblindbedingungen fünf Behandlungsverfahren zu: Isocarboxazid als Monotherapie, Phenelzin als Monotherapie, Trimipramin als Monotherapie, sowie Phenelzin plus Trimipramin und Isocarboxazid plus Trimipramin als Kombinationstherapien. Die Autoren stellten fest, daß Trimipramin als Monotherapie den Kombinationstherapien in der therapeutischen Wirkung überlegen war. White et al. (1980) und Razani et al. (1983) berichten über Untersuchungen an 30 respektive 60 frisch hospitalisierten depressiven Patienten, die über vier Wochen entweder mit einer Monotherapie mit Amitriptylin (bis zu 300 mg/Tag), einer Monotherapie mit Tranylcypromin (bis zu 40 mg/Tag) oder einer Kombinationstherapie mit Amitriptylin (bis zu 150 mg/Tag) und Tranylcypromin (bis zu 20 mg/Tag) behandelt wurden. In beiden Untersuchungen zeigte die Kombinationsbehandlung kein gehäuftes Auftreten von unerwünschten Arzneimittelwirkungen im Vergleich zu den Monotherapien. Der therapeutische Effekt war jedoch in allen drei Behandlungsgruppen gleich.

Bei der Diskussion der Ergebnisse der kontrollierten Untersuchungen im Vergleich zu den offenen Studien ist festzuhalten, daß die Untersuchungen von Young et al. (1979), White et al. (1980) und Razani et al. (1983) nicht bei therapieresistenten Depressionen durchgeführt worden sind. Dies kann als Erklärung dafür angesehen werden, daß in diesen Untersuchungen die Kombinationstherapie sich einer Monotherapie mit trizyklischen Antidepressiva oder einem Monoaminooxidasehemmer als nicht überlegen gezeigt hat. Primäre Indikation für eine Kombinationstherapie trizyklischer Antidepressiva mit Monoaminooxidasehemmern ist zum gegenwärtigen Zeitpunkt jedoch die therapieresistente Depression, bei der sich alternative Behandlungsmethoden als unwirksam gezeigt haben (White u. Simpson 1981).

10.3.5 Abschließende Bemerkungen

Für die klinische Praxis ist zu folgern, daß bei der Behandlung therapieresistenter depressiver Patienten eine Kombinationsbehandlung trizyklischer Antidepressiva mit Monoaminooxidasehemmern in Betracht gezogen werden sollte und – unter bestimmten Kriterien (tyraminarme Diät, Beachtung der Interaktion mit anderen Medikamenten, RR-Kontrollen) – auch sicher durchgeführt werden kann.

Es ist zu empfehlen, ein trizyklisches Antidepressivum wie z. B. Amitriptylin über eine Woche einschleichend bis 100 mg/Tag zu verabreichen, dann 10 mg Tranylcypromin täglich hinzuzugeben. Eine langsame Steigerung dieser Dosierung ist in Ausnahmefällen bis auf 150 mg Amitriptylin und 20 mg Tranylcypromin möglich (Beckmann 1981).

Die sukzessive Kombination zunächst MAO-Hemmer und später trizyklisches Antidepressivum wird von den meisten Klinikern als zu riskant angesehen (Benkert u. Hippius 1986). Vor der Kombination von Tranylcypromin und parenteral verabreichten trizyklischen Antidepressiva ist ebenso wie vor einer Kombination von Tranylcypromin mit Clomipramin oder anderen selektiven Serotonin-wiederaufnahmehemmenden Substanzen dringend zu warnen. Es ist auch darauf hinzuweisen, daß die Kombinationstherapie nur unter klinischen Bedingungen oder durch einen erfahrenen Facharzt durchgeführt werden sollte.

Literatur

Åberg-Wistedt A (1982) A double-blind study of zimelidine, a serotonin uptake inhibitor, and desipramine, a noradrenaline uptake inhibitor, in endogenous depression. I. Clinical findings. Acta Psychiat Scand 66:50–65

Ananth J, Luchins D (1977) A review of combined tricyclic and MAOI therapy. Compr Psychiatr 18:121–134

Ayd FJ jr (1975) Psychotropic drug combinations: good and bad. In: Greenblatt LDJ (ed) Drugs in combination with other therapies. Grune & Stratton, New York, pp 165–188

Babiak J (1961) A case fatality of overdose of a combination of Parnate Tofranil. Can Med Assoc J 85:377–378

Beaumont G (1973) Drug interactions with clomipramine (Anafranil). J Int Med Res 1:480–484

Beckmann H (1981) Die medikamentöse Therapie der Depression. Nervenarzt 52:135–146

Benkert O, Hippius H (1986) Psychiatrische Pharmakotherapie, 4. Aufl. Springer, Berlin Heidelberg New York Tokyo

Bowen LW (1964) Fatal hyperpyrexia with antidepressant drugs. Br Med J 2:1465

Caglieri-Cingolani R, Bencini A (1982) Due case mortali di reazione tossica per associazione di farmace antidepressivi inhibitori delle mono-amino-ossidase e tricyclici. Riv Pat Nerv Ment 103:21–31

Cohen SN, Armstrong MF (1974) Drug interactions: a handbook for clinical use. Williams & Wilkins, Baltimore

Davidson J, McLeod M, Law-Yone B, Linnoila M (1978) A comparison of electroconvulsive therapy and combined phenelzine-amitriptyline in refractory depression. Arch Gen Psychiatr 35:639–642

Davies G (1960) Side effects of phenelzine. Br Med J 2:1019

d'Elia G, Hällström T, Nyström C, Ottosson J-O (1981) Zimelidine vs. maprotiline in depressed outpatients. A preliminary report. Acta Psychiatr Scand 63 [Suppl 290]: 225–235

Emrich HM, Berger M, v. Zerssen D (1986) Differential therapy of the depressive syndrome. In: Adv Pharmacother, vol 2. Karger, Basel, pp 57–64

Gander DR (1967) The clinical value of monoamine oxidase inhibitors and tricyclic antidepressants in combination. In: Garattini S, Dukes MNG (eds) Antidepressant drugs. Excerpta Medica Foundation, Amsterdam

Goldberg RS, Thornton WE (1978) Combined tricyclic-MAOI therapy for refractory depression: a review, with guidelines for appropriate usage. J Clin Pharmacol 18:143–147

Graham PM, Potter JM, Patterson JW (1982) Combination monoamine oxidase inhibitor tricyclic antidepressant interaction. Lancet II:440

Guilmot P, Rucquoy G (1967) Dangers in the too rapid substitution of imipramine for a monoamine oxidase inhibitor and in the combination of nialamine-isoniazid-barbiturates at high dosis in psychiatric therapy. Acta Neurol Belg 67:159–171

Kelly D, Cuirgius W, Frommer E, Mitchell-Heggs N, Sargant W (1970) Treatment of phobic states with antidepressants. Br J Psychiatry 116:387–398

Kupfer DJ, Detre TP (1978) Tricyclic and monoamine oxidase inhibitor antidepressants – clinical use. In: Iversen L, Iversen S, Snyder S (eds) Handbook of Psychopharmacology 14. Plenum Press, New York London, pp 119–232

Lee FI (1961) Imipramine overdosage-report of a fatal case. Br Med J 1:338–339

Lingjaerde O, Bratfos O, Bratlid T, Haug JO (1983) A double blind comparison of zimelidine and desipramine in endogenous depression. Acta Psychiatr Scand 68:22–30

Loveless AH, Maxwell DR (1965) A comparison of the effects of imipramine, trimipramine, and some other drugs in rabbits treated with a monoamine oxidase inhibitor. Br J Pharmacol 25:158–170

Marks J (1965) Interaction involving drugs used in psychiatry. In: Marks J, Pare CMB (eds) The Scientific Basis of Drug Therapy in Psychiatry. Pergamon Press, Oxford, pp 191–201

Marley E, Wozniak KM (1983) Clinical and experimental aspects of interactions between amine oxidase inhibitors and amine reuptake inhibitors. Psychol Med 13:735–749

Murphy DL, Sunderland T, Cohen RM (1984) Monoamine oxidase-inhibiting antidepressants – a clinical update. Psychiatr Clin North Am 7:549–562

Nolen W (1984) Effects of oxaprotiline, fluvoxamine, sleep deprivation, 5-HTP and tranylcypromine in resistant depression. Abstract, 14th CINP Congress, Florence

Nieström C, Hällström T (1987) Comparison between a serotonin and noradrenaline reuptake blocker in the treatment of depressed outpatients. Acta Psychiatr Scand 75:377–382

Oefele K v., Grohmann R, Hippius H, Rüther E (1988) Unerwünschte Arzneimittelwirkungen bei der Kombinationsbehandlung mit trizyklischen Antidepressiva und Monoaminoxidase-Hemmern. Nervenarzt 59:118–123

Pare CMB (1964) Toxicity of psychotropic drugs: side effects and toxic effects of antidepressants. Proc R Soc Med 57:757–778

Pare CMB (1979) Monoamine oxidase inhibitors in resistant depression. Int Pharmacopsychiatr 14:101–109

Pare CMB (1985) The present status of monoamine oxidase inhibitors. Br J Psychiatry 146:576–584

Peebles-Brown AE (1985) Hyperpyrexia following psychotropic drug overdose. Anaesthesia 40:1097–1099

Ponto LB, Perry PJ, Liskow BI, Scaba HH (1977) Drug therapy reviews: Tricyclic antidepressant and monoamine oxidase inhibitor combination therapy. Am J Hosp Pharm 34:955–961

Potter WZ, Calil HM, Extein I, Gold PW, Wehr TA, Goodwin FK (1981) Specific norepinephrine and serotonin uptake inhibitors in man: a crossover study with pharmacokinetic, biochemical, neuroendocrine and behavioral parameters. Acta Psychiatr Scand [Suppl 290]:152–165

Quitkin F, Rifkin A, Klein DF (1979) Monoamine oxidase inhibitors: A review of antidepressant effectiveness. Arch Gen Psychiatry 36:749–760

Rafaelsen OJ, Gjerris A (1986) MAO-inhibitors revisited II: Clinical implications. In: Pichot P, Berner P, Wolf R, Thau K (eds) Psychiatry – The State of Art, vol II, pp 115–120

Ray I (1973) Combinations of antidepressant drugs in the treatment of depressive illness. Can Psychiatr Assoc J 18:399–402

Razani J, White K, White J, Simpson G, Sloane RB, Rebal R, Palmer R (1983) The safety and efficacy of combined amitriptyline and tranylcypromine antidepressant treatment. Arch Gen Psychiatry 40:657–661

Sargant W, Walter CJS, Wright N (1966) New treatment of chronic tension states. Br Med J 1:322–324

Schmauß M, Erfurth A (1989) Indikationen für eine Therapie mit MAO-Hemmern. Psychiatr Praxis 16 [Suppl]:2–6

Schmauß M, Meller I (1989) Die therapieresistente Depression – Ursachen und Behandlungsmöglichkeiten. Psychiatr Praxis 16:101–108

Schmauß M, Kapfhammer HP, Meyr P, Hoff P (1988) Combined MAO-inhibitor and tri(tetra)cyclic antidepressant treatment in therapy resistant depression. Progr Neuro-Psychopharmacol Biol Psychiatr 12:523–532

Schuckit M, Robins E, Feighner J (1971) Tricyclic antidepressants and monoamine oxidase inhibitors. Arch Gen Psychiatry 24:509–514

Sethna ER (1974) A study of refractory cases of depressive illness and their response to combined antidepressant treatment. Br J Psychiatry 124:265–272 (1974)

Sjoqvist F (1965) Psychotropic drugs II: interaction between monoamine oxidase (MAO) inhibitors and other substances. Proc R Soc Med 58:967–978

Spiker DG, Pugh DD (1976) Combining tricyclic and monoamine oxidase inhibitor antidepressants. Arch Gen Psychiatry 33:828–830

Stanley B, Pal WR (1964) Fatal hyperpyrecia with phenelzine and imipramine. Br Med J 2:1011

Teas GA (1981) Toxic delirium resulting from combination antidepressant therapy. Am J Psychiatry 138:1127

Tollefson GD (1983) Monoamine oxidase inhibitors: a review. J Clin Psychiatry 44:280–288

White K, Simpson G (1981) Combined MAOI-tricyclic antidepressant treatment. A reevaluation. J Clin Psychopharmacol 1:264–282

White K, Simpson G (1984) The combined use of MAOIs and Tricyclics. J Clin Psychiatry 45(2):67–69

White K, Simpson G (1985) Should the use of MAO inhibitors be abandoned. Integr Psychiatry 3:34–45

White K, Pistole TA, Boyd J (1980) Combined monoamine oxidase inhibitor tricyclic antidepressant treatment. A pilot study. Am J Psychiatry 137:1422–1425

Winston F (1971) Combined antidepressant therapy. Br J Psychiatry 118:301–304

Young JPR, Lader MH, Hughes WC (1979) Controlled trial of trimipramine, monoamine oxidase inhibitors, and combined treatment in depressed outpatients. Br Med J 2:1315–1317

Zisook S (1985) A clinical overview of monoamine oxidase inhibitors. Psychosomatics 26:240–251

Diskussion zu Vortrag 10

Prof. Dr. B. Woggon
Zahlen aus England bestätigen ja, daß die Kombination von Clomipramin und Tranylcypromin gefährlich ist. Es kam dort bei einer Reihe von Patienten nicht nur zum Studienabbruch, sondern zum Exitus.

Dr. M. Schmauß
Inzwischen gibt es auch pharmakologische Daten, die belegen, daß diese Kombination wohl mit einer erhöhten Nebenwirkungsrate behaftet ist. Nachdem die Ergebnisse dieser Studie bekannt wurden, war diese Kombination an unserer Klinik natürlich obsolet.

Dr. I. M. Wolpert
Herr Schmauss, es wird behauptet, daß zumindest das Amitriptylin eine protektive Wirkung gegen den Tyramin-Effekt – den sogenannten Cheese-Effekt – entfaltet, wenn man mit Amitriptylin vorbehandelt. Trifft das zu? Und wenn ja, wie erklärt man sich diesen protektiven Effekt? Die Kombination wäre dann für Diätzwischenfälle sicherer als die Monotherapie mit einem Monoaminoxidasehemmer.

Dr. M. Schmauß
Soweit ich weiß, führt man diesen protektiven Effekt darauf zurück, daß Amitriptylin auch eine Blockade der histaminergen und der serotonergen Rezeptoren bewirkt.

Dr. A. Delini-Stula
Ich glaube, pharmakologisch gesehen wäre die beste Kombination ein MAO-Hemmer mit Maprotilin oder mit einem selektiven Noradrenalin-Aufnahmehemmer, weil dadurch der Tyraminaufnahme in die noradrenergen Neuronen effektiv vorgebeugt wird. Eine solche Kombination sollte zu keinen tyraminpotenzierenden Effekten führen.

PD Dr. G. Laux
Als Pathomechanismus wird meistens das Serotonin angeschuldigt. In bin mir aber nicht so sicher, ob das wirklich zutrifft. Herr Nolen hat in seiner Untersuchung beispielsweise direkt von 5-Hydroxy-Tryptophan auf den MAO-Hemmer umgestellt.

Dr. A. Delini-Stula
Das war aber eine Umstellung, Herr Laux.

PD Dr. G. Laux
Sicher, aber die letzte Dosis von 5-Hydroxy-Tryptophan wurde abends gegeben. Bei der kurzen Halbwertszeit der Substanz kommen mir daher doch Zweifel.

Dr. A. Delini-Stula
5-Hydroxy-Tryptophan wird innerhalb von nur zwei Stunden abgebaut. Wenn man am nächsten Morgen einen MAO-Hemmer gibt, so braucht die MAO-Hemmung auch ihre Zeit. Eine Kumulation von Serotonin findet also nicht statt, wenn man die Substanzen im zeitlichen Abstand voneinander gibt. Kritisch ist aber die Kombination. In den tödlich verlaufenden Fällen wurden immer beide Präparate zusammen verabreicht.

PD Dr. G. Laux
Amitriptylin, das als Kombinationspartner etabliert und ohne Frage protektiv ist, wirkt aber auch klar antiserotonerg. Insofern glaube ich, daß die anderen zitierten Mechanismen die vielleicht größere Rolle spielen.

Prof. Dr. H. Helmchen
Ich stimme Herrn Laux zu, daß die Rolle des Serotonins in diesem Zusammenhang nicht so eindeutig ist. Denn der Newcastle-Cocktail beispielsweise kombiniert einen MAO-Hemmer mit Lithium und Tryptophan, ohne daß dabei besondere Nebenwirkungen auftreten.

11 Antidepressiv wirksame Zusatzmedikation

W. KISSLING

Wenn man die umfangreiche wissenschaftliche Literatur und die zahlreichen praktischen Therapievorschläge zur Behandlung einer therapieresistenten Depression zusammenfaßt und nur die empirisch ausreichend belegten Behandlungsmethoden berücksichtigt, lassen sich die vorgeschlagenen Strategien im wesentlichen auf die folgenden vier Grundprinzipien zurückführen:

1. Vermeidung einer Pseudotherapieresistenz (z. B. durch Noncompliance, Übersehen einer pharmakogenen oder organischen Depression etc.)
2. Optimale Dosierung der Antidepressiva (Serumspiegel)
3. Wechsel des biochemischen Wirkungsschwerpunkts der Antidepressiva
4. Frühzeitiger Einsatz antidepressiv wirksamer Zusatzbehandlungsmaßnahmen.

Unter Routinebehandlungsbedingungen – vor allem im ambulanten Bereich – wird diesen Behandlungsprinzipien allerdings immer noch zu wenig Rechnung getragen. Nicht wenige der wegen „Therapieresistenz" stationär eingewiesenen Patienten haben die verordneten Antidepressiva überhaupt nicht (Willcox et al. 1965) oder zu niedrig dosiert (Keller et al. 1982) eingenommen bzw. wurden trotz Nonresponse nicht auf ein Antidepressivum mit einem anderen biochemischen Wirkungsschwerpunkt umgesetzt. Auf Einzelheiten dieser drei Punkte wird an anderer Stelle dieses Buches näher eingegangen (s. die Beiträge von Gastpar, Laux und Schmauß).

Auch Punkt 4, der Einsatz antidepressiv wirksamer Zusatzbehandlungsmaßnahmen, ist ein anschauliches Beispiel dafür, wie lange es dauert, bis sich Ergebnisse wissenschaftlicher Therapiestudien in der klinischen Routinebehandlung niederschlagen. Hier gibt es mehrere Zusatzbehandlungsmaßnahmen, deren antidepressive Wirksamkeit seit längerem empirisch gut belegt ist und die dennoch kaum Eingang in die Routinebehandlung gefunden haben. Dies gilt insbesondere für die an anderer Stelle dieses Buches dargestellte partielle Schlafentzugstherapie (Kasper, s. S. 149) bzw. die Zusatzmedikation mit Lithium (Schou, s. S. 115).

Im folgenden soll auf die Wirksamkeitsnachweise sowie die praktische Durchführung einiger weiterer Zusatzbehandlungsmaßnahmen näher eingegangen werden. Diese, in der Regel parallel zu einer fortgeführten Trizyklika-Medikation eingesetzten, Behandlungen können häufig den Wirkungseintritt beschleunigen oder die antidepressive Wirkung der Trizyklika verstärken. Dabei empfiehlt sich ein stufenweises Vorgehen der Art, daß als erste Wahl Behandlungsmaßnahmen zum Einsatz kommen, deren antidepressive Wirksamkeit durch kontrollierte Studien gut belegt ist (s. Tabelle 1). Bei weiterbestehender Nonresponse kommen dann auch jene Zusatzbehandlungsmaßnahmen in Frage, deren antidepressive Wirk-

Tropon-Symposium V
Therapieresistenz unter Antidepressiva-Behandlung
Hrsg. H.-J. Möller
© Springer-Verlag Berlin Heidelberg 1990

Tabelle 1. Antidepressive Zusatzbehandlungen der ersten Wahl

- partieller Schlafentzug
- Schilddrüsenhormone
- Lithium
- Neuroleptika

Tabelle 2. Therapie der letzten Wahl bei Therapieresistenz

	Tagesdosis (Behandlungsdauer)	Wirkungsnachweis (Gegenanzeigen)
Stimulantien (Methylphenidat)	10 – 40 mg (Monate)	ca. 20 Studien (60% Responder) (u.a. Hypertonie, Angina pectoris)
Reserpin	10 mg (2 Tage!)	in 12 Studien 75% Responder (u.a Hypotonie, Asthma, Magenulcera)
Carbamazepin	8 – 1200 mg (Monate)	3 kontr. Studien; ca. 50% Responder (u.a. AV-Block, Leberschaden)
Salbutamol/ Clenbuterol	0,02 – 0,1 mg (1 Monat)	in Einzelfällen wirksam (u.a. Herzerkrankungen, Hypertonie)

samkeit überwiegend nur durch offene Studien bzw. Einzelfallberichte nachgewiesen ist (s. Tabelle 2).

11.1 Schilddrüsenhormone

Die bereits 1958 (Flach et al. 1958) beschriebene antidepressive Wirksamkeit niederdosierter Schilddrüsenhormone ist mittlerweile in über 20 – zur Hälfte kontrollierten – Studien an ca. 400 Patienten nachgewiesen worden. In niederer Dosierung (z. B. 25 – 50 µg T3, z. B. 30 µg Thybon) können diese Hormone als Zusatzmedikation zu trizyklischen Antidepressiva deren Wirkungseintritt beschleunigen (Prange et al. 1976) bzw. bei ca. 65% der Trizyklika-Nonresponder noch eine Besserung herbeiführen (Ogura et al. 1974; Goodwin et al. 1982). Es muß unterstrichen werden, daß es sich hierbei um eine niederdosierte Schilddrüsenhormon-Zusatzmedikation bei *euthyreoten* depressiven Patienten handelt. Eine hypothyreote Stoffwechsellage, die ja auch mit depressiver Symptomatik einhergehen kann, sollte zuerst normalisiert werden, bevor über die Notwendigkeit einer Antidepressivamedikation entschieden wird.

Klinisch relevante Nebenwirkungen sind unter dieser niederdosierten Schilddrüsenhormon-Zusatzmedikation praktisch nicht beobachtet worden. Da der antidepressive Effekt dieser Behandlung in der Regel innerhalb der ersten zwei bis drei Wochen eintritt, kann sie bei Wirkungslosigkeit entsprechend rasch auch wieder abgesetzt werden. Auch im Fall einer Remission der depressiven Symptomatik unter Schilddrüsenhormongabe kann nach vier bis fünf Wochen ein Absetzversuch unternommen werden, ohne daß ein depressives Rezidiv zu erwarten ist (Stein u. Avni 1988).

Ob Schilddrüsenhormone auch in Kombination mit nichttrizyklischen Antidepressiva wirksam sind, ist noch nicht ausreichend untersucht. Einige Einzelfallberichte deuten darauf hin, daß bei therapieresistenten Rapid cyclern ein Behandlungsversuch mit – z. T. hochdosierten – T_3- oder T_4-Gaben noch erfolgversprechend sein kann (Stein u. Avni 1988). Über welchen Wirkmechanismus die Schilddrüsenhormone ihre synergistische antidepressive Wirkung entfalten, ist weitgehend noch ungeklärt, es wird vor allem ein adrenerger Mechanismus diskutiert.

11.2 Neuroleptika

Neuroleptika kommen ebenfalls als Zusatzmedikation zu einer Antidepressivabehandlung in Frage. Dabei muß prinzipiell zwischen der Gabe hochpotenter Neuroleptika bei wahnhaften Depressionen und dem Einsatz niederdosierter, meist trizyklischer Neuroleptika bei therapieresistenten nicht wahnhaften Depressionen unterschieden werden.

Ob durch Neuroleptika depressive Syndrome auch hervorgerufen werden können, muß nach neueren Untersuchungen eher bezweifelt werden (Möller u. v. Zerssen 1986). Diese Studien weisen darauf hin, daß unter Neuroleptikabehandlung auftretende depressive Syndrome z. B. bei schizophrenen Patienten häufig auch vor der Neuroleptikabehandlung schon vorhanden waren und lediglich durch das Abklingen der produktiv-psychotischen Symptome dekuvriert werden. Teilweise werden auch extrapyramidalmotorische Nebenwirkungen der Neuroleptika als depressive Symptome fehlgedeutet.

Die antidepressive Wirksamkeit von niederdosierten trizyklischen Neuroleptika (z. B. 2 mg Flupentixol) ist in ca. 30 kontrollierten und zahlreichen offenen Studien so gut belegt, daß niederdosierte Neuroleptika zu den Zusatzbehandlungen erster Wahl gerechnet werden können.

Flupentixol, das bis jetzt bezüglich antidepressiver Wirkung am besten untersuchte Neuroleptikum, zeigte in 15 kontrollierten und 20 offenen Studien eine gleich starke antidepressive Wirksamkeit wie die als Kontrollsubstanz verwendeten Antidepressiva (Amitriptylin, Nortriptylin, Maprotilin, Mianserin etc.). In einer Dosierung zwischen 1 mg und 3 mg täglich wurde ein rascherer Wirkungseintritt, weniger vegetative Nebenwirkungen und eine ausgeprägtere anxiolytische Wirkung als bei den Antidepressiva beobachtet (Pöldinger u. Sieberns 1983).

Ähnliche Ergebnisse erbrachten die bis jetzt vorliegenden Studien mit Thioridazin (12 kontrollierte Studien, Tagesdosis 20–200 mg), bzw. Chlorprothixen (4 kontrollierte Studien, Tagesdosis 150 – 300 mg). Die Aussagekraft der genannten Studien wird generell dadurch etwas eingeschränkt, daß die diagnostische Zusammensetzung der behandelten depressiven Patienten häufig sehr heterogen war und ein Übergewicht bezüglich leichterer und reaktiver Depressionsformen hatte (Robertson u. Trimble 1982). Ein weiteres methodisches Problem stellt die Trennung eines spezifischen antidepressiven Effekts von unspezifischen anxiolytischen und sedierenden Wirkungen dar.

Bei *wahnhaften* Depressionen ist von Anfang an eine Zusatzmedikation mit hochpotenten Neuroleptika (z. B. 15 mg Haloperidol täglich) indiziert, da die Responserate unter einer Neuroleptika-Trizyklika-Kombination mit 80% deutlich über der Responserate der beiden Monotherapien (35%) liegt (Spiker et al. 1985). Nicht zuletzt wegen der hohen Suizidrate bei wahnhaften Depressionen sollte mit dem Einsatz der nach wie vor wirksamsten Behandlungsmethode, der Elektrokrampfbehandlung, nicht zu lange gezögert werden (s. a. den Beitrag Dietzfelbinger, S. 167).

11.3 Therapie der letzten Wahl

Wenn sich eine zweifelsfrei diagnostizierte endogene Depression trotz ausreichend hoch dosierter Behandlung mit mehreren trizyklischen Antidepressiva unterschiedlichen biochemischen Wirkungsschwerpunkts nicht bessert und auch die auf S. 140–141 beschriebenen Routinezusatzbehandlungsmaßnahmen wie Schlafentzug, Lithium, Schilddrüsenhormone und Neuroleptika keine ausreichende Besserung bewirken konnten, kommen die in Tabelle 2 zusammengefaßten Behandlungsmöglichkeiten in Frage. Die antidepressive Wirksamkeit dieser Behandlungen ist meist nur durch offene Studien oder Einzelfalldarstellungen belegt, bzw. die wenigen kontrollierten Studien kommen zu keinem eindeutigen Ergebnis. Der Einsatz dieser Behandlungsstrategien erscheint dann gerechtfertigt, wenn alle Standardbehandlungen wirkungslos geblieben sind und die therapeutische Alternative nur darin bestünde, den seit vielen Monaten an seiner Depression leidenden Patienten ohne Behandlung sich selbst zu überlassen. Alternativ käme an diesem Punkt auch das vorübergehende Absetzen aller Psychopharmaka oder die Wiederholung eines bereits erfolglos absolvierten Behandlungsprinzips in Frage.

Psychostimulantien wie Metamphetamin (Pervitin) oder Methylphenidat (Ritalin) haben eine gewisse antidepressive Wirksamkeit, die im Falle einer persistierenden Therapieresistenz ausgenützt werden kann. Insgesamt liegen die Ergebnisse von 10 kontrollierten und einer gleichen Anzahl offener Studien an ca. 700 Patienten vor, die überwiegend bereits in den sechziger Jahren durchgeführt wurden und aus verschiedenen methodischen Gründen nur bedingt aussagekräftig sind (Chiarello u. Cole 1987). So handelt es sich um eine häufig sehr heterogene Patientenpopulation mit reaktiven, neurotischen und endogenen Depressionen, über deren Therapieresistenz selten genauere Angaben vorliegen.

In etwa der Hälfte der kontrollierten Studien konnte eine antidepressive Wirkung der Psychostimulantien nachgewiesen werden, in den offenen Studien besserten sich ca. 60% der Patienten. Die Behandlung, z. B. mit Methylphenidat (Ritalin) wurde in einer Dosierung von 10 bis 40 mg täglich durchgeführt. Die letzte Tagesdosis sollte nicht nach 16 Uhr eingenommen werden, weil sonst Schlafstörungen zu erwarten sind. In der Regel wurde die Behandlung einige Monate lang durchgeführt, ohne daß eine Toleranzentwicklung, Abhängigkeitserscheinungen oder ein Rezidiv nach Absetzen beobachtet wurden.

Die Verträglichkeit wird generell als gut beschrieben. Insbesondere auch Alterspatienten und Patienten, bei denen medizinische Kontraindikation gegen eine Trizyklika-Behandlung bestehen, sollen die Behandlung mit Methylphenidat gut vertragen. Mögliche Nebenwirkungen sind Tachykardie, Schlaflosigkeit, Diarrhoe, Gewichtsabnahme und Blutdruckerhöhung, letztere insbesondere bei einer Kombination mit Trizyklika. Bei langfristiger und höher dosierter Einnahme können paranoid-halluzinatorische Syndrome auftreten. Da die antidepressive Wirkung der Psychostimulantien in der Regel sehr rasch eintritt, kann ein Behandlungsversuch mit diesen Substanzen bei Nonresponse spätestens nach zwei bis drei Wochen wieder beendet werden.

Als Wirkmechanismus wird für Metamphetamin eine präsynaptische Dopaminfreisetzung, für Methylphenidat eine präsynaptische Dopamin-Wiederaufnahmehemmung angegeben (McMillen 1983).

Reserpin hat als *kurzzeitige* (!) *Zusatz*medikationen bei Trizyklika-Nonrespondern ebenfalls eine gewisse antidepressive Wirksamkeit, die bisher in 9 offenen und 3 kontrollierten Studien (Price et al. 1987) an insgesamt weniger als 100 depressiven Patienten untersucht wurde. Bei ca. 3/4 der Patienten wurde eine antidepressive Response beobachtet, die meist innerhalb von ein bis zwei Tagen auftrat. Für eine gesicherte Bewertung reicht die Zahl der Studien noch nicht aus. Vor allem bei therapieresistenten Depressionen gibt es auch negative Studienergebnisse (Amsterdam u. Berwish 1987; Price et al. 1987). Reserpin wurde meist *2 Tage lang* verabreicht (täglich zweimal 5 mg i. m.). Nennenswerte Nebenwirkungen sind unter dieser Behandlung nicht aufgetreten. Als Wirkmechanismus käme eine synergistische Wirkung in Frage, d. h. unter Reserpineinfluß aus den präsynaptischen Vesikeln entleerte biogene Amine würden auf postsynaptische Rezeptoren treffen, die durch chronische Trizyklikawirkung in ihrer Empfindlichkeit bereits gesteigert sind.

Carbamazepin hat außer seiner bekannten antiepileptischen auch eine antimanische und phasenprophylaktische Wirksamkeit (Emrich 1987). Einige wenige Studien mit bis jetzt noch sehr geringen Fallzahlen deuten darauf hin, daß Carbamazepin möglicherweise auch eine gewisse antidepressive Wirkung hat, die sich in Einzelfällen auch bei Trizyklika-Nonrespondern zeigen ließ (Raptis et al. 1989; Prasad 1985; Ballenger 1988). Dosierung, therapeutischer Blutspiegelbereich und Nebenwirkungen sind die gleichen wie bei der antiepileptischen Behandlung. Die antidepressive Wirkung tritt in der Regel innerhalb von 1 – 2 Wochen ein, bipolare Depressionen scheinen besser anzusprechen. Der biochemische Wirkmechanismus dieser den Trizyklika sehr ähnlichen Substanz ist weitgehend noch ungeklärt, es werden vor allem GABAerge und dopaminerge Mechanismen vermutet.

Clenbuterol bzw. das oral schlechter resorbierbare Salbutamol, beides β-Rezeptor-Agonisten, haben ebenfalls in Einzelfällen eine antidepressive Wirkung, die bis zum Auslösen manischer Phasen gehen kann (Jungkunz u. Dieterle 1986). Da die empirischen Belege für die antidepressive Wirksamkeit dieser Substanzen sich auf wenige Einzelfallberichte beschränken, sollten sie nur beim Versagen aller anderen, besser untersuchten Behandlungsmethoden angewandt werden. Es wurden Dosierungen von 0,02 mg bis 0,1 mg täglich gegeben. Als Nebenwirkungen sind Tachykardie, Tremor, Unruhe sowie das Auslösen von Manien und die Verstärkung depressiver Wahnideen beschrieben.

Die große Zahl der beschriebenen Zusatzbehandlungsverfahren unterstreicht, daß auch bei längerer Therapieresistenz noch weitere Behandlungsverfahren zur Verfügung stehen und auch bei diesen Patienten kein Anlaß für therapeutische Resignation besteht. Die systematische Ordnung aller Behandlungsmöglichkeiten

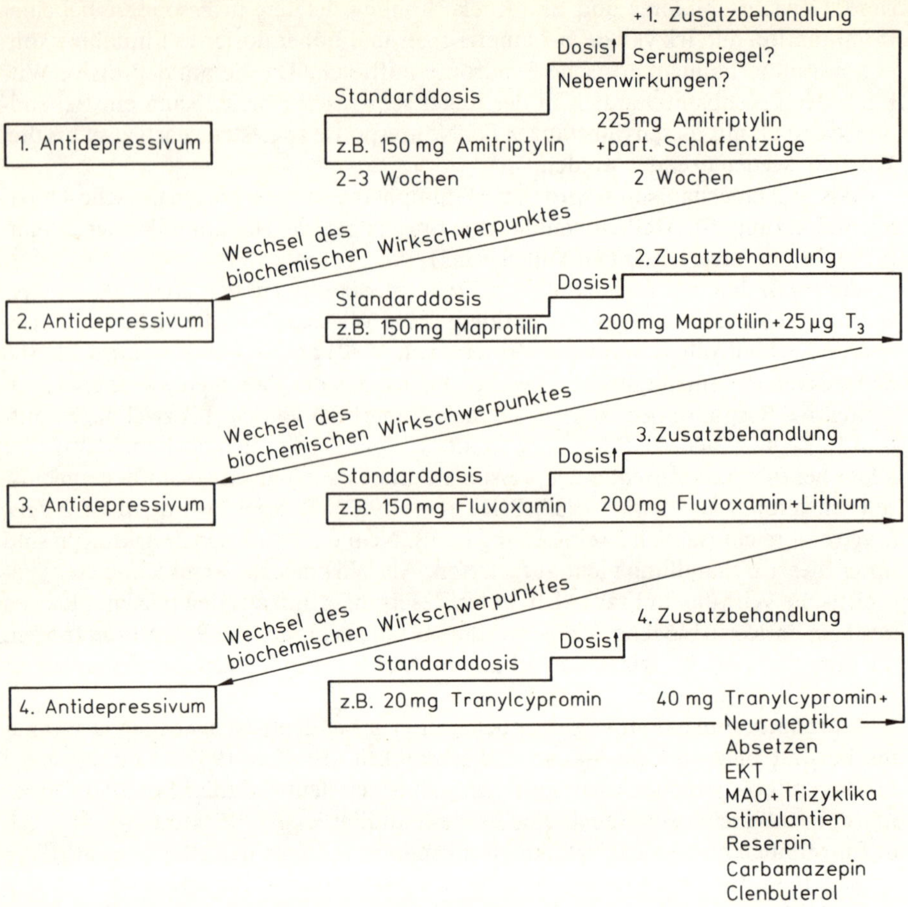

Abb. 1. Stufenplan für die medikamentöse Depressionsbehandlung

in einem Stufenplan (s. Abb. 1) kann zur Übersichtlichkeit dieser oft langwierigen Therapieverläufe beitragen, die Wahl des jeweils nächsten Behandlungsschrittes erleichtern und verhindern, daß bereits erfolglos absolvierte Behandlungsprinzipien wiederholt werden.

Angesichts der zunehmenden klinischen Relevanz therapieresistenter Depressionen wäre es wünschenswert, die Wirksamkeit der empirisch noch weniger gut belegten Zusatzbehandlungen bald durch weitere kontrollierte Studien zu untersuchen. Häufig läßt sich jedoch die Ausbildung einer chronischen Therapieresistenz schon durch sorgfältige Beachtung der eingangs aufgeführten vier Grundprinzipien vermeiden, so daß auf die weniger gut untersuchten Behandlungsmöglichkeiten gar nicht zurückgegriffen werden muß.

Literatur

Amsterdam JD, Berwish N (1987) Treatment of refractory depression with combination reserpine and tricyclic antidepressant therapy. J Clin Psychopharmacol 7:238–242

Ballenger JC (1988) The clinical use of carbamazepine in affective disorders. J Clin Psychiatry 39 [Suppl 4]:13–19

Chiarello RJ, Cole JO (1987) The use of psychostimulants in general psychiatry. Arch Gen Psychiatry 44:286–295

Emrich HM (1987) Die Wirkung von Carbamazepin bei affektiven und schizoaffektiven Psychosen. In: Burchard J (Hrsg) Behandlung mit Carbamazepin in Psychiatrie und Neurologie. Münchner Wissenschaftliche Publikationen, München, S 79–88

Flach FF, Celian CI, Rawson RW (1958) Treatment of psychiatric disorders with triiodothyronine. Am J Psychiatry 114:841–842

Goodwin FK, Prange AJ Jr, Post RM, Muscettola G, Lipton MA et al. (1982) Potentiation of antidepressant effects by L-triiodothyronine in tricyclic nonresponders. Am J Psychiatry 139:34–38

Jungkunz G, Dieterle D (1986) Provokation von Manien durch den Betaadrenorezeptor-Agonisten Clenbuterol. Psycho 12:405–407

Keller MB, Klerman GL, Lavori PW, Fawcett JA, Coryell W, Endicott J (1982) Treatment received by depressed patients. JAMA 248:1848–1855

McMillen BA (1983) CNS stimulants: two distinct mechanisms of action for amphetamine-like drugs. Trends Pharmacol Sci 4:429–432

Möller HJ, Zerssen D v. (1986) Der Verlauf schizophrener Psychosen unter den gegenwärtigen Behandlungsbedingungen. Springer, Berlin Heidelberg New York Tokyo

Pöldinger W, Sieberns S (1983) Depression-inducing and antidepressive effects of neuroleptics. Neuropsychobiology 10:131–136

Ogura C, Okuma T, Uchida Y, Imai S, Yogi H, Sunami Y (1974) Combined thyroid (triiodothyronine)-tricyclic antidepressant treatment in depressive states. Folia Psychiatr Neurol Jap 28:179–186

Prange AJ Jr, Wilson IC, Breese GR, Lipton MA (1976) Hormonal alteration of imipramine response: a review. In: Sachar EJ (ed) Hormones, behavior, and psychopathology. Raven Press, New York

Prasad AJ (1985) Efficacy of carbamazepine as an antidepressant in chronic resistant depressives. J Indian Med Assoc 83:235–237

Price LH, Charney DS, Heninger GR (1987) Reserpine augmentation of desipramine in refractory depression: clinical and neurobiological effects. Psychopharmacology 92:431–437

Raptis C, Emrich HM, Stoll K-D (1989) Antidepressive Wirkungen von Carbamazepin. In: Müller-Oerlinghausen B (Hrsg) Carbamazepin in der Psychiatrie. Thieme, Stuttgart New York

Robertson MM, Trimble MR (1982) Major tranquilisers used as antidepressants. A review. J Affect Dis 4:173–193

Spiker DG, Weiss JC, Dealy RS, Griffin SJ, Hanin I, Neill JF, Perel JM, Rossi AJ, Soloff PH (1985) The pharmacological treatment of delusional depression. Am J Psychiatry 142:4309–4360

Stein D, Avni J (1988) Thyroid hormones in the treatment of affective disorders. Acta Psychiatr Scand 77:623–636

Willcox DRC, Gillan R, Hare EH (1965) Do psychiatric out-patients take their drugs? Br Med J 2:790–792

Diskussion zu Vortrag 11

Prof. Dr. M. Schou

Es hat mich erstaunt, daß Sie, ebenso wie Herr Möller am Anfang des Symposiums, die Elektrokrampftherapie als Ultimum refugium betrachten. Persönlich würde ich ihr eine viel höhere Priorität einräumen.

Dr. W. Kissling

Dann bin ich wohl mißverstanden worden. Ich habe die Elektrokrampftherapie zusammen mit dem Schlafentzug zu den Routinebehandlungsmaßnahmen gezählt. Dennoch ist es eine Therapie zweiter Wahl, allerdings aus vielen nichtmedizinischen Gründen. Ich stimme Ihnen völlig zu: Von der Datenlage her, wenn man nichtmedizinische Gründe außer acht läßt, muß man die EKT – insbesondere bei Therapieresistenz und bei wahnhafter Depression – eindeutig als Therapie erster Wahl einstufen.

Prof. Dr. H.-J. Möller

Die Situation ist hier leider anders als in Dänemark. In der öffentlichen Meinung genießt die Elektrokrampftherapie kein besonders gutes Ansehen.

Prof. Dr. A. Marneros

Herr Kissling, habe ich Sie richtig verstanden, daß bei Anwendung von Reserpin 75 Prozent der therapieresistenten Patienten, die in diesen 12 Studien behandelt worden sind, gut respondiert haben?

Dr. W. Kissling

Erstens waren fast alle dieser Untersuchungen nur offene Studien, zweitens handelte es sich nicht nur um therapieresistente Depressionen. Ich habe das nicht genau auseinandergerechnet, aber ich möchte hinter die Zahl ein ganz großes Fragezeichen setzen. Es handelte sich um nicht kontrollierte Studien mit insgesamt etwa hundert Patienten. Ich werte das nur als Indiz, daß hier für verzweifelte Fälle noch eine Substanz zur Verfügung steht.

Prof. Dr. H.-J. Möller

Die spezielle Wirksamkeit bei Antidepressiva-Nonrespondern wurde in dieser Darstellung allerdings nicht differenziert.

Dr. Burchard

Es gibt ja hypothyreote depressive Patienten, denen L-Thyroxin ohnehin guttut. Aber es gibt auch hyperthyreote und Grenzbefunde, wo eine Schilddrüsentherapie eigentlich angezeigt ist, obwohl die Werte fast euthyreot sind. Bestehen Ausschlußkriterien für eine Behandlung mit L-Thyroxin oder anderen Schilddrüsenhormonen? Wurde in diesen Studien die Hormonlage der Patienten geprüft?

Dr. W. Kissling
Die Hormonlage ist geprüft worden. Bei allen besseren Studien gehörte eine euthyreote Stoffwechsellage zu den Aufnahmekriterien. Ich gehe davon aus, daß ein hyperthyreoter Patient nicht mit Schilddrüsenhormonen behandelt werden sollte. Als Indikation würde ich demnach euthyreote oder hypothyreote therapieresistente Depressive ansehen.

Dr. Burchard
Würden Sie mir zustimmen, daß es für hyperthyreote Patienten gefährlich wäre, noch Thyroxin zusätzlich zu bekommen?

Dr. W. Kissling
Natürlich.

Dr. A. Rohde
Sie haben die Opiumkur nicht mehr mit aufgeführt. Sehen Sie darin keine Behandlungsmöglichkeit mehr?

Dr. W. Kissling
Die Opiumkur erscheint mir noch problematischer als Amphetamin – wiederum nicht zuletzt aus „politischen“ Gründen, ebenso wie die EKT. Nach der Datenlage ist diese Therapie vielleicht gar nicht so schlecht zu beurteilen. Als letzte Wahl halte ich sie daher auch noch für gerechtfertigt.

Dr. E. Fähndrich
Ich habe bis jetzt immer gedacht, Thyroxin sei antidepressiv nur bei Frauen wirksam. Trifft das nicht zu?

Dr. W. Kissling
Wenn man alle Studien zusammenzählt, kann man das so nicht sagen.

Dr. Hennemann
Ist 5-Hydroxy-Tryptophan liquorgängig? Bei der Therapie von Myoklonien hat man festgestellt, daß 5-Hydroxy-Tryptophan unwirksam ist, wenn man nicht den Carboxylasehemmer Benserazid dazugibt. Daraus hat man geschlossen, daß es nicht liquorgängig ist. Vielleicht wäre also eine bessere Wirkung zu erwarten, wenn man Benserazid oder ein Analogon dazugibt.

Dr. W. Kissling
Die Frage kann ich nicht beantworten. Die antidepressive Wirksamkeit von 5-Hydroxy-Tryptophan bei schweren Depressionen ist aber in kontrollierten Studien nicht nachgewiesen worden. Die Wirksamkeit bei leichten Depressionen möchte ich mit einem Fragezeichen versehen.

Dr. P. Baumann
Es gibt durchaus Studien, die sprechen für einen antidepressiven Effekt von 5-Hydroxy-Tryptophan. Benserazid gibt man lediglich dazu, damit die Substanz nicht peripher abgebaut wird. Aber 5-Hydroxy-Tryptophan geht auf jeden Fall ins Hirn. Das haben wir tierexperimentell schon vor dreißig Jahren gezeigt.

Dr. Reinbold
L-Tryptophan geht lediglich zu einem Prozent ins Gehirn. 98 Prozent werden durch die Leber peripher abgebaut.

Dr. Heininger
Wie beurteilen Sie in diesem Zusammenhang die Lichttherapie?

Dr. S. Kasper
Bei endogenen Depressionen ist die Datenlage meines Wissens noch etwas mager. Bei nichtsaisonalen Depressionen wurde es meiner Kenntnis nach bis jetzt noch nicht geprüft. Saisonal abhängige Depressionen, die eventuell als therapieresistent verkannt werden, sind beispielsweise eine Indikation.

Dr. E. Fähndrich
Aus der Berliner Klinik wurde in Nürnberg eine Studie vorgestellt, die dafür spricht, gerade bei nichtsaisonalen Depressionen eine Lichttherapie durchzuführen. Wenn ich mich richtig erinnere, dann waren die Erfolge nicht überwältigend, aber sie waren vorhanden.

Prof. Dr. H. Helmchen
Es ist zwar ein Effekt nachgewiesen worden, aber der paßt nirgendwo recht hinein. Ich kann ihn nicht erklären. Es ist eine signifikante Besserung geringen Ausmaßes sowohl unter einer Lichttherapie von mehr als 2500 Lux als auch unter der von uns als Plazebokontrolle genutzten Dimlight-Therapie mit 50 Lux festzustellen. Beide lichttherapeutischen Anwendungen haben in einem kontrollierten Design den gleichen Abfall der Depressivität ergeben. Man könnte also sagen, auch bei Hochlux-Behandlung handelt es sich um einen Plazebo-Effekt. Einige humorale Werte sprechen etwas dagegen. Denn in beiden Patientengruppen haben sich Veränderungen im serotonergen System ergeben. So daß für mich diese Befunde zunächst einmal nicht recht interpretierbar sind.

Prof. Dr. M.L. Rao
Diese Studie enthielt 22 Patienten. Die Lichtbehandlung dauerte 8 Tage lang morgens je zwei Stunden. Bei den mit Weißlicht behandelten Patienten fiel der Hamilton-Depressions-Score von anfänglich 20 nach der Lichttherapie auf etwa 14. Bei den mit Rotlicht therapierten Patienten lag der Eingangs-Hamilton-Score im Durchschnitt bei 19 und fiel auf etwa 17. Die Abnahme der Hamilton-Scores korrelierte bei den mit Weißlicht behandelten Patienten hochsignifikant mit der Zunahme der mittleren Tages-Serotoninwerte.

Prof. Dr. B. Woggon
Um beurteilen zu können, ob es Plazebo-Effekte sein könnten, müßte man wissen, wie die Response-Rate war. Der Abfall der Hamilton-Scores allein besagt allein noch nicht so sehr viel.

12 Schlafentzugstherapie – eine Chance bei Antidepressiva-Nonresponse?

S. Kasper

12.1 Einleitung

Im Zusammenhang mit der nicht-pharmakologischen Behandlung depressiver Syndrome wurden verschiedene Veränderungen des Schlaf-Wach-Rhythmus beschrieben (zur Übersicht: Kuhs u. Tölle 1986). Dabei ist hervorhebenswert, daß für alle der dabei aufgeführten Formen, außer der des partiellen Schlafentzugs der ersten Hälfte der Nacht, eine antidepressive Wirksamkeit belegt werden konnte. Die einzelnen therapeutischen Veränderungen des Schlaf-Wach-Rhythmus sind in Tabelle 1 dargestellt. Die am meisten angewandte und am besten untersuchteste Methode ist der totale Schlafentzug, bei der der Patient angehalten wird, die gesamte Nacht und den darauffolgenden Tag wach zu bleiben (36–40 Std.). Beim partiellen Schlafentzug der ersten Hälfte der Nacht, ist der Patient z. B. bis 2 Uhr morgens wach und schläft anschließend. Beim partiellen Schlafentzug der 2. Hälfte der Nacht kann dahingegen der Patient von z. B. 21 Uhr abends bis 2 Uhr morgens schlafen und wird anschließend angehalten wach zu bleiben. Weiterhin wird noch die selektive Unterdrückung des REM-Schlafes (Vogel et al. 1968, 1980) sowie die „Phase-Advance"-Therapie (Wehr et al. 1979; Sack et al. 1985; Souetre et al. 1987) als eine mögliche therapeutische Veränderung des Schlaf-Wach-Rhythmus beschrieben. Bei der Phase-Advance-Therapie ist die Schlafperiode über einen längeren Zeitraum (z. B. 2 Wochen) im Tagesrhythmus vorverschoben, d. h. der Patient schläft z. B. von 18 Uhr abends bis 2 Uhr morgens und ist anschließend wach. Die Phase-Advance-Therapie kann daher als eine kontinuierlich fortgesetzte partielle Schlafentzugsbehandlung der 2. Hälfte der Nacht angesehen werden. Während die Phase-Advance-Therapie und die REM-Deprivation nur in Forschungszentren untersucht wurde, hat sowohl der totale Schlafentzug (TSE) als auch der partielle Schlafentzug der 2. Hälfte der Nacht (PSE) Eingang in die klinische Praxis gefunden. Man kann bei der einmaligen Anwendung der beiden letzten Methoden eine Responserate von etwa 60% am ersten Tag nach SE finden (Kasper 1990a). Die therapeutischen Erfolge beim wiederholten SE sind in Tabelle 8 sowie in Kapitel 12.6 dargestellt.

Tabelle 1. Schlafentzugstherapien bei Depressionen

Totaler Schlafentzug
Partieller Schlafentzug (1. Hälfte)
Partieller Schlafentzug (2. Hälfte)
„Phase-Advance" der Schlafperiode
REM-Deprivation

Tropon-Symposium V
Therapieresistenz unter Antidepressiva-Behandlung
Hrsg. H.-J. Möller
© Springer-Verlag Berlin Heidelberg 1990

Tabelle 2. Wirkmechanismen des therapeutischen Schlafentzugs[a]

–	Placeboeffekt (intensive Behandlung)
	Psychologischer Effekt („Selbstbestrafung")
–	Unspezifischer Streß
–	Resynchronisation eines biologischen Rhythmus
	Kein Schlaf in der sog. „Kritischen Phase"
	„Phase Advance"-Hypothese
–	Verhinderung des „depressiogenen" REM-Schlafes
–	Erniedrigung der Körperkerntemperatur
–	Vermehrte hypothalamisch-hypophysäre Aktivität
–	Veränderung monoaminerger Stoffwechselwege

[a] Nähere Beschreibung siehe Text

Der therapeutische Effekt des Schlafentzugs (SE) gab immer wieder Anregung zur Diskussion verschiedener Wirkmechanismen. Die verschiedenen Theorien sind in Tabelle 2 zusammengestellt. Während ein Plazebo-Effekt, der aufgrund der vermehrten Zuwendung während des SE auftreten könnte, als möglicher Wirkmechanismus weitgehend ausgeschlossen wurde (Buddberg u. Dittrich 1978), sehen van den Burg und van den Hoodakker (1975) eine mögliche hypothetische Erklärung der therapeutischen Wirksamkeit des SE in der Erniedrigung des Arousal-Niveaus. Die Phase-Advance-Hypothese (Phasenvorverlagerung) geht von der Vorstellung aus, daß der therapeutische Effekt des SE dadurch entfaltet wird, daß die Patienten in einer sogenannten „kritischen Phase" nicht schlafen (Wehr u. Wirz-Justice 1981). Diese kritische Phase ergibt sich aufgrund der Autoren dadurch, daß bei den Patienten ein Rhythmus (z. B. der Temperaturrhythmus) gegenüber dem Schlaf-Wach-Zyklus vorverschoben ist. Die Untersuchungen von Vogel et al. (1968, 1980) konnten zeigen, daß eine Unterdrückung der REM-Schlaf-Produktion antidepressiv wirkt, wobei die Unterdrückung des REM-Schlafes durch eine Verstärkung der aminergen Aktivität therapeutisch wirksam sein soll. Da der therapeutische SE ein energieverbrauchender Eingriff ist und da Responder auf den therapeutischen SE höhere nächtliche Körperkerntemperaturen aufweisen, (Gerner et al. 1979; Elsenga u. van den Hoofdakker 1988), wurde die Veränderung des Energiehaushaltes im Zusammenhang mit dem antidepressiven Effekt des therapeutischen SE diskutiert (Wehr et al. 1988; Kasper et al. 1989). Weiterhin haben vereinzelte Studien auch erkennen lassen, daß die Veränderungen der hypothalamisch-hypophysären Aktivität, der monoaminergen Stoffwechselwege sowie elektrophysiologische Parameter für den therapeutischen Effekt der SE von Bedeutung sein können (Post et al. 1976; Matussek et al. 1974; Gerner et al. 1979; Sack et al. 1988 b; Kasper et al. 1988 a, b; Wiegand et al. 1988). Obwohl diese verschiedenen Erklärungsansätze zum Teil interessante Zusammenhänge aufzeigen, müssen sie als vorläufig angesehen werden, da sie zum Teil unvollständige oder sogar widersprüchliche Ergebnisse beinhalten.

12.2 Untersuchungen über den antidepressiven Effekt des Therapeutischen Schlafentzuges bei Antidepressiva-Nonresponse

In Tabelle 3 sind die verschiedenen Untersuchungen dargestellt, die sich mit dem Effekt des SE bei Antidepressiva-Nonresponse auseinandergesetzt haben. Es handelt sich dabei um durchwegs offene Studien, in die meist nur wenige Patienten eingeschlossen wurden, und ähnlich wie bei einem Großteil der rein pharmakologischen Studien bei Antidepressiva-Nonresponse (Möller et al. 1988) liegen keine operationalisierten Kriterien zur Definition der Therapie-Nonresponse vor.

Pflug und Tölle (1971) wiesen erstmals darauf hin, daß der SE sowohl im akuten Stadium einer depressiven Erkrankung als auch bei länger anhaltenden thymoleptikaresistenten Depressionszuständen angewandt werden kann. Die Autoren heben hervor, daß der SE ihrer Erfahrung nach eine ähnliche Indikation wie die Elektrokrampftherapie (EKT) aufweist und daß der SE im Gegensatz zu der EKT den Vorteil hat, daß es sich dabei um eine physiologische, den Organismus nicht wesentlich belastende therapeutische Maßnahme handelt. Zu einem ähnlichen Er-

Tabelle 3. Untersuchungen über den Effekt des therapeutischen Schlafentzugs bei Antidepressiva-Nonresponse

Autoren	Design	Ergebnis
Pflug u. Tölle (1971)	Diskussion	SE ähnliche Indikation wie EKT
Lit (1973)	offen (n = 10)	SE ähnliche Indikation wie EKT
Bahnji u. Roy (1975)	offen (n = 39)	Ansprechen auf die Kombination von Antidepressiva (Trizyklika, MAO-Hemmer) und wiederholten TSE (2 – 14) bei Resistenz auf Antidepressiva und/oder EKT
Van Scheyen (1977)	offen (n = 29)	68% – 70% der Patienten sprechen auf die Kombination von Antidepressiva (Amitryptilin, Clomipramin) und wiederholten TSE (2 – 14) an, auch wenn sie sowohl auf Antidepressiva und auf EKT refraktär waren
Sack et al. (1985)	offen (n = 4)	„Phase-Advance-Therapie“ + gleichzeitige Medikation (Trazodon, Imipramin, Chlorgylin, Phenelzin)
Dessauer et al. (1985)	offen (n = 18)	Wiederholter PSE (5 ×) + Trizyklische Antidepressiva. 38% der Patienten vollständige Remission bzw. Symptomfreiheit
Sidorowicz (1976) Wasik u. Puchalka (1978) Manthey et al. (1983) Zimanova u. Voijtechowsky (1974)		Hinweise für das Ansprechen auf einmalige bzw. wiederholte SE bei Antidepressiva-Nonresponse. Potenzierung des therapeutischen Effekts der Antidepressiva

SE: therapeutischer Schlafentzug; *TSE*: totaler Schlafentzug; *PSE*: partieller Schlafentzug; *EKT*: Elektrokrampftherapie

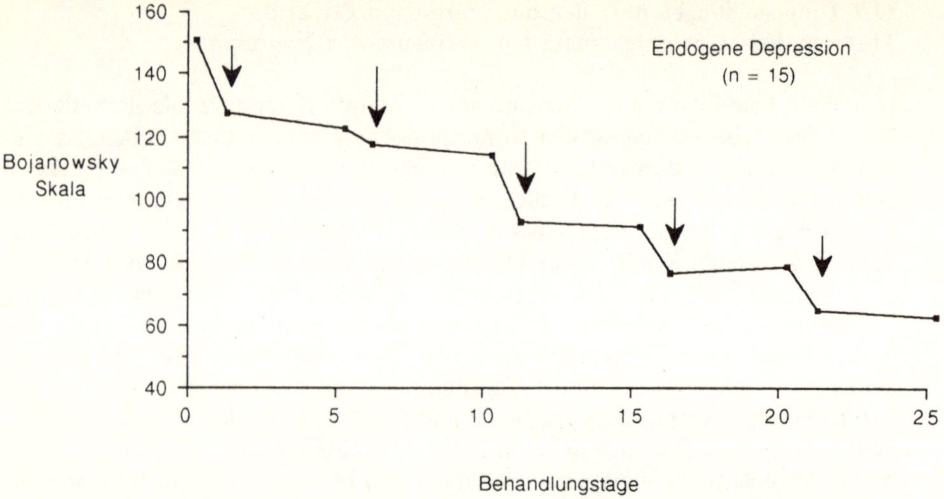

Abb. 1. Wiederholter Schlafentzug bei Resistenz auf Antidepressiva. Partieller Schlafentzug plus gleichzeitige Gabe von trizyklischen Antidepressiva bei 18 Patienten mit einer endogenen Depression (nach: Dessauer et al. 1985). Die Pfeile zeigen die Zeitpunkte der Schlafentzüge an

gebnis kommt Lit (1973) anhand einer offenen Studie von 10 Patienten mit einer endogenen Depression. Bahnji und Roy (1975) fanden bei einem Teil ihrer endogen depressiven Patienten (n = 39), daß diese auf eine Serie von TSE und der gleichzeitigen Anwendung von Antidepressiva (Trizyklika, MAO-Hemmer) auch dann ansprachen, wenn bereits eine Resistenz auf Antidepressiva und/oder EKT bestand. Sehr günstige Ergebnisse der Kombinationsbehandlung von einer Serie von TSE und gleichzeitiger Gabe von Antidepressiva (Amitriptylin, Clomipramin) berichtet auch van Scheyen (1977) bei 29 endogen depressiven Patienten. Er fand, daß 68% der Patienten, die auf Antidepressiva refraktär waren, gut auf diese Kombinationsbehandlung ansprachen. In dieser Untersuchung zeigten 70% der Patienten auch einen therapeutischen Effekt wenn sie sowohl auf Antidepressiva als auch auf EKT refraktär waren. Dessauer et al. (1985) wiederholten einen partiellen Schlafentzug unter antidepressiver Medikation (Trizyklika) fünfmal in einem Abstand von jeweils 5 Tagen und konnten bei 38% der Patienten (n = 18) eine vollständige Remission bzw. Symptomfreiheit erreichen. Im Gruppenmittelwert kam es zu einem treppenförmigen Abfall der Depressionssymptomatik wie auch in Abb. 1 anhand der Bojanowsky-Skala graphisch dargestellt ist. Ähnlich günstige Hinweise auf das Ansprechen des einmaligen oder wiederholten SE mit und ohne antidepressiver Medikation bei Antidepressiva-Nonresponse werden auch von Zimanova u. Voitechowsky (1979), Sidorowicz (1976), Wasik u. Puchalka (1978), sowie Manthey et al. (1983) berichtet. Es ist bemerkenswert, daß keine negativen Studien vorliegen, die die fehlende Effektivität des SE bei Antidepressiva-Nonresponse darstellen.

Eine Phasenvorverschiebung des Schlaf-Wach-Rhythmus (Phase-Advance-Therapie) wurde bei Patienten, die auf eine vorangegangene antidepressive Medikation nur ungenügend ansprachen, von Sack et al. (1985) therapeutisch eingesetzt. Dabei wurde über einen Zeitraum von 14 Tagen der Schlaf-Wach-Rhythmus derart vorverschoben, daß die Patienten von 18 Uhr abends bis 2 Uhr morgens schliefen und dann die folgende Zeit bis um 18 Uhr abends wach waren. Unter dieser Behandlung zeigte sich bei den in dieser Arbeit dargestellten 4 Patienten eine graduelle Besserung bis hin zu einem euthymen Zustand. Alle Patienten erhielten während dieser Zeit auch die zuvor gegebene antidepressive Medikation (Trazodon, Imipramin, Chlogylin, Phenelzin), die sich jedoch in der alleinigen Gabe ohne das Phase-Advance-Arrangement als ungenügend erwiesen hatte. Bei diesen Patienten wurde dann nach dieser 14 Tage andauernden Vorverschiebung des Schlaf-Wach-Rhythmus der Rhythmus wieder langsam (täglich um eine halbe Stunde) in Richtung der normalen Zeiteinteilung zurückverschoben, bis wieder ein Schlafmuster von 23 Uhr abends bis 7 Uhr morgens erreicht war. Da diese Therapieform doch mit einem höheren personellen und organisatorischen Aufwand verbunden ist, wird sie wohl weniger praktische Verbreitung finden wie etwa die wiederholten totalen oder partiellen Schlafentzüge.

12.3 Schlafentzug und Elektrokrampftherapie bei Antidepressiva-Nonresponse

Pflug und Tölle (1971) haben darauf hingewiesen, daß aufgrund ihrer klinischen Erfahrungen für den SE eine ähnliche Indikationsstellung besteht, wie auch für die Elektrokrampftherapie (EKT). Verschiedene Untersuchungen sind der Frage nachgegangen, inwiefern der SE nach einer erfolglosen EKT effektiv eingesetzt werden kann, oder auch ob sich die EKT nach einer erfolglosen SE-Behandlung als therapeutisch günstig auswirkt. Van Scheyen (1977) fand, daß die Kombinationsbehandlung von wiederholten TSE und Antidepressiva auch noch bei mehr als der Hälfte der Patienten effektiv war, die weder auf Antidepressiva alleine noch auf EKT ansprachen. Zu ähnlichen Ergebnissen kommen auch Bahnji und Roy (1975), die bei 10 Patienten mit einer endogenen Depression fanden, daß eine Serie von TSE und eine gleichzeitige antidepressive Medikation auch dann eine therapeutische Wirksamkeit entfaltete, obwohl eine Resistenz auf die EKT bestand. Kvist und Kirkegaard (1980) fanden im umgekehrten Fall, daß die EKT nicht erfolgreich war, wenn sich der SE als erfolglos herausstellte. Die Autoren schlossen daraus, daß deshalb der EKT und dem SE ein gleicher Wirkmechanismus zugrunde liegen müsse. Diese Annahme wird jedoch aufgrund der Daten von Larsen et al. (1976) nicht gestützt, da diese Gruppe fand, daß die EKT auch bei den Patienten erfolgreich war, die sowohl auf SE angesprochen haben oder auch nicht. Aufgrund dieser vorwiegend anekdotischen und zum Teil widersprüchlichen Ergebnisse ist es deutlich, daß kontrollierte Untersuchungen wünschenswert sind, bei denen der Therapieerfolg bei thymoleptikaresistenten Patienten entweder nach einer Serie von SE oder EKT-Behandlung evaluiert wird.

12.4 Therapeutischer Schlafentzug und vorangegangene aktuelle Episodendauer, klinische und hormonelle Befunde

In einer eigenen Untersuchung wurde der Frage, in welchem Zusammenhang der akute Effekt des therapeutischen SE mit der Nonresponse auf Antidepressiva

Tabelle 4. Klinische und demographische Daten der untersuchten Patienten

Anzahl	n = 103
Diagnose	Endogene Depression (ICD-9) Typische Depression (DSM-III) 97 UP, 6 BP
Newcastle-Skala	6,0 ± 2,3
Alter (Jahre)	52,1 ± 13,4
Geschlecht	74 Frauen, 29 Männer
Dauer der Erkrankung (Jahre)	7,7 ± 8,7
Phasenzahl	2,5 ± 2,4
Auswaschphase (Tage)	6,2 ± 3,2
Totaler Schlafentzug	40 Stunden
Dauer der aktuellen Beschwerden (Tage)[a]	107 ± 89 (14 – 386 Tage)

[a] bzw. Episodendauer bis zur Krankenhausaufnahme bzw. Durchführung des totalen Schlafentzugs

steht bei insgesamt 103 Patienten, bei denen die Diagnose einer Typischen Depression nach DSM-III und die einer endogenen Depression nach ICD-9 gestellt werden konnte, nachgegangen. Bei diesen Patienten lagen u.a. standardisierte anamnestische Daten hinsichtlich der aktuellen Episodendauer sowie der Art der medikamentösen Vorbehandlung vor. Alle Patienten waren mit Antidepressiva vorbehandelt worden und die aktuelle Episodendauer variierte zwischen 14 und 386 Tagen. Unmittelbar nach der Krankenhausaufnahme und nach einer Auswaschphase der Medikamente (6,2 ± 3,2 Tage) wurde ein totaler Schlafentzug durchgeführt. Die klinischen und demographischen Daten dieser untersuchten Patientengruppe sind in Tabelle 4 dargestellt.

Die Problematik der Definition der Therapie-Nonresponse wurde bereits an anderer Stelle ausführlich diskutiert (Marneros u. Deister 1990). In der dargestellten Untersuchung wurde die Klassifizierung hinsichtlich der Response auf Antidepressiva in keinem prospektiv-standardisierten Design erhoben, so daß die Identifizierung der Gruppe der auf Antidepressiva resistenten Patienten nach folgenden Überlegungen retrospektiv anhand der Unterlagen erfolgte. Da alle Patienten mit einem ausgeprägten depressiven Syndrom zur Aufnahme kamen und mit Antidepressiva vorbehandelt waren, kann man davon ausgehen, daß die Gruppe der Patienten, die bereits über einen längeren Zeitraum erkrankt war und mit Antidepressiva behandelt wurde, der Gruppe entspricht, die auf Antidepressiva refraktär ist. Die Gesamtgruppe wurde daher sowohl hinsichtlich des Medians der aktuellen Episodendauer (Episodendauer kleiner bzw. größer als 100 Tage) als auch hinsichtlich von Extremgruppen der aktuellen Episodendauer (kurze Episodendauer: 14 – 30 Tage vs. lange Episodendauer 135 – 386 Tage) aufgeteilt. Neben dem Aspekt, daß dadurch eine Aufteilung in akut erkrankte bzw. chronifizierte Depressionen erfolgte, spielt u.a. sicherlich auch das Hilfesuchverhalten der Patienten (Svendsen 1952) eine Rolle, das den Zeitpunkt der Krankenhausaufnahme mitbestimmt hat. Während die Gesamtgruppe der Patienten eine 33%ige Besserung der Tagesmittelwerte des Summenscors der modifizierten Hamilton-Depressions-Skala (Kasper et al. 1988c) aufwies, konnten durch die Aufteilung in eine Gruppe mit einer kurzen Episodendauer (n = 51, bzw. n = 24 in der Extremgruppe) und einer langen Episodendauer (n = 52, bzw. n = 24 in der Extremgruppe)

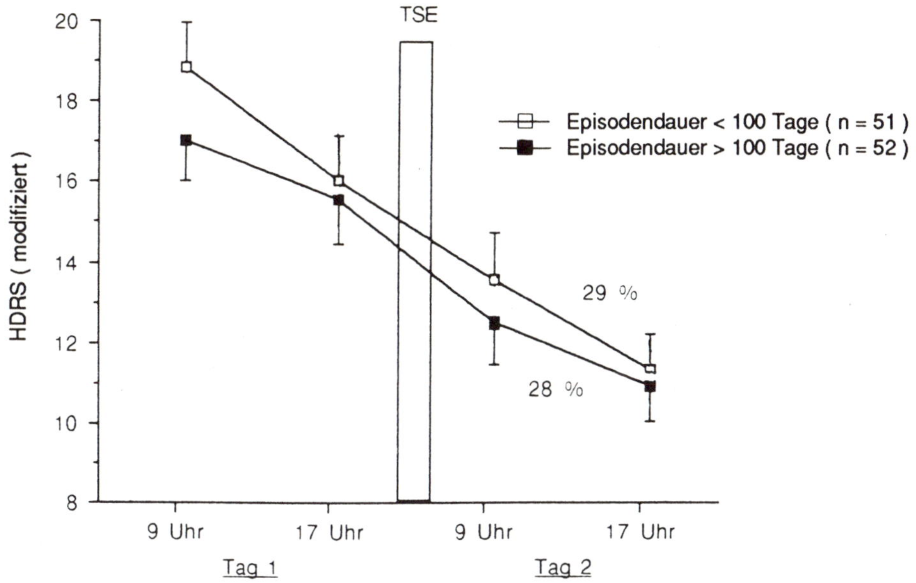

Abb. 2. Ergebnisse des therapeutischen Schlafentzugs bei 2 Gruppen von depressiven Patienten (Major Depression bzw. Endogene Depression) mit einer aktuell vorangegangenen Episodendauer, die kürzer oder länger als 100 Tage betrug. Bei der Gruppe der Patienten mit einer Episodendauer von weniger als 100 Tagen zeigt sich eine 29%ige Besserung der Tagesmitteldifferenz des Summenskores der modifizierten Hamilton-Depressionsskala und bei der Gruppe mit einer Episodendauer von länger als 100 Tagen eine Besserung der Tagesmitteldifferenz von 28%. HDRS (modifiziert): Summenskore der Hamilton-Depressionsskala ohne den Items 4, 5, 6 sowie 16 und 18

keine Unterschiede in der Reagibilität auf den TSE herausgearbeitet werden. Aus Abb. 2 kann man den parallelen Verlauf der HDRS-Werte bei beiden Gruppen erkennen, wobei die Gruppe mit einer kurzen Episodendauer eine Tagesmitteldifferenz von 29% (Extremgruppe: 25%) und die mit einer langen Episodendauer eine Tagesmitteldifferenz der HDRS-Werte von 28% (Extremgruppe: 29%) aufwies. Diese Ergebnisse lassen erkennen, daß sowohl die Akuität als wahrscheinlich auch die vorangegangene Response auf Antidepressiva in keinem signifikanten Zusammenhang mit dem Ansprechen auf den therapeutischen Effekt des totalen Schlafentzugs steht, wie bereits von Larsen et al. (1976) vermerkt wurde.

Bei depressiven Erkrankungen wurden mehrfach Veränderungen der Schilddrüsenhormone beschrieben (zur Übersicht: Prange et al. 1987). In Abb. 3 sind die zirkadianen Thyreotropin-Profile (TSH) von gesunden Kontrollen und von Patienten mit der Diagnose einer Major Depression (DSM-III-R) dargestellt. Die stündlichen Blutentnahmen erfolgten dabei sowohl während einer Nacht, in der die Patienten schliefen (Basalnacht), während des Tages und auch anschließend während einer durchgewachten Nacht (SE-Nacht) (modifiziert nach: Sack et al. 1988b). Dabei ist deutlich, daß TSH einen nächtlichen Anstieg zeigt, der insbesondere bei den gesunden Kontrollen in der Schlafentzugs-Nacht akzentuiert ist. Der bei Gesunden gefundene Anstieg während der SE-Nacht gegenüber der Basalnacht kann jedoch bei der Gruppe der Patienten mit einer „Major Depression“

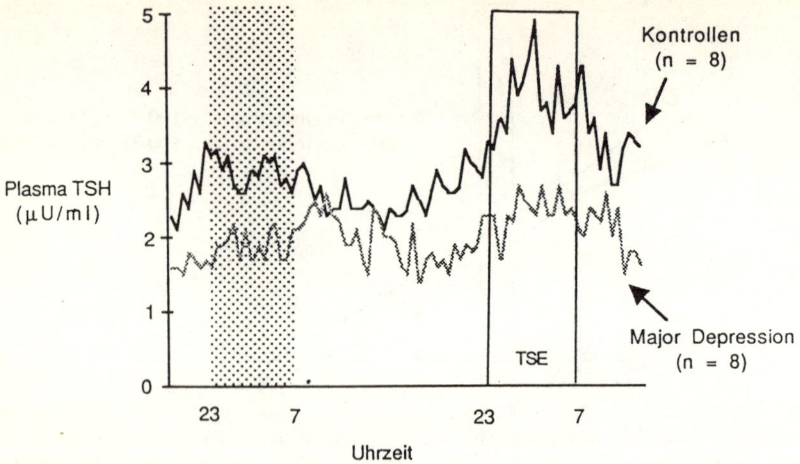

Abb. 3. Zirkadiane Profile von Thyreotropin (TSH) bei gesunden Kontrollen und bei Patienten mit einer Major Depression (DMS-III-R). Die punktierte Fläche zeigt eine Nacht an, in der die Probanden bzw. Patienten schliefen und das offene Viereck zeigt eine Schlafentzugsnacht an. TSE = totaler Schlafentzug (modifiziert nach Sack et al. 1988b)

nicht in dem gleichen Ausmaß dargestellt werden. Da die TSH-Werte in der SE-Nacht gegenüber der Basalnacht ansteigen und da in der SE-Nacht die Unterschiede zwischen den depressiven Patienten und den gesunden Kontrollen deutlicher hervortreten – als während der Basalnacht und während des Tages – kann der therapeutische Schlafentzug als physiologische Stimulationsmethode des TSH-Profils angesehen werden.

In Abb. 4. sind die Differenzwerte der nächtlichen TSH-Sekretion (SE-Nacht minus Basalnacht dividiert durch SE-Nacht mal 100) eines Teiles der Patienten dargestellt, deren psychopathologischer Verlauf unter SE bereits oben beschrieben wurde (d.h. mit einer kurzen bzw. langen Episodendauer). Wie bereits erwähnt, sind die Patienten mit einer langen Episodendauer wahrscheinlich der Gruppe von Patienten zuzuordnen, die auf Antidepressiva refraktär sind, während dies wahrscheinlich für die Gruppe mit einer kurzen Episodendauer nicht zutrifft. Bei 23 Patienten mit einer kurzen Episodendauer und bei 14 Patienten mit einer langen Episodendauer wurden um 2 Uhr morgens Blutproben zur TSH-Bestimmung sowohl während der Basalnacht als auch während der SE-Nacht entnommen. Als Vergleichswerte dienten die Werte von 13 gesunden Kontrollen, die diesen Patienten nach Altersklassen angeglichen waren. Es zeigte sich, daß die gesunden Kontrollen, wie auch aus dem zirkadianen TSH-Profil von Sack et al. (1988b) entnommen werden kann, den deutlichsten Anstieg der TSH-Werte (65%) aufwiesen. Die Patienten mit einer kurzen Episodendauer wiesen einen signifikant geringeren Anstieg von 42% auf und die Patienten mit einer langen Episodendauer ließen keinen Anstieg und im Gegensatz dazu sogar niedrigere Werte während der SE-Nacht (verglichen mit der Basalnacht) erkennen. Da in dieser Untersuchung die TSH-Werte nur punktuell entnommen wurden, muß man eine gewisse Ungenauigkeit des tatsächlichen Ausmaßes des TSH-Anstieges annehmen.

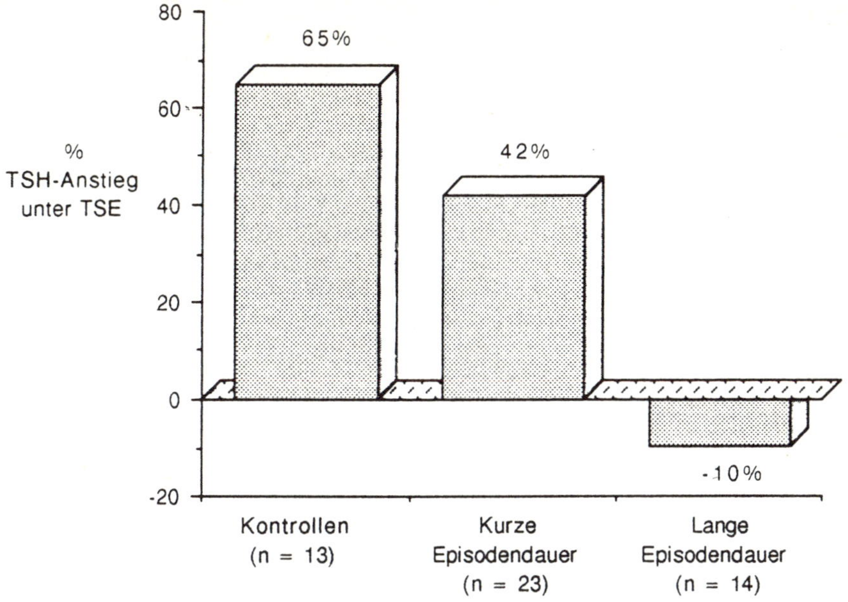

Abb. 4. TSH-Anstieg unter Schlafentzug (verglichen mit der Nacht, in der die Probanden bzw. Patienten schliefen) bei Patienten mit einer typischen Depression (DMS-III) mit einer kurzen bzw. langen Episodendauer (kleiner bzw. größer als 100 Tage) verglichen mit gesunden Kontrollen, die nach Altersklassen angeglichen wurden

Tabelle 5. Nächtliche Hormonwerte (Gruppenmittelwerte, Blutentnahmen 2 Uhr morgens) bei Patienten mit einer kurzen und langen Episodendauer bis zur Durchführung des totalen Schlafentzugs sowie bei gesunden Kontrollen

	Kontrollen (n = 13)			Kurze Episodendauer (n = 28)			Lange Episodendauer (n = 18)		
	BL	TSE	%	BL	TSE	%	BL	TSE	%
TSH (µg/ml)	2,4	3,9	63%	1,23	1,66	35%	1,62	1,61	–1%
f-T3 (pg/ml)	1,3	2,0	54%	1,71	1,95	14%	2,12	2,46	16%
f-T4 (ng/dl)	1,0	1,1	10%	0,95	0,97	1%	0,89	0,98	10%
Cortisol (µg/dl)	5,0	7,7	54%	9,6	12,7	32%	9,0	13,1	46%
Prolaktin (ng/ml)	12,8	6,7	–48%	22,6	11,5	–49%	22,8	11,0	–52%
Melatonin (pg/ml)	90,1	63,8	–29%	46,1	47,6	3%	47,4	44,5	–6%

BL: Baseline Nacht; *TSE*: Nacht während des totalen Schlafentzugs; %: Prozentuelle Veränderung zwischen Baseline und Schlafentzugsnacht; *TSH*: Thyreotropin; f-T3, f-T4: freies Trijod- und Tetrajodthyronin

Der Unterschied zwischen der Patienten- und Kontrollgruppe ist jedoch in Übereinstimmung mit dem zirkadianen TSH-Profil, das in der Untersuchung von Sack et al. (1988b) gefunden wurde, so daß diese Unschärfe als insgesamt gering eingeschätzt werden kann. Da die Gruppe mit der langen Episodendauer auch mit der Gruppe der auf Antidepressiva resistenten Patienten gleichgesetzt wurde, mag von Bedeutung sein, daß gerade für diese Gruppe empfohlen wurde, den therapeutischen Effekt der Antidepressiva durch eine T-3-Substitution zu potenzieren (Prange et al. 1969; Goodwin et al. 1982). In Tabelle 5 sind weitere hormonelle Parameter dargestellt, die ebenfalls um 2 Uhr morgens entnommen wurden und es zeigte sich, daß nur das TSH die auffälligsten Veränderungen zwischen der Gruppe mit einer kurzen und langen Episodendauer aufweist.

12.5 Ansprechen auf den therapeutischen Schlafentzug und Erfolg der nachfolgenden antidepressiven Medikation

Verschiedene Untersuchungen haben auf die prädiktiven Eigenschaften des SE hingewiesen. Während 2 Studien (Wirz-Justice et al. 1976; Fähndrich 1983) erkennen lassen, daß das Ansprechen auf den therapeutischen Schlafentzug einen günstigen Therapieerfolg auf die nachfolgende Behandlung mit einem Medikament anzeigt, das die serotonergen Stoffwechselwege potenziert (Clomipramin), konnte dies durch andere Studien jedoch nicht eindeutig bestätigt werden (Amin 1978; Wirz-Justice et al. 1979; Höchli et al. 1986; Kasper et al. 1990b). Wirz-Justice et al. (1979) stellen diesen Ergebnissen die Erfahrung gegenüber, daß das Ansprechen auf den therapeutischen SE eher ein unspezifisch positiver Prädiktor für die nachfolgende antidepressive Behandlung ist, unabhängig von dem Wirkmechanismus der dabei verwendeten Antidepressiva.

Die Frage, inwiefern die Besserung unter einer medikamentösen antidepressiven Therapie (Dauer 4–6 Wochen) in einem signifikanten Zusammenhang mit dem initialen Ansprechen auf TSE (Tag-1-Response) steht, haben wir an 52 medikamentenfreien Patienten, bei denen die Diagnose einer typischen Depression nach DSM-III und die einer endogenen Depression nach ICD-9 gestellt werden konnte, überprüft. Dadurch kann von einem anderen Blickwinkel aus auch zu der Frage der Effektivität des TSE bei Antidepressiva-Nonresponse Stellung genommen werden. Die Patienten wurden über den Zeitraum von 4–6 Wochen mit unterschiedlichen Antidepressiva behandelt und die dabei erreichte Response wurde dahingehend beurteilt, ob eine mindestens 50%ige Abnahme im Summenscore der Hamilton-Depressions-Skala auftrat. Wie aus Abb. 5 zu entnehmen ist, zeigten aufgrund dieser Gruppenzuordnung die Therapie-Responder (n = 25) nach 4- bis 6-wöchiger antidepressiver Behandlung im Mittel eine 71%ige Besserung, während die Gruppe der Therapie-Nonresponder (n = 27) im Mittel eine Besserung von 32% aufwies. Bei beiden Gruppen war jedoch vor dieser Therapie ein vergleichbarer antidepressiver Erfolg des TSE zu verzeichnen (Tag-1-Response 33% bzw. 31%). Dieses Ergebnis weist darauf hin, daß das initiale Ansprechen auf den therapeutischen SE keine Vorhersage für die nachfolgende Effektivität der antidepressiven Medikation zuläßt. In einer Doppelblindstudie konnten wir ebenfalls (Kasper et al. 1990b) nicht bestätigen, daß die Befindlichkeit am 1. Tag

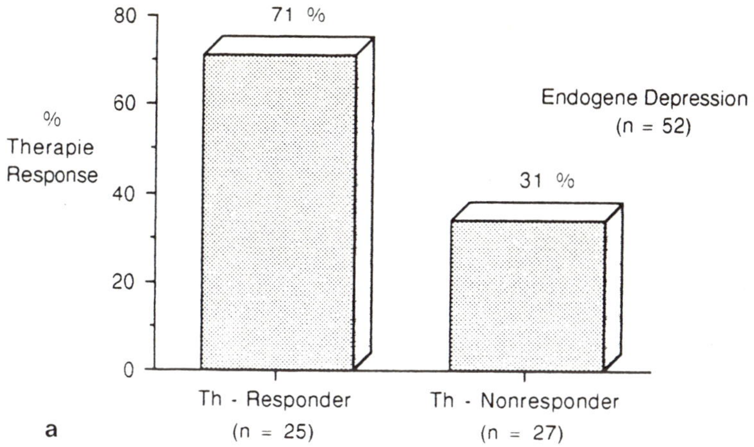

a

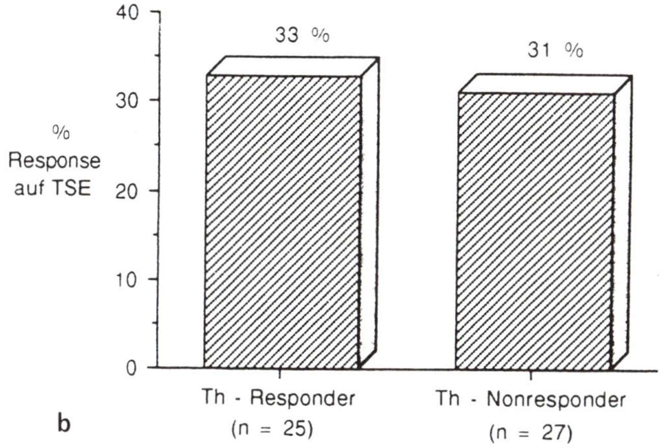

b

Abb. 5. Der Effekt des therapeutischen Schlafentzugs bei Patienten mit einer endogenen Depression, die auf eine nachfolgende medikamentöse Therapie (4–6 Wochen) entweder angesprochen haben oder nicht (Therapieresponder bzw. Nonresponder; Th-Responder, Th-Nonresponder). TSE = totaler Schlafentzug

nach TSE (Tag-1-Response) in einem eindeutigen Zusammenhang mit dem nachfolgenden Ansprechen auf die subchronische Gabe einer spezifischen antidepressiven Medikation mit einem eher serotonergen bzw. noradrenergen Wirkmechanismus steht. Für das Ansprechen am 2. Tage nach SE (Tag-2-Response) konnte in der letztgenannten Untersuchung jedoch ein robuster Zusammenhang mit der nachfolgenden Maprotilingabe gefunden werden, d. h. Patienten mit einem positiven Ansprechen am 2. Tag nach TSE zeigten einen guten therapeutischen Erfolg nach 4-wöchiger Maprotilingabe. Bei dieser Untersuchung wurde die antidepressive Medikation am Abend nach dem TSE begonnen, so daß der Response am 2. Tag nach TSE bereits durch diesen Effekt mitbeeinflußt war.

Tabelle 6. Akuter Effekt des therapeutischen Schlafentzugs. Einfluß der antidepressiven Medikation; Literaturübersicht

Medikamenten Status	Anzahl der Resp./Nonresp.	% Responder
Medikamentenfrei >2 Wochen	50/34	59,5%
Medikamentenfrei <2 Wochen	218/194	52,9%
Unter Medikation	295/222	57,1%
Nicht erwähnt	79/43	64,8%

Resp./Nonresp.: auf den therapeutischen Schlafentzug

Tabelle 7. Guter therapeutischer Erfolg des einmaligen Schlafentzugs während einer antidepressiv-medikamentösen Behandlung

Art der Studie	Antidepressivum
Offene Studien	Antidepressivum
Pflug u. Tölle (1971)	Amitriptylin
Loosen et al. (1976)	Clomipramin
Svendsen (1976)	Verschiedene AD
Pflug (1976)	Amitriptylin
Van Scheyen (1977)	Clomipramin
Philipp (1978)	Lofepramin, Lithium
Dessauer (1985)	Verschiedene AD
Fähndrich (1985)	Amitriptylin
Holsboer-Trachsler (1986)	Verschiedene AD
Ettmeier et al. (1989)	Amitriptylin
Doppel-Blind-Studien	
Elsenga u. v. d. Hoofdakker (1983)	Clomipramin vs. Placebo
Baxter et al. (1986)	Lithium vs. Placebo
Kasper et al. (1990b)	Fluvoxamin vs. Maprotilin

AD: Antidepressiva

12.6 Der Effekt des einmaligen und wiederholten Schlafentzugs mit und ohne antidepressiver Medikation

Da das Ansprechen auf den therapeutischen Schlafentzug nicht von der vorangegangenen Response auf Antidepressiva abzuhängen scheint, und bei der Antidepressiva-Nonresponse die kombinierte Behandlung von wiederholten SE unter der gleichzeitigen Gabe von Antidepressiva empfohlen wird, soll hier nochmals auf den Effekt des einmaligen und wiederholten Schlafentzugs mit und ohne gleichzeitiger antidepressiver Medikation eingegangen werden.

Die Literaturübersicht der Studien, bei denen der akute Effekt des therapeutischen SE bei Patienten evaluiert wurde, die entweder medikamentenfrei waren oder unter antidepressiver Medikation standen, läßt erkennen, daß für den akuten

Tabelle 8. Ergebnisse zum therapeutischen Effekt des wiederholten Schlafentzugs

Medikamentenstatus	Anzahl der SE	Abstände[a] (Tage)	Anzahl der Pat.	Gebessert[b]
Medikamentenfrei				
Pflug u. Tölle (1971)	2	7	1	1
v. d. Burg u. v. d. Hoofdakker (1976)	2	2	10	0
Wehr et al. (1979)	Phase Adv.	–	–	–
Kvist u. Kirkegaard (1980)	>3	3–4	28	8
Zander et al. (1981)	6	1–4	11	5
Manthey et al. (1983)	6 (PSE)	3–4	6	sign
Wehr et al. (1985)	2	7	5	sign
Sôuetre et al. (1987)	Phase Adv.	–	5	4
Sack et al. (1988)	2 (PSE)	0	16	10
Mit Antidepressiva				
Pflug (1972)	2–5	unregelm	6	6
Bhanji u. Roy (1975)	2–14	7	19	11
Pflug (1976)	3–7	1–7	2	2
Svendsen (1976)	2–6	3–7	35	23
Larsen (1976)	3–9	3–4	8	5
van Scheyen (1977)	2–14	3–4	29	20
Christodoulou et al. (1978)	10	7	1	1
Waldmann et al. (1979)	2– >5 (PSE)	unregelm	34	21
Papadimitriou et al. (1981)	>5	7	9	5
v. Bemmel u. v. d. Hoofdakker (1981)	4	1–4[c]	10	sign
Fähndrich (1981)	2–10	7	32	n. b.
Elsenga u. v. d. Hoofdakker (1982)	3	1–4	10	sign[d]
Sack et al. (1985)	Phase Adv.	–	4	4
Dessauer et al. (1985)	5 (PSE)	5	18	7
Holsboer-Trachsler et al. (1986)	3 (PSE)	1	30	17
Ettmeier et al. (1989)	6	3–4	15	sign
Kasper et al. (1990a)	2	7	41	sign

[a] Abstände in Tagen zwischen den Schlafentzügen
[b] Nach Ansicht der Autoren nach Abschluß der SE Serie gebesserte Patienten, gemeint ist nicht Remissionsstabilität
[c] Anschließend an 2 TSE wurde ein partieller Schlafentzug durchgeführt, um den Rückfall zu verhindern
[d] Signifikant besser als die Kombination TSE und Placebo oder Clomipramin alleine
PSE: Partieller Schlafentzug der 2. Hälfte der Nacht (Schilgen u. Tölle 1981); *SE*: Schlafentzug; *Phase Adv.*: Phase Advance Therapie (Wehr et al. 1979; Sack et al. 1985); *unregelm.*: Abstände zwischen den SE wurden unregelmäßig angewandt; *sign.*: Signifikanter Abfall der Mittelwerte im Vergleich zur Ausgangssituation vor Behandlung

Effekt des SE (Tag-1-Response) kein Unterschied dahingehend erhoben werden kann, ob ein Patient mehr oder weniger als 2 Wochen medikamentenfrei ist bzw. ob er aktuell während der SE-Nacht unter einer psychotropen Medikation steht (s. Tabelle 6). In Tabelle 7 sind die offenen und Doppelblindstudien dargestellt, bei denen der SE während einer antidepressiv-medikamentösen Behandlung angewandt wurde. Diese Studien zeigen, daß zwar der Akuteffekt am Tag nach SE unter antidepressiver Medikation unbeeinflußt bleibt, daß jedoch in den Tagen danach kein so deutlicher Rückfall zu erkennen ist wie er ohne eine antidepressive Behandlung zu erwarten wäre. Diese Annahme wird vorwiegend aufgrund der

Doppelblindstudien gestützt, aus denen hervorgeht, daß sowohl Clomipramin als auch Lithium den Rückfall gegenüber Plazebo signifikant verhindern konnten. In der Untersuchung von Kasper et al. (1990b) wurden 2 Antidepressiva mit 2 unterschiedlichen Wirkprinzipien (Fluvoxamin bzw. Maprotilin) untersucht. Dabei zeigte sich, daß Fluvoxamin, im Gegensatz zu Maprotilin, jedoch ähnlich wie Lithium und Clomipramin, einen Rückfall am 2. Tag nach TSE verhindern konnte. Am 3. Tag nach TSE unterschieden sich jedoch diese beiden Gruppen nicht mehr signifikant.

In Tabelle 8 sind die Ergebnisse der Einzelfallbeschreibung bzw. Studien beim wiederholten Schlafentzug dargestellt, der entweder mit oder ohne gleichzeitiger antidepressiver Medikation angewandt wurde. Man kann erkennen, daß ohne gleichzeitiger psychotroper Medikation meist nur eine geringe Anzahl von SE und meist auch in einer geringen Fallzahl von Patienten durchgeführt wurde. Die Responserate lag bei diesen Studien nicht sehr hoch (Kvist u. Kirkegaard 1980; Zander et al. 1981). Höhere Besserungsraten wurden dahingegen erreicht, wenn die SE unter gleichzeitiger antidepressiver Medikation angewandt wurden (Bhanji u. Roy 1975; Svendsen 1976; Waldmann et al. 1979; Holsboer-Trachsler et al. 1986). Der Vorteil der kombinierten Behandlung von SE und Antidepressiva wird auch durch die einzige Doppelblindstudie dieser Art, die von Elsenga u. van den Hoofdakker (1982) durchgeführt wurde, unterstützt. Aus dieser Arbeit kann entnommen werden, daß viermalig wiederholte TSE (pro Woche 2 TSE) in Kombination mit Clomipramin der gleichen TSE-Anordnung mit Plazebo signifikant überlegen waren. Einzelne Untersuchungen (Bhanji u. Roy 1975; Van Scheyen 1977; Dessauer et al. 1985; Sack et al. 1985), weisen darüber hinaus darauf hin, daß bei therapieresistenten Depressionen noch sehr günstige Ergebnisse durch die kombinierte Gabe von wiederholten SE, bzw. der Phase-Advance-Therapie und der gleichzeitigen Gabe von Antidepressiva erzielt werden können.

12.7 Schlußbemerkung

Die vorgelegten Ergebnisse lassen erkennen, daß der therapeutische Effekt des SE nicht durch das Ansprechen auf die vorangegangene antidepressive Medikation und auch nicht durch die Akuität der Depression bestimmt wird. Aufgrund der dargestellten, durchwegs offen geführten Studien, kann man davon ausgehen, daß bei Antidepressiva-Nonresponse eine Kombination von wiederholten SE unter der gleichzeitigen Gabe von Antidepressiva günstig zu sein scheint. Meist wurden in diesen Untersuchungen Trizyklika angewandt, es liegen jedoch bisher keine Untersuchungen vor, die einer Gruppe von Antidepressiva mit einem speziellen Wirkprofil den Vorzug geben würden. Trotz dieser eindeutigen Hinweise, daß der therapeutische SE eine Chance bei Antidepressiva-Nonresponse darstellt und des Fehlens von negativen Berichten, sind kontrollierte Studien notwendig, um den antidepressiven Effekt des SE bei Patienten mit oder ohne Resistenz auf Antidepressiva zu überprüfen.

Literatur

Amin M (1980) Response to sleep deprivation and therapeutic results with antidepressants. Lancet ii:165

Baxter LR, Liston EH, Schwartz JM, Altshuler LL, Wilkins JN, Richheimer S, Guze BH (1986) Prolongation of the antidepressant response to partial sleep deprivation by lithium. Psych Res 19:17–23

Bemmel van AL, van den Hoofdakker RH (1981) Maintenance of therapeutic effects of total sleep deprivation by limitation of subsequent sleep. Acta Psychiatr Scand 63:453–462

Bhanji S, Roy GA (1975) The treatment of psychotic depression by sleep deprivation: A replication study. Br J Psychiatry 127:222–226

Buddeberg C, Dittrich A (1978) Psychologische Aspekte des Schlafentzuges. Arch Psychiatr Nervenkr 225:249–261

Burg van den W, van den Hoofdakker RH (1975) Total sleep deprivation on endogenous depression. Arch Gen Psychiatry 32:1121–1125

Christodoulou GN, Malliaras DE, Lykouras EP, Papadimitriou GN, Stenanis GN (1978) Possible prophylactic effects of sleep deprivation. Am J Psychiatry 135:375–376

Dessauer M, Götze U, Tölle R (1986) Periodic sleep deprivation in drug-refractory depression. Neuropsychobiology 13:111–116

Elsenga S, van den Hoofdakker RH (1982/83) Clinical effects of sleep deprivation and clomipramine in endogenous depression. J Psych Res 17:361–374

Elsenga S, van den Hoofdakker RH (1988) Body core temperature and depression during total sleep deprivation in depressives. Biol Psychiatry 24:531–540

Ettmeier W, Schreiber W, Wiegand M (1989) Repeated total sleep deprivations during amitriptyline treatment of depressive patients. VIII World Congress of Psychiatry, 12.–19. 10. 1989 Athen, Abstract-Nr 2655

Fähndrich E (1981) Effects of sleep deprivation on depressed patients of different nosological groups. Psychiatry Res 5:277–285

Fähndrich E (1983) Effect of sleep deprivation as a predictor of treatment response to antidepressant medication. Acta Psychiatr Scand 68:341–344

Fähndrich E (1985) Kombination von Schlafentzug und Antidepressiva. In: Beckmann H, Sieberns S (Hrsg) Wie aktuell ist Amitriptylin für die Therapie der Depression? pmi Verlag, Frankfurt, pp 152–160

Gerner RO, Post RM, Gillin JC, Bunney WE (1979) Biological and behavioral effects of one night's sleep deprivation in depressed patients and normals. J Psychiatr Res 15:21–40

Goodwin F, Prange AJ, Post RM, Muscettola G, Lipton MA (1982) Potentiation of antidepressant effects by L-triiodothyronine in tricyclic nonresponders. Am J Psychiatry 139:34–38

Höchli D, Riemann D, Zulley J, Berger M (1986) Is there a relationship between response to total sleep deprivation and efficacy of clomipramine treatment in depressed patients? Acta Psychiatr Scand 74:190–192

Holsboer-Trachsler E, Ernst K (1986) Sustained antidepressive effect of repeated partial sleep deprivation. Psychopathology 19:172–176

Kasper S (1990 a) Therapeutic sleep deprivation and antidepressant medication in patients with major depression. Eur J Neuropsychopharmacology (in press)

Kasper S, Katzinski L, Lenarz T, Richter P (1988 a) Auditory evoked potentials and total sleep deprivation in depressed patients. Psychiatry Res 25:91–100

Kasper S, Vieira A, Wehr TA, Schmidt R, Kick H, Goll G, Murphy DL (1988 b) Serotonergically induced hormonal responses and the antidepressant effect of total sleep deprivation in patients with major depression. Psychopharm Bull 24:450–453

Kasper S, Sack DA, Wehr TA, Kick H, Voll G, Vieira A (1988 c) Nocturnal TSH and Prolactin secretion during sleep deprivation and prediction of antidepressant response in patients with major depression. Biol Psychiatry 24:631–641

Kasper S, Wehr TA, Sack DA (1989) Therapeutischer Schlafentzug und Energiehaushalt. In: Pflug B, Lemmer B (Hrsg) Chronopharmakologie und Chronobiologie. G. Fischer Verlag, Stuttgart New York, pp 53–79

Kasper S, Voll G, Vieira A, Kick H (1990b) Response to total sleep deprivation before and during treatment with fluvoxamine or maprotiline in patients with major depression. Results of a double-blind study. Pharmacopsychiatry 23:135–142

Kuhs H, Tölle R (1986) Schlafentzug (Wachtherapie) als Antidepressivum. Fortschr Neurol Psychiat 54:341–355

Kvist J, Kirkegaard C (1980) Effects of repeated sleep deprivation on clinical symptoms and the TRH test in endogenous depression. Acta Psychiatr Scand 62:494–502

Larsen JK, Lindberg ML, Skovgaard B (1976) Sleep deprivation as treatment for endogenous depression. Acta Psychiatr Scand 54:167–173

Lit A (1973) Elektroschock en slaaponthouding. Tijdschr Psychiatrie 15:56–64

Loosen PT, Merkel U, Amelung U (1976) Kombinierte Schlafentzugs-/Clorimpraminbehandlung endogener Depressionen. Drug Res 26:1177–1178

Manthey I, Richter G, Richter J, Dreves B, Haiduk A (1983) Untersuchungsansatz und erste Ergebnisse zur Wirkung des Schlafentzuges beim depressiven Syndrom. Psychiatr Neurol Med Psychol 35:398–404

Marneros A, Deister A (1990) Chronische Depression – Pathologie, Verlaufsaspekt und prädisponierende Faktoren. In: Möller H-J (Hrsg) Therapieresistenz unter Antidepressiva-Behandlung. Springer, Heidelberg Berlin New York Tokyo

Matussek N, Ackenheil M, Athen D, Beckmann H, Benkert O, Dittmer T, Hippius H, Loosen P, Rüther E, Scheller M (1974) Catecholamine metabolism under sleep deprivation therapy of improved and not improved depressed patients. Pharmacopsychiatry 7:114–198

Möller H-J, Kissling W, Baumann W, Breyer-Pfaff U, Delini-Stula A, Holsboer F, Jungkunz G, Kuhs H, Laux G, Müller WE, Müller-Oerlinghausen B, Schmauss M, Schönbeck G, Steiger A, Woggon B (1988) Non-response to antidepressants: Risk factors and therapeutic possibilities. Pharmacopsychiatry 21:285–287

Papadimitriou GN, Christodoulou FN, Trikkas GM, Malliaras DE, Lykouras EP, Stefanis CN (1981) Sleep deprivation psychoprophylaxis in recurrent affective disorders. Bibl Psychiatry 160:56–61

Pflug B (1972) Über den Schlafentzug in der ambulanten Therapie endogener Depressionen. Nervenarzt 43:614–622

Pflug B (1976) The effect of sleep deprivation on depressed patients. Acta Psychiatr Scand 53:148–158

Pflug B, Tölle R (1971) Therapie endogener Depressionen durch Schlafentzug. Nervenarzt 42:117–124

Philipp M (1978) Depressionsverlauf nach Schlafentzug. Nervenarzt 49:120–123

Post RM, Kotin J, Goodwin FK (1976) Effects of sleep deprivation on mood and central amine metabolism in depressed patients. Arch Gen Psychiatry 33:627–632

Prange AH, Wilson IC, Rabon AM (1969) Enhancement of imipramine antidepressant activity by thyroid hormone. Am J Psychiatry 126:457–459

Prange AJ, Garbutt JC, Loosen PT (1987) The hypothalamic-pituitary-thyroid axis in affective disorders. In: Meltzer HY (Hrsg) Psychopharmacology: The third generation of progress. Raven, New York, pp 629–636

Sack DA, Nurnberger J, Rosenthal NE, Ashburn E, Wehr TA (1985) Potentiation of antidepressant medication by phase advance of the sleep-wake cycle. Am J Psychiatry 142:606–608

Sack DA, James SP, Rosenthal NE, Wehr TA (1987b) Deficient nocturnal surge of TSH secretion during sleep and sleep deprivation in rapid-cycling bipolar illness. Psychiatry Res 23:179–191

Sack DA, Duncan W, Rosenthal NE, Mendelson WE, Wehr TA (1988a) The timing and duration of sleep in partial sleep deprivation therapy of depression. Acta Psychiatr Scand 77:219–224

Scheyen JD van (1977) Slaapdeprivatie bij de behandling van unipolaire (endogene) vitale depressies. Ned Tijdschr Geneeskd 121:564–568

Schilgen B, Tölle R (1980) Partial sleep deprivation as therapy for depression. Arch Gen Psychiatry 37:267–271

Sidorowicz W (1976) Sleep deprivation in treatment of depression. Psychiatr Pol 10:503–507

Souetre E, Salvati E, Pringuey D, Plasse Y, Savelli M, Darcourt G (1987) Antidepressent effect of the sleep-wake cycle phase advance. J Affec Dis 12:41–46

Svendsen BB (1952) Psychiatric morbidity among civilians in wartime. Acta Jutlandica

Svendsen K (1976) Sleep deprivation therapy in depression. Acta Psychiatr Scand 54:184–192

Vogel GW, Traub AC, Ven-Horin P, Meyers GM (1968) REM Deprivation. II. The effect on depressed patients. Arch Gen Psychiatry 18:301–311

Vogel GW, Vogel F, McAbee RS, Thurmond AJ (1980) Improvement of depression by REM sleep deprivation: New findings and a theory. Arch Gen Psychiatry 37:247–253

Waldmann KD, Hass S, Gregor J (1979) Schlafentzug in der Therapie endogener Depressionen. Dt Gesundh-Wesen 34:2419–2421

Wasik A, Puchalka G (1978) Analysis of sleep deprivation as a treatment method in depressive states. Psychiatr Pol 12:463–468

Wehr TA, Wirz-Justice A (1981) Internal coincidence model for sleep deprivation and depression. In: Koella WP (Hrsg) Sleep 1980. Karger, Basel, pp 26–33

Wehr TA, Wirz-Justice A, Goodwin FK, Duncan W, Gillin JC (1979) Phase advance of the circadian sleep-wake cycle as an antidepressant. Science 206:710–713

Wehr TA, Rosenthal NE, Sack DA (1988) Environmental and behavioral influences on affective illness. Acta Psychiatr Scand 77 [Suppl 341]:44–52

Wiegand M, Berger M, Zulley J, Lauer C, von Zerssen D (1987) The influence of daytime naps on the therapeutic effect of sleep deprivation. Soc Biol Psychiatry 389–392

Wirz-Justice A, Pühringer W, Hole G (1976) Sleep deprivation and clomipramine in endogenous depression. Lancet ii:912

Wirz-Justice A, Pühringer W, Hole G (1979) Response to sleep deprivation as a predictor of therapeutic results with antidepressant drugs. Am J Psychiatry 136:1222–1223

Zander KJ, Lorenz A, Wahlländer V, Ackenheil A, Rüther E (1981) Biogenesis of the antidepressive effects of sleep deprivation. 5th Eur Congr Sleep Res Amsterdam. Karger, Basel, pp 9–15

Zimanova J, Vojtechowsky M (1974) Sleep deprivation as a potentiation of antidepressive pharmacotherapy? Activ Nerv Sup (Praha) 16:188–189

Diskussion zu Vortrag 12

Prof. Dr. P. Hartwich

Zusammen mit Herrn Grube haben wir in unserer Klinik in Frankfurt untersucht, ob eine *Verlängerung des antidepressiven Effektes von Schlafentzug mit Hilfe von Lithium* möglich ist.

Der positive Schlafentzugsbehandlungseffekt hält nach Pflug und Tölle bei einer Reihe von Patienten oft nicht länger als einen Tag an. Wir haben versucht, diesen Effekt mit zusätzlicher Lithium-Gabe zu verlängern. Wir beziehen uns dabei auf Erfahrungen mit einigen eigenen Patienten, einen Hinweis von Pflug im hiesigen Symposion des Vorjahres und auf Beobachtungen von Bäxter 1985.

Wir haben 26 stationäre endogen-depressive Patienten (ICD: 296.1/3) untersucht, die auch mit Antidepressiva behandelt wurden. Die Depressions-Scores wurden mit der Hamilton- sowie der Brief Depression Rating Scale von Kellner am Tag vor, am ersten, zweiten und dritten Tag nach SE erfaßt. Bei 13 Patienten erfolgte die zusätzliche Einstellung auf Lithium (0,4–0,8 mval/l), die anderen 13 Patienten erhielten kein Lithium.

Die Summenwerte wurden mittels Varianzanalyse, Split plot design mit wiederholten Messungen, zufallskritisch verrechnet. Der Vergleich der beiden Gruppen zeigte hochsignifikante Unterschiede am zweiten und dritten Tag nach SE zugunsten der Lithium-Patienten; dies gilt für beide Skalen ($p < 0.001$). Durch die Lithium-Einstellung konnte das sonst häufig zu beobachtende Rückschwingen nach SE vermieden werden. In der klinischen Beobachtung hielt der positive Effekt weiter an und blieb konstant bei weiteren Schlafentzügen, das galt auch für bisher therapieresistente chronische endogene Depressionen.

Aus methodischer Sicht ist allerdings einschränkend zu sagen, daß es sich hier noch nicht um eine doppelblinde placebokontrollierte Studie handelt.

Dr. S. Kasper

Ich möchte noch einmal kurz zusammenfassen: Ohne Antidepressiva kommt es nach einer Schlafentzugstherapie fast regelmäßig zu einem Rückfall, der mit Antidepressiva zum Teil aufgefangen werden kann. Insgesamt liegen drei Doppelblindstudien vor, die dafür sprechen, daß wahrscheinlich der serotonerge Wirkmechanismus für diese rezidivprophylaktische Wirkung entscheidend ist.

Zunächst die Studie von der Gruppe um Baxter, die in einer Doppelblindstudie Plazebo versus Lithium untersuchte und eindeutig eine rezidivprophylaktische Wirkung von Lithium – in bezug auf den Rückfall nach Schlafentzug – feststellen konnte. Dann die Untersuchung von van den Hoofdakker und Elsenga, die Clomipramin versus Plazebo prüften. Und schließlich unsere eigene Studie, in der wir die Wirkung von Fluvoxamin und Maprotilin nach Schlafentzug untersuchten. In dieser Studie hat Fluvoxamin den Rückfall ebenfalls verhindern können. Wie natürlich bei Fluvoxamin, wird auch bei Lithium diskutiert, daß die rezidivprophylaktische Wirkung über einen serotonergen Wirkmechanismus zustande kommt.

13 Elektrokrampftherapie als Ultima ratio bei Antidepressiva-Nonrespondern

T. Dietzfelbinger, H.-J. Möller, E. M. Steinmeyer und R. Fimmers

13.1 Wirksamkeit und Methodik der Elektrokrampftherapie bei Depressionen

Die Elektrokrampftherapie oder Elektrokonvulsionstherapie wurde vor inzwischen mehr als 50 Jahren – auf rein empirischer Basis – ursprünglich zur Therapie der Schizophrenie entwickelt (Kalinowski 1986). Schon bald ließ sich jedoch beobachten, daß sie bei Depressionen, insbesondere solchen endogener Natur, noch wirksamer ist.

Wenn auch kaum eine der Untersuchungen methodisch völlig unangreifbar ist (Rifkin 1988), stellte sich die Elektrokrampftherapie in Vergleichsstudien mit antidepressiv wirksamen Medikamenten oder simulierter EKT doch immer wieder als überlegen heraus, vor allem bei Patienten mit wahnhaften oder anderen schweren Depressionen (Greenblatt et al. 1964; Medical Research Council 1965; Scovern u. Kilmann 1980; Janicak et al. 1985). Ihr Vorteil liegt insbesondere in der Schnelligkeit des Wirkungseintritts (Medical Research Council 1965); bei Katamneseerhebung nach einem längeren Zeitintervall ist die bessere Wirksamkeit allerdings oft nicht mehr nachweisbar (Brandon et al. 1984; Gregory et al. 1985). Hierfür dürfte eine hohe spontane Rückfallquote von etwa 25% bereits nach 3 Wochen (Thomas 1954) und bis zu 50% nach 6 Monaten mitverantwortlich sein. Diese kann jedoch durch den Einsatz eines Antidepressivums zur Rezidivprophylaxe drastisch reduziert werden, nämlich auf etwa 20% nach 1/2 Jahr (Seager u. Bird 1962; Imlah 1965).

Trotz dieser immer wieder neu bestätigten Erkenntnis über die gute Wirksamkeit der EKT in der Depressionsbehandlung wurde ihr von Beginn an massive Kritik entgegengebracht, die meist eher emotional als rational begründet und stark mit Polemik durchsetzt war und in der Bundesrepublik Deutschland in den 70er Jahren ihren Höhepunkt erreichte (Sauer u. Lauter 1987). Im deutschsprachigen Raum wird die EKT inzwischen nur noch sehr selten, nach klinischen Maßstäben viel zu selten durchgeführt (Sauer et al. 1987). Wissenschaftliches Interesse an dieser Behandlungsform schien bis in die jüngste Zeit nahezu völlig brach zu liegen.

Etwas anders stellte sich diese Entwicklung z. B. in den Vereinigten Staaten dar, obwohl der EKT dort auch massive Ressentiments entgegengebracht werden (Friedberg 1976; Breggin 1980) und darüber hinaus umfangreiche juristische Restriktionen bestehen. Nachdem bis Anfang der 80er Jahre ein Rückgang der Anwendungshäufigkeit zu beobachten war (Mills et al. 1984; Thompson et al. 1987), wird die EKT inzwischen offenbar wieder gehäuft eingesetzt (Holden 1985). Darüber hinaus hatte die Kritik an der EKT dort, wie auch in Großbritannien und Skandinavien, ein reges Forschungsinteresse zur Folge, das nicht nur die Verbesse-

Tropon-Symposium V
Therapieresistenz unter Antidepressiva-Behandlung
Hrsg. H.-J. Möller
© Springer-Verlag Berlin Heidelberg 1990

rung des theoretischen Wissensstandes, sondern vor allem die Verfeinerung der Methodik und hierbei die Minimierung unerwünschter Begleiterscheinungen zum Ziel hatte. Die Resultate dieser Untersuchungen lassen sich folgendermaßen zusammenfassen: es wurde weitgehend sichergestellt, daß das Wirkprinzip zumindest der antidepressiven Behandlung in der Auslösung eines maximalen generalisierten Krampfanfalles liegt (Cronholm u. Ottosson 1960; Brandon et al. 1984; Gregory et al. 1985; Crow u. Johnstone 1986). Eine entscheidende Bedeutung für den Therapieerfolg wird – nicht ganz unumstritten (Scott 1989) – der Dauer des Anfalls zugeschrieben (American Psychiatric Association 1978; Maletzky 1978; Fink 1979), die nach Möglichkeit im EEG kontrolliert werden sollte (McCreadie et al. 1989).

Seit Anfang der 50er Jahre wird die EKT in Vollnarkose und Muskelrelaxation durchgeführt. Die Risiken der Behandlung sind sehr gering und liegen am ehesten zum einen in der Narkose, zum anderen in dem regelmäßig auftretenden Blutdruckanstieg. Als wesentliche Nebenwirkungen können Gedächtnisstörungen mit anterograden und retrograden Komponenten auftreten (Fink 1979; Daniel u. Crovitz 1983a, b; Squire 1984), die wahrscheinlich sowohl durch die elektrische Reizung als auch durch die cerebrale Krampfaktivität und die peripheren Anfallsmanifestationen, vor allem Blutdruck- und Blutgasveränderungen, bedingt sind (Ottosson 1987).

Vor allem durch zwei Modifikationen der therapeutischen Technik wurde versucht, die Häufigkeit und den Ausprägungsgrad von anamnestischen Störungen unter EKT zu verringern: die unilaterale Stimulation und die Pulsstrommethode. Die unilaterale Reizung nur der nicht dominanten Hemisphäre hat wesentlich geringere Beeinträchtigungen durch Gedächtnisstörungen zur Folge, als die bitemporale Stimulation (Squire et al. 1977; Daniel u. Crovitz 1983b; Weiner et al. 1986). Im Hinblick auf den therapeutischen Effekt belegen die meisten kontrollierten Untersuchungen die Gleichwertigkeit der beiden Methoden (D'Elia u. Raotma 1975; Fink 1979; Meyendorf et al. 1980; Janicak et al. 1985). Eine gelegentlich festgestellte Überlegenheit der bitemporalen Reizung (Abrams et al. 1983; Gregory et al. 1985; Sackeim et al. 1987) könnte außer durch die einfachere und dadurch weitgehende Fehlerfreiheit garantierende Technik (D'Elia u. Raotma 1965; Sauer u. Lauter 1987) durch Unterschiede in Ausmaß und Lokalisation der generalisierten Entladung (Malitz et al. 1986; Sackeim et al. 1986, 1987) zu erklären sein. Ebenfalls deutlich geringere Nebenwirkungen treten auf, wenn statt Sinusströmen sog. Pulsströme verwendet werden (Weiner et al. 1986; Squire u. Zouzounis 1986), allerdings sind die entsprechenden Apparate in der Bundesrepublik nicht zugelassen. Wenn darüber hinaus auf ausreichende Sauerstoffzufuhr während der Narkose geachtet wird (Ottosson 1985), auf Begleitmedikation verzichtet wird, und genügend lange Intervalle zwischen den einzelnen Behandlungen gelassen werden – mindestens 48 Std., bei älteren Patienten besser 72 Std. –, kann die EKT als sichere, schonende und wirksame Therapiemaßnahme gelten (Ottosson 1987). Auf diese Weise treten weder infolge der elektrischen Reize noch infolge des cerebralen Anfalls irreversible strukturelle Hirnschäden auf. Das geringe Risiko bleibender Erinnerungslücken muß im Einzelfall im Sinne einer Kosten-Nutzen-Relation gegen kognitive Beeinträchtigungen und andere Risiken, die aus der psychischen Erkrankung erwachsen können, abgewogen werden (Sauer u. Lauter 1987).

Die bisher berichteten Kenntnisse basieren auf Untersuchungen zur Theorie der EKT und ihre Anwendungen bei depressiven Patienten insgesamt. Nach wie vor wird sie als Therapie erster Wahl bei den schwersten Formen der Depression bezeichnet, vor allem wenn diese mit Wahn, Stupor, Nahrungsverweigerung oder sonst nicht beherrschbarer Suizidalität einhergehen (Sauer u. Lauter 1987; Ottosson 1987).

13.2 Bisherige Untersuchungen über die Wirksamkeit einer Elektrokrampftherapie bei antidepressivaresistenten Depressionen

In der klinischen Praxis wird die Elektrokrampftherapie in der Regel nicht nur bei weniger schwer ausgeprägten Depressionen, sondern auch bei den genannten Extremzuständen erst bei Therapieresistenz auf mehrere Antidepressiva eingesetzt (Meyendorf et al. 1980; Kendell 1981; Babigian u. Guttmacher 1984); in der Bundesrepublik gilt sie allenfalls als ultima ratio und kommt wahrscheinlich nur bei jedem 25. Patienten, bei dem sie an sich klinisch indiziert wäre, zum Einsatz (Sauer et al. 1987).

Unter diesen Umständen mag es erstaunen, daß nur wenige Studien das Augenmerk speziell auf therapieresistente Depressionen gerichtet haben (Übersicht s. Tabelle 1). Responsekriterium war, sofern im folgenden nicht anders aufgegeben, jeweils der klinische Eindruck.

1964 berichteten De Carolis et al. (vgl. Avery u. Lubrano 1979) über eine prospektive Studie an 437 depressiven Patienten, von denen sich 56% unter hochdosierter Imipraminbehandlung (mind. 200 mg/Tag, max. 350 mg/Tag) über 4 Wochen ausreichend besserten. Die 44% Nonresponder (190 Patienten) wurden mit EKT behandelt, worunter sich 137, also 72% der Nonresponder, besserten.

Ebenfalls Anfang der 60er Jahre wurde in England in einer Multicenterstudie die Effektivität der EKT bei Depressionen im Vergleich zu antidepressiv wirksamen Medikamenten an einer Stichprobe von 250 Patienten untersucht (Medical Research Council 1965). Etwa ein Drittel der Patienten, die im Rahmen dieser Studie über 4 Wochen Imipramin erhalten hatten, wurden als völlige Nonresponder angesehen und anschließend mit EKT behandelt, worunter etwa die Hälfte dieser ungefähr 20 Patienten remittierten.

Tabelle 1. Erfolge der Elektrokrampftherapie bei therapieresistenten Depressionen (Literaturübersicht)

	Fallzahl	Responserate
DeCarolis et al. (1964)	190	72%
Medical Research Council (1965)	ca. 20	ca. 50%
Bratfos u. Haug (1965)	61	56%
Davidson et al. (1978)	17	nicht angegeben
Meyendorf et al. (1980)	87	66%
Markowitz et al. (1987)	28	100%
Solan et al. (1988)	46	85%

Bratfos und Haug (1965) berichteten retrospektiv über 61 Patienten, die wegen Therapieresistenz auf verschiedene Antidepressiva mit EKT behandelt wurden. 56% dieser Patienten zeigten unter EKT vollständige Remission, alle übrigen bis auf einen eine Besserung.

17 antidepressivfraktäre Patienten mit psychotischen und neurotischen Depressionen wurden von Davidson et al. (1978) randomisiert einer Behandlung mit EKT oder mit einer Amitriptylin-Phenelzin-Kombination zugeteilt. In verschiedenen Depressionsskalen erwies sich die EKT der Medikation vor allem bei den psychotisch Depressiven überlegen; die Zahl der remittierten Patienten ist nicht angegeben.

Über eine EKT-Studie an überwiegend therapieresistenten Patienten berichteten Meyendorf et al. (1980). Außer 13 Schizophrenen umfaßte die Untersuchung 87 depressive Patienten, von denen etwa 2/3 unter EKT gute oder sehr gute Besserung zeigten. Allerdings hatten mindestens 20% dieser depressiven Patienten gar keine antidepressive Vormedikation erhalten.

Markowitz et al. (1987) werteten die Krankengeschichten von Patienten mit monopolarer „major depression“ aus. Alle 28 Patienten, die wegen Antidepressiva-Nonresponse mit EKT behandelt wurden, besserten sich unter dieser Therapie.

Eine ähnlich hohe Responserate fanden Solan et al. (1988) bei ihrer Krankengeschichtsauswertung von 46 antidepressivaresistenten Patienten mit „major depression“. 39 davon (85%) erfuhren unter EKT zumindest eine deutliche Besserung, wobei zwischen psychotischen und nicht-psychotischen Patienten kein wesentlicher Unterschied bestand.

Die in der Literatur berichteten Responseraten antidepressivaresistenter Patienten auf EKT betragen zusammengefaßt also zwischen 50% und 100%.

13.3 Ergebnisse einer Krankengeschichtsauswertung über Elektrokrampftherapie bei Depressionen mit besonderem Augenmerk auf antidepressivaresistente Depressionen

13.3.1 Beschreibung der Stichprobe

Im folgenden werden die Resultate einer Krankengeschichtsauswertung dargestellt, in die 58 Patienten einbezogen wurden, die zwischen 1970 und 1988 in der klinischen Abteilung des Max-Planck-Institutes für Psychiatrie oder in der Psychiatrischen Klinik der Technischen Universität München wegen depressiver Symptomatik mit EKT behandelt wurden. Falls ein Patient im genannten Zeitraum mehrfach mit EKT behandelt wurde, ging jeweils nur die zeitlich früheste EKT-Serie in die Auswertung ein. Den Krankengeschichten war zu entnehmen, daß die Indikation zur EKT bei 39 dieser 58 Patienten wegen Therapieresistenz auf Antidepressiva gestellt wurde, d. h., daß eine Vorbehandlung mit antidepressiver Medikation als nicht ausreichend wirksam (Kriterium war der klinische Eindruck) angesehen worden war. Die Alters- und Geschlechtsverteilung der Stichprobe ist in Tabelle 2 aufgelistet. Die auf Antidepressiva resistenten Patienten sind tendenziell, nicht jedoch signifikant älter und signifikant ($p \leq 0{,}01$, Chi-Quadrat-Test) eher weiblichen Geschlechts als diejenigen depressiven Patienten, die

Tabelle 2. Alters- und Geschlechtsverteilung

	Antidepressivaresistente Patienten (n = 39)	Übrige depressive Patienten (n = 19)	Gesamtstichprobe (n = 58)
Alter	$\bar{x}$ = 50,5 (± 12,8)	$\bar{x}$ = 44,3 (± 16,6)	$\bar{x}$ = 48,4 Jahre (± 14,3)
Geschlecht	m = 7 (18%) w = 32 (82%)	m = 11 (58%) w = 8 (42%)	m = 18 (31%) w = 40 (69%)

Tabelle 3. Vorbehandlung mit Antidepressiva (AD)

	Antidepressivaresistente Patienten (n = 39)	Übrige depressive Patienten (n = 19)
Medikation mit AD über mindestens 3 Monate; Gabe von mindestens 3 AD jeweils mindestens 14 Tage	22 (56%)	0 (0%)
Medikation mit AD über höchstens 2 Monate; Gabe von mindestens 3 AD jeweils mindestens 14 Tage	6 (15%)	0 (0%)
Medikation mit AD über mindestens 3 Monate; Gabe von 1 oder 2 AD jeweils mindestens 14 Tage	6 (15%)	1 (5%)
Medikation mit AD über höchstens 2 Monate; Gabe von 1 oder 2 AD jeweils mindestens 14 Tage	3 (8%)	1 (5%)
Medikation mit AD über höchstens 1 Monat; Gabe von 1 oder 2 AD jeweils mindestens 14 Tage	0 (0%)	15 (79%)
Unklare Angabe	2 (5%)	2 (11%)

aus anderer Indikation – vor allem Suizidalität oder Wahnhaftigkeit – mit EKT behandelt wurden.

13.3.2 Antidepressive Vorbehandlung vor der Elektrokrampftherapie

Gerade angesichts der anhaltenden Diskussion über die Definition des Begriffes der Therapieresistenz dürfte es von besonderem Interesse sein, wie umfangreich die antidepressive Vorbehandlung war, bis klinisch ein ungenügendes Ansprechen darauf konstatiert und als Folge die Indikation zur EKT gestellt wurde. In Tabelle 3 erfolgt eine Aufteilung der Patienten nach den Kriterien, über wieviele Monate eine antidepressive Medikation verabreicht wurde und wieviele verschiedene Präparate dabei mindestens 14 Tage lang zur Anwendung kamen. Die Höhe der Dosis konnte nicht berücksichtigt werden, da die diesbezüglichen anamnestischen Patienten-Angaben zu ungenau waren. Es zeigt sich, daß von Therapieresistenz in der Regel erst dann gesprochen wird, wenn beide (56% der therapieresistenten Patienten) oder zumindest eine der beiden (jeweils weitere 15%) folgenden Bedingungen erfüllt sind: Zum einen antidepressive Medikation über 3 Monate und mehr (das Maximum in der vorliegenden Stichprobe lag bei 16 Monaten), zum anderen Verordnung von mindestens 3 verschiedenen Präparaten. Bei 2 der 19 Patienten, die aus einer anderen Indikation mit EKT behandelt wurden, waren in den Akten über die antidepressive Vorbehandlung keine klaren Angaben zu entnehmen; von den übrigen hatten 15 höchstens 1 Monat lang Antidepressiva erhalten, worin die 6 gänzlich nicht antidepressiv vorbehandelten Patienten inbegriffen sind.

13.3.3 Responseraten

Die Response auf die EKT wurde retrospektiv global anhand aller im Krankenblatt verfügbarer Informationen beurteilt. Eine Beurteilung der Response als „gut" oder „mäßig" setzte voraus, daß für den Tag der Beendigung der Elektrokrampftherapie oder den unmittelbar folgenden Zeitraum im Vergleich zum Befund am Tag vor EKT ein deutlicher oder mäßiggradiger Rückgang der depressiven Symptomatik beschrieben wurde. 75% (22 von 39) der therapieresistenten Patienten zeigten in diesem Sinne gute bis mäßige Response und sogar 84% (16 von 19) der übrigen Patienten (Tabelle 4). Dieser Unterschied ist allerdings gemäß Chi-Quadrat-Test nicht signifikant. Welchen Einfluß dies auf den Umfang der weiteren stationären Behandlung hatte, geht aus Tabelle 5 hervor: die Responder unter den

Tabelle 4. Responseraten der depressiven Patienten auf die Elektrokrampftherapie

	Antidepressivaresistente Patienten (n = 39)	Übrige depressive Patienten (n = 19)	Gesamtstichprobe (n = 58)
Gute Response	18 (46%)	14 (74%)	32 (55%)
Mäßige Response	5 (13%)	2 (11%)	7 (12%)
Keine Response	16 (41%)	3 (16%)	19 (33%)

Tabelle 5. Zeiträume bis zur Entlassung nach Abschluß der Elektrokrampftherapie

		Zeitraum bis zur Entlassung in Tagen			
		minimal	maximal	Mittelwert	Standardabweichung
Antidepressivaresistente Patienten	Responder (n = 23)	1	113	30,6	32,2
	Nonresponder (n = 16)	1	214	97,2	57,9
Andere depressive Patienten	Responder (n = 16)	8	276	58,8	84,8
	Non-Responder (n = 3)	55	660	284,0	328,2

antidepressivaresistenten Patienten konnten nach durchschnittlich 30,6 Tagen aus der stationären Behandlung entlassen werden, die Nonresponder mit 47,2 Tagen signifikant ($p \leq 0{,}05$) später. Auch bei den übrigen depressiven Patienten lag die weitere Verweildauer bei den Nonrespondern signifikant ($p \leq 0{,}05$) höher als bei den Respondern, wobei jedoch die geringe Fallzahl der Nonresponder (n = 3) zu bedenken ist. Außerdem ist zu berücksichtigen, daß einige Patienten trotz Nonresponse relativ rasch aus der stationären Behandlung entlassen wurden, nämlich diejenigen, bei denen nach Beendigung der EKT alle stationär durchzuführenden Therapiemöglichkeiten ausgeschöpft erschienen, der Schweregrad der Depression jedoch noch so gravierend war, daß die weitere Betreuung unbedingt stationär erfolgen mußte. Umgekehrt finden sich unter den Respondern einige, deren Befinden sich innerhalb eines so kurzen Zeitraumes nach der EKT wieder verschlechterte, daß noch gar keine zwischenzeitliche Entlassung erfolgt war.

13.3.4 Rezidivquoten bei den Respondern auf Elektrokrampftherapie

Ebenfalls anhand der in der Krankengeschichte dokumentierten Angaben wurde versucht, für die Responder auf EKT die Rezidivquoten zu ermitteln. Ein Rezidiv wurde konstatiert, wenn bei einem Patienten, der als Responder eingestuft worden war (der den o.g. Kriterien der „guten" oder „mäßigen" Response entsprochen hatte), der beobachtete deutliche bzw. mäßiggradige Rückgang der depressiven Symptomatik nach Beendigung der EKT nicht anhielt, sondern sich der ursprüngliche depressive Zustand vollständig oder zumindest weitgehend wieder einstellte. Die in Tabelle 6 aufgeführten Rezidivquoten geben prozentual den Anteil der Rezidive in bezug auf die ursprünglichen Responder an, und zwar getrennt nach zwei Zeiträumen. Von den antidepressivaresistenten Patienten erlitten 17% derjenigen 23 Patienten, die sich auf EKT gebessert hatten, innerhalb von 3 Wochen ein Rezidiv, bei den übrigen Patienten dagegen 38% von 16 Respondern. Für den Zeitraum von 6 Monaten liegen die Rückfallquoten dagegen mit 39% für die antidepressivaresistenten und 44% für die übrigen Patienten auf annähernd gleicher Höhe.

Hierbei ist zu beachten, daß vor allem über den 6-Monats-Zeitraum bei einem wesentlichen Anteil der Patienten keine Angaben aus der Krankengeschichte zu entnehmen waren, da sie zu diesem Zeitpunkt bereits entlassen waren und bis zur Datenerhebung in die jeweilige Klinik nicht wieder aufgenommen wurden. Über die Krankengeschichte hinausgehende Informationen liegen nicht vor, da die Patienten nach ihren stationären Aufenthalten nicht katamnestisch nachuntersucht wurden, und es jetzt, bis zu 19 Jahre später, nicht sinnvoll wäre, dies retrospektiv nachzuholen. Immerhin dürfte eine weitere Annäherung an die tatsächliche Rezidivquote dadurch möglich sein, daß für die Patienten, über die keine Angaben vorliegen, die beiden Extremfälle angenommen werden, nämlich daß alle oder gar keiner von ihnen in den betrachteten Zeiträumen ein Rezidiv erlitt. Die Möglichkeit, daß ein Rezidiv innerhalb von 3 Wochen bzw. 6 Monaten auftrat, erscheint als die wesentlich weniger wahrscheinliche, da gemäß der Gepflogenheiten der beiden Kliniken im Falle einer Verschlechterung der jeweilige Patient in aller Regel wieder aufgenommen worden wäre und somit weitere Informationen vorlägen.

Tabelle 6. Rezidivquoten nach einer Elektrokrampftherapie

		Antidepressiva-resistente Patienten (n = 39, davon 23 Responder)	Übrige depressive Patienten (n = 19, davon 16 Responder)	Gesamt-stichprobe (n = 58, davon 39 Responder)
Rezidiv innerhalb von 3 Wochen	ja	4 (17%)	6 (38%)	10 (26%)
	nein	15 (65%)	7 (44%)	22 (56%)
	keine Aussage möglich, da Patient entlassen	4 (17%)	3 (19%)	7 (18%)
Rezidiv innerhalb von 6 Monaten (incl. Rezidiv innerhalb von 3 Wochen)	ja	9 (39%)	7 (44%)	16 (41%)
	nein	7 (30%)	1 (6%)	8 (21%)
	keine Aussage möglich, da Patient entlassen	7 (30%)	8 (50%)	15 (38%)

Für diesen (theoretischen) Extremfall, daß keiner der Patienten über 3 Wochen bzw. 6 Monate rezidivfrei blieb, über deren Verlauf in den Krankenakten wegen der vorausgegangenen Entlassung nichts dokumentiert ist, müßten als Rezidivhäufigkeiten jeweils die Summe aus der Anzahl der Patienten, von denen ein Rezidiv bekannt ist, und der Anzahl der Patienten, über die keine Angaben vorliegen, angenommen werden. Gemäß Tabelle 6 würde die Rezidivquote für den 3-Wochen-Zeitraum bei den antidepressivaresistenten Patienten dann 34% (17% + 17%) und für die übrigen Patienten 57% (38% + 19%) betragen, für den 6-Monats-Zeitraum 69% (39% + 30%) bzw. 94% (44% + 50%). Wie gesagt, handelt es sich hier um rein fiktive Maximalwerte! Wesentlich wahrscheinlicher wäre dagegen der andere Extremfall, daß nämlich bei keinem der entlassenen und im betrachteten Zeitraum nicht wieder aufgenommenen Patienten ein Rezidiv auftrat, was umgekehrt bedeuten würde, daß nur diejenigen Patienten ein Rezidiv erlitten hätten, bei denen ein solches in der Krankengeschichte beschrieben ist. In diesem Fall würden die Rezidivquoten, die sich anhand der Krankenakten ermitteln lassen, auch die tatsächlichen Rezidivquoten repräsentieren. Sie wurden bereits erwähnt (Tabelle 6): 17% Rezidive bei den antidepressivaresistenten und 38% Rezidive bei den übrigen Patienten innerhalb von 3 Wochen, entsprechend 39% bzw. 44% innerhalb von 6 Monaten. Dies würde bedeuten, daß ein Therapieeffekt durch EKT bei den antidepressivaresistenten Patienten im Vergleich zu anderen Depressiven seltener von einem früheren Rezidiv, d. h. innerhalb der ersten 3 Wochen, aufgehoben wird. Diese Differenz ist jedoch nach insgesamt 6 Monaten nicht mehr sichtbar; vielmehr bleibt der Therapieerfolg wahrscheinlich bei fast der Hälfte der Patienten nicht über ein 1/2 Jahr stabil. Dabei ist zu betonen, daß nahezu alle Patienten (mit nur 3 Ausnahmen) nach Beendigung der EKT mit Antidepressiva weiterbehandelt wurden, insbesondere alle Responder aus der Gruppe der antidepressivaresistenten Patienten. Etwa die Hälfte der Patienten erhielt darüber hinaus eine Lithium-Prophylaxe; spezielle Effekte der Lithium-Medikation sind nicht erkennbar. Bei den 3 nicht mit Antidepressiva weiterbehandelten Patienten handelte es sich um 2 Responder aus der Gruppe der nicht antidepressivaresistenten mit depressiv-paranoiden Zustandsbildern, die nach der EKT ausschließlich neuroleptisch therapiert wurden, sowie um einen Nonresponder aus der Gruppe der antidepressivaresistenten Patienten, bei dem eine Psychotherapie eingeleitet wurde.

13.3.5 Depressionsverläufe gemäß der Clinical Global Impressions (CGI) unter Elektrokrampftherapie

In Tabelle 7 ist die Verteilung der Werte für den Schweregrad der Krankheit im CGI-Bogen („Clinical Global Impressions"; NIMH 1976) für die antidepressivaresistenten Patienten im Verlauf der Elektrokrampftherapie dargestellt. In dieser Skala wird der aktuelle Grad der seelischen Erkrankung des Patienten gemäß den folgenden globalen Zustandsbeschreibungen eingeschätzt:

1 = nicht beurteilbar
2 = Patient ist überhaupt nicht krank
3 = Patient ist ein Grenzfall psychiatrischer Erkrankung
4 = Patient ist nur leicht krank
5 = Patient ist mäßig krank
6 = Patient ist deutlich krank
7 = Patient ist schwer krank
8 = Patient gehört zu den extrem schwer Kranken.

Tabelle 7. Häufigkeiten der Krankheitsschweregrade gemäß der Clinical Global Impressions CGI (NIMH 1976) im Verlauf einer Elektrokrampftherapie (EKT) bei antidepressivaresistenten Depressionen

		Schweregrad der Depression gemäß CGI								
		2	3	4	5	6	7	8	MW	ST.A.
Responder (n = 23)	vor EKT	0	0	1	2	12	8	0	6,2	0,8
	nach EKT	0	4	8	10	1	0	0	4,3	0,8
	3 Wochen nach EKT[a]	0	3	14	4	2	0	0	4,2	0,8
Nonresponder (n = 16)	vor EKT	0	0	0	1	12	3	0	6,1	0,5
	nach EKT	0	0	0	3	12	1	0	5,9	0,5
	3 Wochen nach EKT[a]	0	0	1	4	11	0	0	5,6	0,6

[a] bzw. letzter Wert vor Entlassung

MW, ST.A. = Mittelwert und Standardabweichung antidepressivaresistenter Patienten in der CGI vor, nach und drei Wochen nach einer Elektrokrampftherapie (EKT), aufgeteilt nach EKT-Respondern und Nonrespondern (Definitionen siehe Text)
CGI-Schweregrade: *2* = überhaupt nicht krank; *3* = Grenzfall psychiatrischer Erkrankung; *4* = nur leicht krank; *5* = mäßig krank; *6* = deutlich krank; *7* = schwer krank; *8* = extrem schwer krank

Die CGI-Werte wurden mit allem gebotenen Vorbehalt retrospektiv anhand der Befundschilderungen der Krankengeschichte über den gesamten stationären Aufenthalt bis zum Entlassungstag bestimmt. Es wird deutlich, daß sich innerhalb der antidepressivaresistenten Patienten die späteren Responder mit einem CGI-Mittelwert von 6,2 (±0,8) vor EKT nicht wesentlich von den Nonrespondern mit 6,1 (±0,5) unterscheiden (bei den nichttherapieresistenten Patienten, die in der Tabelle nicht aufgeführt sind, lag dieser Wert mit 7,0 bei Respondern und Nonrespondern dagegen erheblich höher). Die Veränderungen in den CGI-Mittelwerten vor EKT gegenüber nach EKT und gegenüber 3 Wochen nach EKT wurden mit dem Vorzeichen-Rang-Test (Wilcoxon) auf statistische Signifikanz überprüft. Im Vergleich vor EKT vs. nach EKT besserten sich die Responder im Schnitt um 1,9 CGI-Punkte (der Unterschied ist hochsignifikant; $p \leq 0{,}001$), während die Nonresponder mit 5,9(±0,5) nahezu unverändert blieben. Es sei noch einmal angemerkt, daß die Beurteilung der Response wie auch des CGI-Wertes aufgrund der Angaben in den Krankenakten erfolgte, die Einstufung als Response bzw. Nonresponse also nicht von einer bestimmten Veränderung des CGI-Wertes abhängig war. Die Beantwortung der Frage, inwieweit diese Verbesserung des CGI-Wertes in den folgenden 3 Wochen stabil blieb, wird dadurch erschwert, daß 12 der 39 betrachteten Patienten 21 Tage nach Abschluß der EKT bereits entlassen und nicht wieder aufgenommen waren und somit keine CGI-Werte mehr bestimmt werden konnten; 11 dieser 12 Patienten waren Responder. Analog zur obigen Diskussion der Rezidivquoten darf wohl auch hier davon ausgegangen werden, daß eine Befundverschlechterung aller Wahrscheinlichkeit nach eine Wiederaufnahme zur Folge gehabt hätte. Aus diesem Grund erschien es gerechtfertigt, bei den erwähnten 12 Patienten den für den Entlassungstag bestimmten CGI-Wert an Stelle des Wertes für den Tag „3 Wochen nach EKT" einzusetzen. Unter dieser Bedingung blieb der CGI-Mittelwert bis zum Tag 21 nach EKT-Abschluß bei den Respondern mit 4,2 (±0,8) nahezu unverändert und war damit im Vergleich zum Ausgangswert vor der EKT nach wie vor hochsignifikant ($p \leq 0{,}001$) verbessert. Bei den Nonrespondern trat eine Verbesserung auf 5,6 (±0,6) ein, die im Vergleich zum Ausgangswert vor EKT (6,1 ≤0,5) ebenfalls statistisch signifikant ($p \leq 0{,}05$) ist. Ergänzend sei erwähnt, daß der CGI-Mittelwert derjenigen 12 der 23 Responder, die am Tag 21 nach Abschluß der EKT noch in stationärer Behandlung waren, von denen also tatsächlich anhand der Krankenakten ein CGI-Wert bestimmt werden konnte, 4,7 (±0,8) betrug.

Welchen Veränderungen im Einzelfall die CGI-Werte im Verlauf der Elektrokrampftherapie und in den 3 Wochen danach bei den antidepressivaresistenten Patienten unterworfen waren, ist – erneut unterteilt nach Response und Nonresponse – aus Tabelle 8 zu entnehmen. Die meisten (etwa zwei Drittel) der Responder wiesen am Ende der EKT im Vergleich zu vorher eine Besserung um 2 oder mehr Punkte in der CGI auf. 2 Patienten blieben in diesem Zeitraum in ihren CGI-Werten unverändert und besserten sich erst nach Abschluß der EKT soweit, daß sie als Responder eingestuft wurden. Der Verlauf in den 3 Wochen nach EKT-Ende unterscheidet sich nicht wesentlich zwischen Respondern und Nonrespondern: jeweils etwa die Hälfte der Patienten blieb in diesem Zeitraum in der CGI unverändert, etwa ein Drittel zeigte eine Verbesserung. Eine solche Verbesserung bei EKT-Nonrespondern läßt sich zum Teil dadurch erklären, daß eine Besserung um einen Punkt in der CGI nicht immer bedeuten muß, daß auch ein zumindest „mäßiggradiger Rückgang der Depression“ vorlag, wie er in der Responsedefinition gefordert wird; dies war beispielsweise bei den 4 Patienten der Fall, die zwar nach EKT gemäß CGI einen um 1 niedrigeren Wert aufwiesen, jedoch dennoch als Nonresponder eingestuft wurden. Eine andere Möglichkeit besteht darin, daß durchwegs in den betrachteten 3 Wochen andere Therapiemaßnahmen ergriffen worden waren und eine positive Änderung des Befundes eher mit diesen in Zusammenhang gebracht wurde als mit der EKT. Darin wird folgende Problematik deutlich: wodurch Verbesserungen des psychopathologischen Befundes in den Wochen nach Beendigung einer Elektrokrampftherapie bedingt sind, ist – unabhängig von anfänglichen Response oder Nonresponse – sehr schwer zu beurteilen. Außer der Annahme einer besseren Wirksamkeit des neu angesetzten Antidepressivums ist ein verzögerter Eintritt des therapeutischen Effektes der EKT ebenso in Betracht zu ziehen wie die Möglichkeit einer adaptativen Rezeptorsensibilitätsänderung unter EKT mit konsekutivem besseren Ansprechen auf Antidepressiva.

13.3.6 Befindlichkeitsverläufe unter Elektrokrampftherapie

Im Rahmen einer ausführlichen routinemäßig durchgeführten Basis- und Befunddokumentation (Möller et al. 1983) füllten die meisten der Patienten (unter den antidepressivaresistenten 20 der 23 Responder und 15 der 16 Nonresponder) jeden zweiten Tag die Befindlichkeitsskala in einer der beiden Parallelformen Bf-S oder Bf-S' (v. Zerssen 1976) aus. Die Auswertung dieser Daten gibt der hier vorgelegten, in den anderen Aspekten retrospektiven Untersuchung den Charakter einer

Tabelle 8. Veränderung der Krankheitsschweregrade gemäß der Clinical Global Impressions (NIMH 1976) im Verlauf einer Elektrokrampftherapie (EKT) bei antidepressivaresistenten Depressionen (Legende vgl. Tabelle 7)

		Veränderung des CGI-Wertes							
		Zustandsverschlechterung				Zustandsverbesserung			
		+3	+2	+1	0	−1	−2	−3	−4
Responder (n = 23)	Veränderung vor vs. nach EKT	–	–	–	2	6	10	4	1
	Veränderung nach vs. 3 Wochen nach EKT[a]	1	–	3	11	8	–	–	–
Nonresponder (n = 16)	Veränderung vor vs. nach EKT	–	–	–	12	4	–	–	–
	Veränderung nach vs. 3 Wochen nach EKT[a]	–	–	2	9	4	–	–	–

[a] bzw. letzter Wert vor Entlassung

Tabelle 9. Häufigkeiten von Befindlichkeitswerten gemäß der Befindlichkeitsskala (v. Zerssen 1976) im Verlauf einer Elektrokrampftherapie (EKT) bei antidepressivaresistenten Depressionen

		Befindlichkeitswerte (eingeteilt in Klassen à 10 Wertepunkten)							
		0–10	11–20	21–30	31–40	41–50	51–56	MW	ST.A.
Responder (n = 20)	vor EKT	2	3	7	2	1	5	31,8	15,7
	nach EKT	7	4	5	3	1	0	17,9	13,0
	3 Wochen nach EKT[a]	6	6	5	2	1	0	18,8	12,4
Nonresponder (n = 15)	vor EKT	0	1	1	3	6	4	42,7	9,3
	nach EKT	1	1	2	1	7	3	40,1	15,9
	3 Wochen nach EKT[a]	0	2	2	1	4	6	41,7	12,7

[a] bzw. letzter Wert vor Entlassung

MW, ST.A. = Mittelwert und Standardabweichung antidepressivaresistenter Patienten in der Befindlichkeitsskala vor, nach und drei Wochen nach einer Elektrokrampftherapie (EKT), aufgeteilt nach EKT-Respondern und Non-Respondern (Definitionen siehe Text)

Befindlichkeitswerte: *0* = max. gute Befindlichkeit; *56* = max. schlechte Befindlichkeit

prospektiven, genauer gesagt nachträglich prospektiven Untersuchung. Analog zu den CGI-Daten in den Tabellen 7 und 8 sind die anhand der Befindlichkeitsskala erhobenen Daten in den Tabellen 9 und 10 aufgeführt. Der Höchstwert von 56 Punkten in der Befindlichkeitsskala entspricht einer maximalen negativen Befindlichkeit aus Sicht des Patienten. Zur besseren Übersichtlichkeit sind die Befindlichkeitswerte in Klassen mit einem Umfang von je 10 Wertepunkten zusammengefaßt.

Der augenfälligste Unterschied bei der Betrachtung der Verteilung der Befindlichkeitswerte (Tabelle 9) im Vergleich zu den CGI-Werten liegt darin, daß sich die späteren Responder mit einem Mittelwert von 31,8 ($\pm$15,7) in der Befindlichkeitsskala vor EKT signifikant ($p \leq 0{,}05$; t-Test) von den späteren Nonrespondern ($X = 42{,}7 \pm 9{,}3$) unterscheiden; in der CGI lagen die Mittelwerte – wie beschrieben – mit 6,2 ($\pm$0,8) bzw. 6,1 ($\pm$0,5) etwa gleich hoch. Dieser Befund spricht dafür, daß zumindest bei antidepressivaresistenten Patienten solche eher auf EKT ansprechen, die ihr Befinden von vornherein selbst als weniger gestört empfinden, unabhängig davon, wie schwer der Krankheitsgrad aus ärztlicher Sicht eingestuft wird. Der Bf-Mittelwert der Patienten, die nicht wegen Therapieresistenz mit EKT behandelt wurden (nicht in Tabelle 9 aufgeführt) lag dagegen bei 42,8 ($\pm$8,6) für alle 18, von denen Befindlichkeitswerte vorliegen, bzw. bei 42,5 ($\pm$8,4) für die 15 Responder, und damit genau auf dem Niveau der therapieresistenten Nonresponder. Davon abgesehen entsprechen die Bf-Befunde den bereits für die CGI mitgeteilten: Nur bei den Respondern nahm der Bf-S-Mittelwert nach Abschluß der EKT gegenüber vorher signifikant ($p \leq 0{,}001$; *t*-Test) ab, und diese Besserung hielt auch 3 Wochen danach noch an ($p \leq 0{,}01$). Es sei angemerkt, daß bei den bereits entlassenen Patienten erneut jeweils die letzten vor Entlassung erhobenen Werte in die Berechnung eingingen; der Mittelwert derjenigen 10 Responder, von denen

Tabelle 10. Veränderung der Befindlichkeitswerte gemäß der Befindlichkeitsskala (v. Zerssen 1976) im Verlauf einer Elektrokrampftherapie (EKT) bei antidepressivaresistenten Depressionen (Legende vgl. Tabelle 9)

		Veränderung des Befindlichkeitswertes							
		Zustandsverschlechterung				Zustandsverbesserung			
		+26 und mehr	+16 bis +25	+6 bis +15	0±5	−6 bis −15	−16 bis −25	−26 bis −35	−36 und mehr
Responder (n = 20)	Veränderung vor vs. nach EKT	–	–	1	3	8	6	1	1
	Veränderung nach vs. 3 Wochen nach EKT[a]	1	–	4	13	1	1	–	–
Nonresponder (n = 15)	Veränderung vor vs. nach EKT	–	1	–	11	–	2	–	1
	Veränderung nach vs. 3 Wochen nach EKT[a]	1	1	1	10	2	–	–	–

[a] bzw. letzter Wert vor Entlassung

tatsächlich am Tag 21 nach Abschluß der EKT ein Bf-S-Wert erhoben wurde, betrug 23,2 (±13,6).

Auch die Veränderungen der Befindlichkeitswerte bei antidepressivaresistenten Patienten im Verlauf der EKT (Tabelle 10) weisen sehr viele Parallelen zu den CGI-Befunden auf. Die meisten Responder (14 von 20, also 70%) zeigten während der EKT eine Verbesserung in der Größenordnung zwischen 6 und 25 Skalenpunkten, während die meisten Nonresponder (11 von 15, also 73%) eine Veränderung von maximal 5 Skalen-Punkten aufwiesen, also nahezu gleich blieben. In den 3 Wochen nach EKT blieben in beiden Substichproben etwa zwei Drittel der Patienten in ihren Befindlichkeitswerten weitgehend konstant. Wenn sich auch die für die Clinical Global Impressions beschriebene leichte Verbesserung von etwa einem Drittel der Patienten nach Abschluß der EKT in den Befindlichkeitswerten nicht abbildet, sind die Parallelen zwischen den anhand des Fremdbeurteilungsinstruments und der Selbstbeurteilungsskala erhobenen Befunde doch sehr deutlich. Somit wird die Validität der retrospektiv bestimmten CGI-Scores durch die – wie beschrieben – prospektiv erhobenen Befindlichkeitswerte untermauert.

13.4 Zeitreihenanalyse der Befindlichkeitswerte unter Elektrokrampftherapie – zwei Fallbeispiele

Über die gruppenstatistische Analyse hinaus ist im Fall der mit EKT behandelten antidepressivaresistenten Patienten sicherlich auch die mathematisch-statistische Verlaufsanalyse der Befindlichkeitsverlaufsdaten von Einzelfällen interessant und aussagekräftig. Mit dem modernen statistischen Verfahren der Zeitreihenanalyse lassen sich dabei Veränderungen im Verlauf schlüssig zu therapeutischen Interventionen in Beziehung setzen. Die durch die Vielgestaltigkeit der Zeitreihen von psychopathologischen Daten bedingten Interpretationsschwierigkeiten lassen sich so besser meistern. Allerdings haben die bisher zu diesem Zweck eingesetzten Verfahren, z. B. die ARIMA-Methode, den Nachteil, daß ihre Voraussetzungen bezüglich der Datenbasis sehr restriktiv sind. Das neuentwickelte HTAKA-Modell (Kleiter 1986) ist unter diesem Aspekt wesentlich vorteilhafter und sogar geeignet für die Analyse von im Rahmen einer klinischen Routinedokumentation erhobenen Zeitreihen von psychopathologischen Daten, so z. B. den Einzelfallverläufen der Befindlichkeitswerte (Möller et al. 1989). Durch die HTAKA werden die Befindlichkeitsdaten nach mathematischen Kriterien in mehrere Abschnitte eingeteilt. In jedem Abschnitt kann der Verlauf durch eine Gerade mit einem bestimmten Niveau und einer bestimmten Steigung abgebildet werden.

Folgende Kriterien werden anschließend mittels des H-Testes nach Kriskal und Wallis auf statistische Signifikanz überprüft: „ADD-Kumulativ" gibt an, ob die Niveausprünge zwischen den Abschnitten zu positivem oder negativem Wachstum bzw. kumulativen Effekten geführt haben, in „ADD-Differenzen" werden die Niveausprünge von Abschnitt zu Abschnitt auf ihre Unterschiedlichkeit hin untersucht, „STG-Kumulativ" besagt, ob die Steigung sich auch von Abschnitt zu Abschnitt ändert (also signifikant zu- oder abnimmt) und mit „STG-Differenzen" wird schließlich getestet, ob diese Steigungsänderungen zwischen den Abschnitten unterschiedlich sind.

Exemplarisch sollen 2 Fälle von Patienten dargestellt werden, die wegen Antidepressivaresistenz mit EKT behandelt wurden (beide erhielten darüber hinaus durchgehend antidepressive Medikation). Der erste Patient unterzog sich nach mehr als 3-monatiger Antidepressivagabe einer EKT mit insgesamt 12 Einzelbehandlungen (Abb. 1). Auch darunter zeigte sich klinisch keine wesentliche Re-

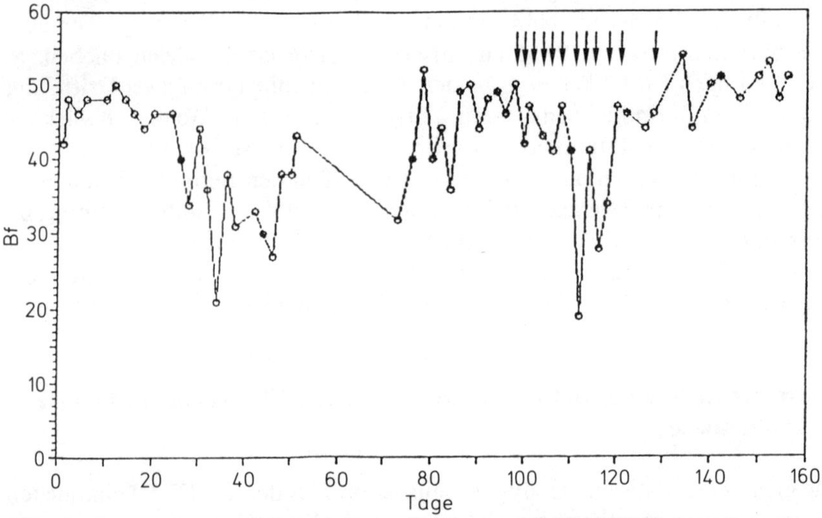

Abb. 1. Verlaufskurve der Befindlichkeitswerte (*Bf*) gemäß der Befindlichkeitsskala (v. Zerssen 1976) in den Parallelformen Bf-S und Bf-S′ bei Patient 1; → = Zeitpunkte der EKT-Einzelbehandlungen

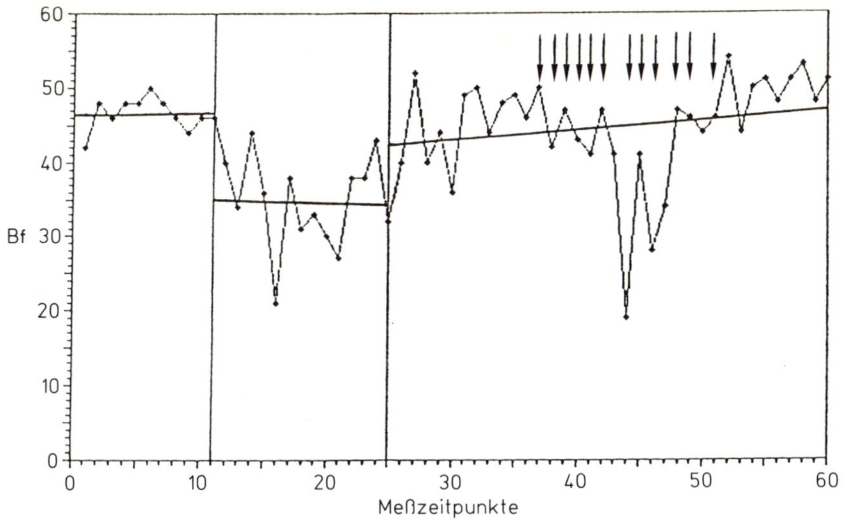

Abb. 2. Befindlichkeitsverlaufskurve nach Meßzeitpunkten mit Darstellung der Einteilung in drei Abschnitte sowie der Niveaus und Steigungen innerhalb der Abschnitte gemäß HTAKA von Patient 1 (Erläuterung s. Text). Signifikanzprüfung: ADD-Kumulativ: $p \leq 0{,}01$; ADD-Differenzen: $p \leq 0{,}01$; STG-Kumulativ: nicht signifikant; STG-Differenzen: nicht signifikant; → = Zeitpunkte der EKT-Einzelbehandlungen

sponse, wenn auch auf der Selbstbeurteilungsebene eine vorübergehende Besserung der Befindlichkeit aufzutreten scheint. Durch die HTAKA läßt sich nur für den mittleren Abschnitt ein im Vergleich zu den beiden anderen statistisch signifikant erniedrigtes Niveau sichern (Abb. 2). Dies ist jedoch, wie aus der Abbildung hervorgeht, von der therapeutischen Intervention der EKT unabhängig und am ehesten Ausdruck des Spontanverlaufs oder eines nicht anhaltenden Ansprechens auf die Medikation. Abbildung 3 zeigt den Befindlichkeitsverlauf für den zweiten Patienten, bei dem bereits prima vista der therapeutische Erfolg der EKT in der Selbstbeurteilung durch den Patienten deutlich wird, was sich statistisch durch die HTAKA sichern läßt (Abb. 4). Die Niveaus der 3 Abschnitte unterscheiden sich signifikant, wobei der 3. Abschnitt das eindeutig niedrigste Niveau aufweist und gleichzeitig genau den Zeitraum der EKT umfaßt. Eine weitere Einsatzmöglichkeit der HTAKA könnte in der Auswertung des vom Untersucher beurteilten Depressionsverlaufes liegen, wozu die kontinuierliche Erhebung der Verlaufsdaten in möglichst gleichen Intervallen und mit vielen Meßdaten Voraussetzung ist, was natürlich auf Selbstbeurteilungsebene eher möglich ist als auf Fremdbeurteilungsebene. Wie an anderer Stelle gesagt wurde (Möller 1990) und sich in der vorliegenden Untersuchung erneut bestätigte, spiegeln die mit der Befindlichkeitsskala erhobenen Selbstbeurteilungsdaten durchaus den Depressionsverlauf auf der Fremdbeurteilungsebene und lassen sich daher sinnvoll als Datenbasis für die Zeitreihenanalyse verwenden. Ein wichtiger weiterer Schritt, der der Einzelfallanalyse solcher Zeitreihen folgen sollte, ist die gruppenstatistische Aggregation der Einzelfalldaten, um so gruppenstatistische Gesetzmäßigkeiten zu finden, wie

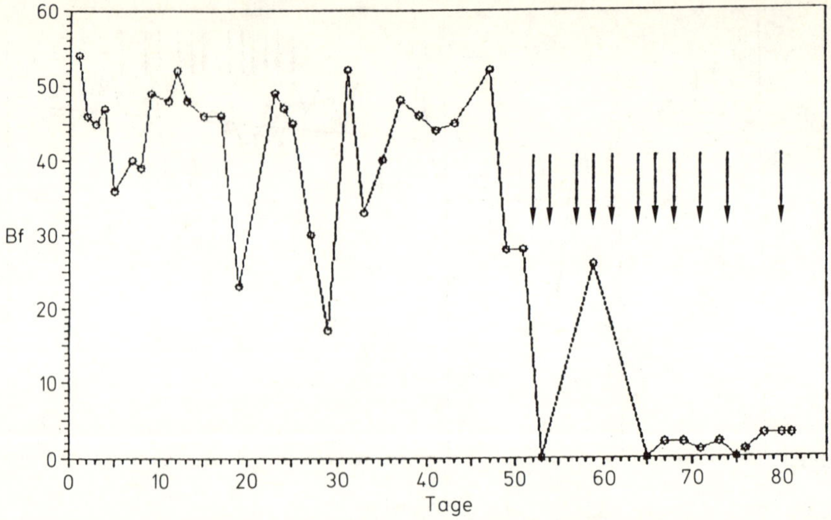

Abb. 3. Verlaufskurve der Befindlichkeitswerte (*Bf*) gemäß der Befindlichkeitsskala (v. Zerssen 1976) in den Parallelformen Bf-S und Bf-S′ bei Patient 2; → = Zeitpunkte der EKT-Einzelbehandlungen

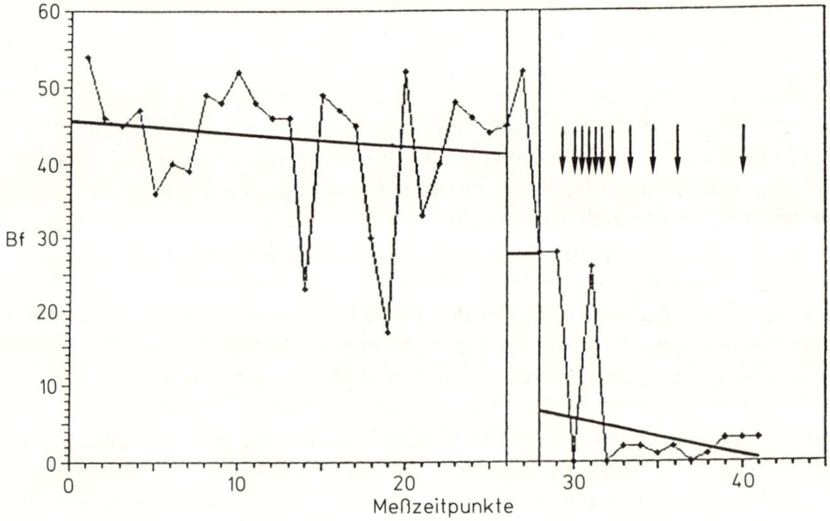

Abb. 4. Befindlichkeitsverlaufskurve nach Meßzeitpunkten mit Darstellung der Einteilung in drei Abschnitte sowie der Niveaus und Steigungen innerhalb der Abschnitte gemäß HTAKA von Patient 2 (Erläuterung s. Text). Signifikanzprüfung: ADD-Kumulativ: $p \leq 0{,}01$; ADD-Differenzen: $p \leq 0{,}01$; STG-Kumulativ: nicht signifikant; STG-Differenzen: nicht signifikant; → = Zeitpunkte der EKT-Einzelbehandlungen

wir es andernorts für die Befindlichkeitsdaten von Schlafentzugspatienten demonstriert haben (Möller et al. 1989).

13.5 Zusammenfassung

Die berichteten Befunde und Resultate lassen sich abschließend folgendermaßen zusammenfassen:

Bei der Hälfte bis zwei Drittel der depressiven Patienten, die auf Antidepressiva keine ausreichende Response zeigen, ist unter EKT ein guter bis sehr guter therapeutischer Effekt zu erwarten. Die Rezidivquote dürfte allerdings – auch bei rezidivprophylaktischer Gabe eines Antidepressivums – etwa 20% innerhalb von 3 Wochen und bis zu etwa 50% innerhalb von 6 Monaten nach Abschluß der EKT betragen. Es wäre zu prüfen, inwieweit die sofortige Gabe von Lithium (ggf. und/oder Carbamazepin) den unter EKT erreichten therapeutischen Erfolg besser stabilisieren kann als die Gabe eines Antidepressivums. Wir wollen diese Ergebnisse in einer umfangreichen prospektiven Untersuchung überprüfen, bei der darüber hinaus der prädiktive Wert verschiedener biologischer Parameter analysiert werden soll.

Trotz der genannten Einschränkung dürfte die EKT allen anderen therapeutischen Möglichkeiten bei Antidepressiva-Nonresponse in der Wirksamkeit überlegen sein. Dabei birgt sie bei strenger Indikationsstellung und sorgfältiger Durchführung kaum Risiken. Aus diesem Grunde sollte diese Behandlungsmethode bei Patienten, die auf antidepressive Medikation nicht ansprechen, zumindest als ultima ratio, vielleicht jedoch auch schon zu einem früheren Zeitpunkt als therapeutische Alternative in Betracht gezogen werden (vgl. den Beitrag von Helmchen, S. 237 ff.), um dem depressiv Kranken eine unnötige Verlängerung seines Leidens zu ersparen.

Literatur

Abrams R, Taylor MA, Faber R, Ts'o TOT, Williams RA, Almy G (1983) Bilateral versus unilateral electroconvulsive therapy: efficacy in melancholia. Am J Psychiatry 140:463–465

American Psychiatric Association (1978) Electroconvulsive therapy: report of the Task Force on electroconvulsive therapy of the American Psychiatric Association. Task Force Report 14. Washington D.C.

Avery D, Lubrano A (1979) Depression treated with imipramine and ECT: the DeCarolis study reconsidered. Am J Psychiatry 136:559–562

Babigian HM, Guttmacher LB (1984) Epidemiologic considerations in electroconvulsive therapy. Arch Gen Psychiatry 41:246–253

Brandon S, Cowley P, McDonald C, Neville P, Palmer R, Wellstood-Eason S (1984) Electroconvulsive therapy: results in depressive illness from the Leicestershire trial. Br Med J 288:22–25

Bratfos O, Haug JO (1965) Electroconvulsive therapy and antidepressant drugs in manic depressive disease. Acta Psychiatr Scand 41:588–596

Breggin PR (1980) Elektroschock ist keine Therapie. Urban & Schwarzenberg, München Wien Baltimore

Cronholm B, Ottosson JO (1960) Experimental studies of therapeutic action of electroconvulsive therapy in endogenous depression. Acta Psychiatr Neurol Scand [Suppl] 145:69–102

Crow TJ, Johnstone EC (1986) Controlled trials in electroconvulsive therapy. In: Malitz S, Sackeim HA (eds) Electroconvulsive therapy. Clinical and basic research. Ann NY Acad Sci 462:12–29

Daniel WF, Crovitz HF (1983a) Acute memory impairment following electroconvulsive therapy: a review of the literature. 1. The effects of electrical stimulus waveform and number of treatments. Acta Psychiatr Scand 67:1–7

Daniel WF, Crovitz HF (1983b) Acute memory impairment following electroconvulsive therapy: a review of the literature. 2. The effects of electrode placement. Acta Psychiat Scand 67:57–68

Davidson J, McLeod M, Law-Yone B, Linnoila M (1978) Comparison of electroconvulsive therapy and combined phenelzine-amitriptyline in refractory depression. Arch Gen Psychiatry 35:639–642

DeCarolis V, Giberti F, Roccatagliati G, Rossi R, Venutti G (1964) Imipramin and electroshock in the treatment of depression. Sis Nerv 16:29–42

d'Elia G, Raotma H (1975) Is unilateral ECT less effective than bilateral ECT? Br J Psychiatry 126:83–89

Fink M (1979) Convulsive therapy: Theory and practice. Raven, New York

Friedberg J (1976) Shock treatment is not good for your brain. Glide Publications, San Francisco

Greenblatt M, Grosser GH, Wechsler H (1964) Differential response of hospitalised depressed patients to somatic therapy. Am J Psychiatry 120:935–943

Gregory S, Shawcross CR, Gill D (1985) The Nottingham ECT study. A double-blind comparison of bilateral, unilateral and simulated ECT in depressive illness. Br J Psychiatry 146:520–524

Holden C (1985) Editorial comment: A guarded endorsement for shock therapy. Science 228:1510–1511

Imlah NW, Rayn E, Harrington JA (1965) The influence of antidepressant drugs on the response to electroconvulsive therapy and on subsegment relapse rates. J Neuropsychopharmacol 4:438–442

Janicak PG, Davis JM, Gibbons RD, Ericksen S, Chang S, Gallagher P (1985) Efficacy of ECT: a meta-analysis. Am J Psychiatry 142:297–302

Kalinowsky LB (1986) History of convulsive therapy. In: Malitz S, Sackeim HA (eds) Electroconvulsive therapy: clinical and basic research issues. Ann NY Acad Sci 462:1–4

Kendell RE (1981) The present status of electroconvulsive therapy. Br J Psychiatry 139:265–283

Kleiter EF (1986) HTAKA. Hierarchische Trend-Abschnitt-Komponenten Analyse. Ein Verfahren zur Analyse von Zeitreihen. Agentur Pedersen, Braunschweig

Maletzky BM (1978) Seizure duration and clinical effect in electroconvulsive therapy. Comp Psychiatry 19:541–550

Malitz S, Sackeim HA, Decina P, Kanzler M, Kerr B (1986) The efficacy of electroconvulsive therapy – dose-response interactions with modality. In: Malitz S, Sackeim HA (eds) Electroconvulsive therapy: clinical and basic research issues. Ann NY Acad Sci 462:56–64

Markowitz J, Brown MD, Sweeney J, Mann JJ (1987) Reduced length and cost of hospital stay for major depression in patients treated with ECT. Am J Psychiatry 144:1025–1029

McCreadie RG, Phillips K, Robinson ADR, Gilhooly G, Crombie W (1989) Electrocephalographic monitoring of electroconvulsive therapy clinically useful. Br J Psychiatry 154:229–231

Medical Research Council. Clinical Psychiatry Committee (1965) Clinical trial of the treatment of depressive illness. Br Med J 1:881–886

Meyendorf R, Bender W, Baumann E, Athen D, Ortlieb S (1980): Vergleichende Untersuchung zur unilateralen und bilateralen Elektrokrampf-Therapie. Arch Psychiatr Nervenkr 229:89–112

Mills MJ, Pearsall DT, Yesevage JA, Salzman C (1984) Electroconvulsive therapy in Massachusetts. Am J Psychiatry 141:534–538

Möller H-J (1990) Möglichkeiten und Grenzen von Selbstbeurteilungsskalen zur Verlaufsbeurteilung depressiver Symptomatik im Rahmen der Therapieevaluation. In: Baumann U, Fähndrich E, Stieglitz RD, Woggon B (eds) Veränderungsmessung. Profil, München

Möller H-J, Barthelmes H, v Zerssen D (1983) Forschungsmöglichkeiten auf der Grundlage einer routinemäßig durchgeführten Basis- und Befunddokumentation. Psychiatria Clin 16:1–16

Möller H-J, Blank R, Steinmeyer EM (1989) Single-case evaluation of sleep-deprivation effects by means of non parametric time-series analysis (according to the HTAKA model). Eur Arch Psychiatr Neurol Sci 293:133–139

National Institute of Mental Health (1976) 028 CGI. Clinical Global Impressions. In: Guy W (ed) ECDEU Assessment Manual for Psychopharmacology. Rev Ed Rockville, Maryland, pp 217–222

Ottosson JO (1985) Use and misuse of electroconvulsive treatment. Biol Psychiatry 20:933–946

Ottosson JO (1987) Elektrokrampftherapie. In: Kisker KP, Lauter H, Meyer JF, Müller C, Strömgren E (Hrsg) Psychiatrie der Gegenwart, Bd. 5, 3. Aufl. Springer, Berlin Heidelberg New York Tokyo, S 344–367

Rifkin A (1988) ECT versus tricyclic antidepressants in depression: a review of the evidence. J Clin Psychiatry 49:3–7

Sackeim HA, Decina P, Prohovnik I, Portnoy S, Kanzler T, Malitz S (1986) Dosage, seizure threshold, and the antidepressant efficacy of electroconvulsive therapy. In: Malitz S, Sackeim HA (eds) Electroconvulsive therapy. Ann NY Acad Sci 462:398–410

Sackeim HA, Decina P, Portnoy S, Neelley P, Malitz S (1987) Studies of dosage, seizure threshold, and seizure duration in ECT. Biol Psychiatr 22:249–268

Sauer H, Lauter H (1987a) Elektrokrampftherapie. I. Wirksamkeit und Nebenwirkungen der Elektrokrampftherapie. Nervenarzt 58:201–209

Sauer H, Lauter H (1987b) Elektrokrampftherapie. II. Indikationen, Kontraindikationen und therapeutische Technik der Elektrokrampftherapie. Nervenarzt 58: 210–218

Scott AF (1989) Which depressed patients will respond to electroconvulsive therapy. The search for biological predictors of recovery. Br J Psychiatry 154:8–17

Scovern SW, Kilmann PR (1980) Status of electroconvulsive therapy: Review of the outcome literature. Psychol Bull 87:260–303

Seager CP, Bird RL (1962) Imipramine with electrical treatment in depression – a controlled trial. J Ment Sci 108:704–707

Solan WJ, Khan A, Avery DH, Cohen S (1988) Psychotic and nonpsychotic depression: comparison of response to ECT. J Clin Psychiatry 49:97–99

Squire LR (1984) ECT and memory dysfunctions. In: Lerer B, Weiner RD, Belmaker RH (eds) ECT: basic mechanisms. Libbey, London Paris

Squire LR, Zouzounis JA (1986) ECT and memory: Brief pulse versus sine wave. Am J Psychiatry 143:596–601

Squire LR, Slater PC, Chase PM (1975) Retrograde amnesia: temporal gradient in very long term memory following electroconvulsive therapy. Science 187:77–79

Thomas DLL (1954) Prognosis of treatment with electrical treatment. Br Med J 1:1950–1954

Thompson JW, Blaine JD (1987) Use of ECT in the United States in 1975 and 1980. Am J Psychiatry 144:557–562

Weiner RD, Rogers HJ, Davidson JRT, Squire LR (1986) Effects of stimulus parameters on cognitive side effects. In: Malitz S, Sackeim HA (eds) Electroconvulsive therapy. Clinical and basic research issues. Ann NY Acad Sci 462:315–325

Zerssen D v, Koeller DM (1976) Klinische Selbstbeurteilungsskalen (KSb-S) aus dem Münchener Psychiatrischen Informationssystem (PSYCHIS München), Manuale c) Befindlichkeitsskala. Beltz, Weinheim

Diskussion zu Vortrag 13

Dr. H. Sauer

Wie bei den Antidepressiva haben wir bei der EKT keine gesicherten exogenen Prädiktoren, die uns die Wirksamkeit anzeigen, außer symptomatologischen. Einen haben Sie erwähnt, das ist der Wahn. Man hat vor kurzem die Ergebnisse der Northwick-Park- und der Leicester-Studie, zwei in England durchgeführte Doppelblindstudien, zusammengefaßt und reanalysiert. Dabei stellte sich heraus, daß der Wahn wahrscheinlich nur in Verbindung mit einer Hemmung ein positiver Prädiktor ist. Isoliert sind beide nur schwache Prädiktoren.

Nicht gehemmte depressive Patienten behandeln wir in letzter Zeit nicht mehr mit EKT, auch wenn sie therapieresistent sind. Bei nicht gehemmten Wahnhaften ist es auch häufig schwierig zu beurteilen, ob es sich noch um eine überwertige Idee oder schon um wirklichen Wahn handelt. Es gibt darüber hinaus endogen Depressive, die im weiteren Verlauf irgendwann ein neurotisches Bild bieten. Auch bei diesen Patienten ist nach meiner klinischen Erfahrung eine EKT nicht indiziert.

Bei Patienten mit ausgeprägten Persönlichkeitsstörungen und depressivem Bild wirken Antidepressiva weniger, das ist praktisch gesichert. Fast gesichert ist, wenn auch empirisch nicht ganz so gut, daß auch die EKT bei diesen Patienten eine geringere Wirkung zeigt. Solche Fälle sind daher meiner Meinung nach ebenfalls keine gesicherte Indikation für eine EKT.

Etwas zurückhaltend sind wir mit der Anwendung der EKT auch bei Patienten, bei denen ein schwerer psychischer Stressor besteht, wie beispielsweise ein Scheidungsbegehren. Wir sehen in solchen Fällen nach EKT oft nur eine vorübergehende Besserung mit raschem Rückfall. Wenn man diese Aspekte beachtet und die EKT nur bei Patienten anwendet, die gehemmt oder wahnhaft sind, dann ist die Effizienz meiner Ansicht nach etwas höher als Sie es angegeben haben.

Prof. Dr. P. Hartwich

Standen von Ihren Patienten auch einige unter Lithium, oder sind Ihnen aus der Literatur Untersuchungen bekannt, wonach Lithium die rezidivprophylaktische Wirkung der EKT steigert?

Dr. T. Dietzfelbinger

Von den Patienten, die ich untersucht habe, standen nur zwei unter Lithium. Ich möchte aber in diesem Zusammenhang betonen, daß man Patienten nicht mit EKT behandeln sollte, wenn sie Lithium erhalten. Gerade diese Kombination verstärkt nämlich die Gedächtnisstörungen sehr stark.

Zur Frage, ob die Rezidivquoten geringer sind, wenn die Patienten nach einer EKT auf Lithium eingestellt werden, sind mir keine speziellen Untersuchungen bekannt.

Prof. Dr. H. Helmchen

Sehr oft hört man das Argument, die Wirkung der EKT sei nur vorübergehend. Darauf läßt sich antworten, daß Rezidive zum Wesen der Depression gehören. Wenn Sie jetzt die Rezidivhäufigkeit nach erfolgreicher EKT betonen, so würde mich interessieren, ob Sie das dem Behandlungsverfahren anlasten, oder ob es nicht auch der besondere Typ dieser depressiv Kranken sein könnte, die chronifizieren und therapieresistent werden, durch die EKT zeitweilig noch herauszuholen sind, aber dann relativ häufig und schnell wieder zurückfallen?

Dr. T. Dietzfelbinger

Die Rezidivquoten sind auch bei den Patienten, die nicht primär antidepressivaresistent sind, sehr hoch. Die spontane Rezidivquote beträgt ungefähr fünfzig Prozent innerhalb eines halben Jahres und läßt sich durch Antidepressiva auf zwanzig Prozent reduzieren. Dieser Wert liegt in der Größenordnung der Rezidivquote, die auch nach Remission durch Antidepressiva zu beobachten ist. Ich würde das also nicht speziell der EKT anlasten.

Prof. Dr. A. Marneros

Mir ist aufgefallen, daß die von Herrn Dietzfelbinger geschilderten Patienten einen viel kürzeren Zyklus aufweisen, als beispielsweise die Analysen von Angst ergeben haben. Das bedeutet, daß diese Patienten tatsächlich eine besondere Population darstellen. Möglicherweise bestünde bei diesen Patienten ohne EKT-Behandlung ein depressives Kontinuum.

Dr. P. Baumann

Aus Amerika kommen mehrere Berichte, wonach Koffein die Krampfschwelle erniedrigt und die Krampfintensität erhöht, was für die EKT vielleicht von Vorteil ist. Gibt es hier Erfahrungen über die Gabe von Koffein vor der EKT?

Dr. T. Dietzfelbinger

Nein, meines Wissens nicht.

Dr. I. M. Wolpert

Ich glaube, aus Ihrer Untersuchung läßt sich nicht der Schluß ziehen, daß die EKT eine erhöhte Rückfallquote provoziert. Ich sehe keinen rationalen Grund, warum bei gleicher Prophylaxe nach abgeschlossener Remission die Rückfallquote bei EKT-Patienten größer sein sollte. Es sei denn, es ist ein anderes Sample.

Prof. Dr. M. Gastpar

Sie hatten bei der Nachkontrolle 42 Prozent Ausfall. Bedeutet das nicht, daß die ermittelte Rückfallrate dadurch zu hoch liegt? Denn Sie haben ja die positiven Fälle nicht mit in der Stichprobe. Wenn Sie alle Patienten hätten auswerten können, wäre die Rückfallrate vermutlich niedriger ausgefallen.

Dr. T. Dietzfelbinger
Von den Respondern hatten vierzig Prozent ein Rezidiv, dazu lagen mir die Unterlagen vor. Das ist also die Mindestquote. Möglicherweise waren es auch mehr, aber darüber kann ich nichts sagen.

Prof. Dr. H.-J. Möller
Die übrigen Patienten waren bereits entlassen worden, und es ist durchaus möglich, daß es ihnen relativ gut ging. Dies war keine katamnestische Studie, sondern lediglich eine Auswertung von Krankengeschichten. Man kann Ihre Hypothese zwar nicht zurückweisen, aber ich finde, daß nicht viel dafür spricht, denn es bestand ja keine Selektion.

Prof. Dr. H. Helmchen
Waren vielleicht diejenigen Patienten, die kurzfristig einen Rückfall erlitten, zwischenzeitlich gar nicht entlassen worden? Dann bestand bei ihnen nach der EKT möglicherweise noch eine Restsymptomatik, im Gegensatz zu denen, die nicht rezidivierten.

Dr. T. Dietzfelbinger
Ich habe in der Untersuchung alle Patienten berücksichtigt, die im fraglichen Zeitraum wegen Therapieresistenz mit EKT behandelt wurden; das waren 39 Patienten. Voll all diesen Patienten habe ich versucht, Informationen über die auf die EKT folgenden drei Wochen oder sechs Monate zu erhalten. Das ist mir nicht in allen Fällen gelungen, weil die Patienten zum Teil schon entlassen waren. Teilweise waren auch in der Krankengeschichte keine weiteren Angaben enthalten. Ich habe hier nur die Rezidivquoten angegeben, die ich definitiv nachweisen kann, und das sind vierzig Prozent. Also: Vierzig Prozent der 23 Patienten, die auf die EKT angesprochen haben, haben ein schnelles Rezidiv erlitten, das konnte ich belegen. Ich kann aber nicht ausschließen, daß es tatsächlich noch mehr waren.

Prof. Dr. H. Helmchen
Kam es immer erst nach der Entlassung zum Rezidiv?

Dr. T. Dietzfelbinger
Nein, zum Teil auch noch während des stationären Aufenthaltes.

Prof. Dr. H. Helmchen
Warum blieben dann die Patienten nach der Remission noch so lange in der Klinik? Möglicherweise waren sie nach der EKT doch noch nicht voll remittiert.

Dr. T. Dietzfelbinger
Die von mir angegebene Anzahl der Responder enthält auch diejenigen Patienten, die nur mäßig respondierten.

Dr. Ebert-Engert
Wie war die Altersverteilung Ihrer Patienten? Wie alt war der älteste Patient, bei dem Sie EK-Behandlung durchgeführt haben?

Dr. T. Dietzfelbinger
Die älteste Patientin war eine 84jährige Dame.

Dr. Ebert-Engert
Bei geriatrischen Patienten ist vermutlich die Narkose limitierend für die Indikation zur EKT.

Prof. Dr. H.-J. Möller
Heute nicht mehr unbedingt. Wenn der Anästhesist keine Bedenken gegen eine Narkose hat, besteht kaum ein Problem.

N. N.
Halten Sie CT-Veränderungen bei älteren Patienten mit oder ohne Verdacht auf eine hirnorganische Komponente für eine Kontraindikation zur EKT?

Prof. Dr. H. Helmchen
Es gibt aus jüngerer Zeit mehrere Publikationen, die an größeren Populationen sogar bei deutlichen CT-Auffälligkeiten über eine erfolgreiche EKT ohne Komplikationen berichten.

Dr. M. Schmauß
Was war die höchste Zahl an Elektrokrampftherapien, die Sie bei einem Patienten durchgeführt haben? Nach wievielen erfolglosen EKT-Behandlungen sprechen Sie von einem Nonresponder?

Dr. T. Dietzfelbinger
Die Höchstzahl waren 14 Behandlungen ohne jeden Erfolg. Bei einigen wenigen Patienten zeigte sich nach ungefähr zehn Behandlungen eine leichte Response, woraufhin die Therapie noch bis zur 16. Behandlung fortgesetzt wurde.

Dr. M. Schmauß
Welche Vorgehensweise empfehlen Sie?

Dr. T. Dietzfelbinger
Ich würde zunächst ungefähr sechs bis acht Behandlungen unilateral durchführen. Wenn unter dieser Behandlung eine leichte Response auftritt, kann man bis auf zwölf, maximal vierzehn Behandlungen fortsetzen. Wenn nach sechs bis acht unilateralen Behandlungen kein Therapieeffekt auftritt, würde ich auf bitemporale Stimulation umstellen und nochmal genauso viele Behandlungen durchführen.

Dr. H. Sauer
Wir beginnen bilateral und warten ab, wie der Patient anspricht. Wenn wir den Eindruck haben, daß eine Reaktion da ist, gehen wir auf eine unilaterale Behandlung über. Wenn sich die Besserung dann fortsetzt, bleiben wir bei unilateraler Therapie. Bleibt aber nach dem Wechsel auf unilateral eine weitere Besserung aus, so gehen wir wieder auf bilateral zurück. Auf diese Weise brauchen wir nie mehr als acht oder neun Behandlungen. Wenn der Patient dann noch manifest depres-

siv oder psychotisch ist, hören wir meistens auf, weil im allgemeinen nichts mehr dabei herauskommt.

Prof. Dr. H.-J. Möller

Manchmal aber doch. Ich erinnere mich aus meiner Münchner Zeit an einen alten Patienten mit einer schweren chronifizierten Depression, den Herr Volpert gemeinsam mit uns betreute. Wir haben die Therapie nach ca. 12 EKT-Behandlungen aufgegeben. Und nach etwa 20 Behandlungen stellte sich dann doch noch der Erfolg ein.

Dr. I.M. Wolpert

Der Patient war damals 76 Jahre alt. Wir haben nach jeder Behandlung sorgfältig nach anamnestischen Störungen gesucht. Aber der Patient zeigte eher eine Besserung des Gedächtnisses, ein Rückgehen der Pseudodemenz. Man sollte auch daran denken, daß die EKT aus ethischen Gründen bei älteren Leuten eher indiziert ist als trizyklische Antidepressiva.

Dr. Burchard

Herr Dietzfelbinger, Sie haben zwei zeitreihenanalytische Fälle gezeigt. Bei dem ersten sieht man, daß die häufigere EKT-Anwendung keine Veränderung des Verlaufs bringt. Bei dem zweiten bringt sie ein sehr starkes Absinken der Depressions-Scores. Aber der weitere Verlauf nach Abschluß der EKT-Behandlung ist nicht dokumentiert.

Dr. T. Dietzfelbinger

Das hängt damit zusammen, daß in dieser Klinik bei den stationären Patienten routinemäßig BF-S-Daten erhoben wurden und die Patientin, weil es ihr so gut ging, entlassen wurde. Deswegen liegen mir darüber keine Daten mehr vor.

14 Psychosoziale Faktoren als Risiko für Therapieresistenz auf Antidepressiva

M. Wolfersdorf, F. Keller, B. Steiner, M. Hautzinger und G. Hole

14.1 Einleitung

Die bisherige Forschung zu Therapieresistenz und Chronifizierung bei psychopharmakologischer Behandlung depressiver Erkrankungen weist einen psychopathologisch-epidemiologischen (Stransky 1911; Kraepelin 1913; Weitbrecht 1961, 1967; Schwarz 1966; Glatzel u. Lungershausen 1968; Arnold 1969; Lauter 1969; Petrillowitsch 1969; Günzberger u. Fleischer 1972; Akiskal 1983; Cassano et al. 1983; Cassano u. Maggini 1983; u.a), einen psychopharmakologisch-biologischen (Arnold 1969; Engelmeier 1969; Berner et al. 1974; Freyhan 1974; Angst et al. 1974; Achte 1974; Pare 1974; Fähndrich 1983; Möller et al. 1987), sowie einen nosologischen Schwerpunkt (Ernst u. Ernst 1965; Bronisch 1985) auf.

Untersuchungen zum Einfluß psychosozialer Faktoren (Billings u. Moos 1985; Katschnig 1986; Brown u. Harris 1986; Brown et al. 1986a, b, 1987) auf den Verlauf und zu psychotherapeutischen Interventionstechniken bei Therapieresistenz bzw. Chronifizierung (s. dazu z. B. Heimann u. Zimmer 1987) sind die Ausnahme.

Zusätzliche Schwierigkeiten ergeben sich aus dem begrifflichen Chaos hinsichtlich der Verwendung von Begriffen wie Therapieresistenz, Response bzw. Nonresponse, chronischer Verlauf, Chronifizierung, Residualsyndrom, Restsymptomatik, short-term bzw. long-term outcome, usw. (Wolfersdorf u. Kopittke 1990).

Nach der stürmischen Entwicklung in der Behandlung depressiver Zustände mit thymoleptischen Substanzen seit Ende der 50er Jahre und der bald einsetzenden Erkenntnis, daß auch der Fortschritt der Antidepressiva-Therapie an Grenzen stößt, stehen in den letzten Jahren zunehmend Fragen nach ergänzenden oder alternativen Therapieverfahren bei ausbleibender Besserung unter Antidepressiva an. Auch setzt sich zunehmend die Erkenntnis durch, daß „Wohlbefinden" vielleicht mehr ist als ein gebesserter Hamilton-Depressions-Summenscore und daß Nonresponse möglicherweise ein „Trait" ist, der mit den derzeitigen biologischen-psychopharmakologischen Ansätzen alleine nicht modifizierbar ist. Auch die Frage nach der Akzeptanz von Chronifizierung, Therapieresistenz und verbleibender „Behinderung" und der Zielsetzung von antidepressiver Therapie bei ausbleibender Symptombesserung ist offen und mit einer rein psychopharmakologischen Forschung nicht zu beantworten.

14.2 Anmerkung zu Therapieresistenz bzw. Chronizität bei depressiven Erkrankungen

Die Ausgangsmöglichkeiten („outcome") einer (unipolaren) depressiven Erkrankung sind Remission bzw. Heilung (nach Angst, 1987, definiert als Symptomfrei-

Tropon-Symposium V
Therapieresistenz unter Antidepressiva-Behandlung
Hrsg. H.-J. Möller
© Springer-Verlag Berlin Heidelberg 1990

Tabelle 1. Beispiele und Kriterien für Chronifizierung nach stat. Therapie in einigen neueren Studien zur Depression

Autoren	Zeitraum poststat.	*n*	chronisch %	Kriterien
Katschnig u. Egger-Zeidner (1986)	1 Jahr	127	27,6	≤10% der Zeit ohne Depression
Hirschfeld et al. (1986)	2 Jahre	300	18,7	≤8 Wochen Symptomfreiheit
Monroe et al. (1983)	6 Monate	27	29,6	„poor outcome" ≥14 Punkte in Hamilton-D (24 Items) bzw. >16 Punkte im BDI
Billings u. Moos (1985)	1 Jahr	395	33,7	„nonremitted patients" = depressive Stimmung im letzten Monat, häufiges „feeling sad"; oft 4 oder mehr RDC-Symptome für MDD
Brockington et al. (1982)	6 Jahre	54	42,5	„persistent depression" nach Catego (Catego-D: 69%)
		66	18,5	„patients who failed to recover from index epidose" (RDC: MDD 11 von 55, schizoaffect. depressed 55% von 11)
		70	18,6	„patients who failed to recover from index episode": DSM III (MDD non-psychotic 9% von 45; depression delusion mood-congruent 18% von 11, mood incongruent 50% von 14)
Goering et al. (1983)	6 Monate	87	32	BPRS-Subskala Depression/Angst Werte>10 (63% poor symptom and poor social adjustment)
Toone u. Ron (1977)	2 Jahre	352	20,7	„poor outcome als Summe der Wieder-Hospitalisationszeit ≥2 Jahre nach Ersthospitalisation
Weissman et al. (1978)	48 Monate	150	30	niemals symtomfrei während
	20 Monate	150	12	Untersuchungszeitraum und
	8 Monate	150	19	(7-Punkte global scale) im Mittel Symptomlevel von 3
Bronisch (1985)	6–8 Jahre	37	40	chronisch schwerer Symptomverlauf u. Suizide
Laux (1986)	amb. Stichprobe	624	25	Gesamtkrankheitsdauer ≥10 Jahre für amb. Pat., für stat. Pat.
	stat. Stichprobe	4139	15	Verweildauer kumulativ ≥1 Jahr und/oder mehr als 5 Aufnahmen
Marschall (1988)	stat. Stichprobe (Erstaufnahmen)	383	32	≥1 Jahr depressiv (bis Ende stat. Therapie)
	gesamt	564	30	≥1 Jahr bereits depressiv vor stat. Aufnahme

Tabelle 2. Chronifizierung des Krankheitsverlaufes bei Depression (nach Angst 1987, ergänzt)

Autoren/Jahr	Land	h/a	Diagnose	*n*	Design Jahre	Chronizität (%)
Ciompi (1973)	Schweiz	h	Depression	127	K 20,5	20
Winokur u. Morrison (1973)	USA	h	Unipolare D.	108	K 10–20	1
Rao u. Nammalvar (1977)	Indien	h	Depression	73	K 3–13	11
Akiskal et al. (1978)	USA	a	Depression	40	P 3–4	10
Klerman (1980)	USA	a	Neurot. D.	91	P 0,5–4	25
Kovács et al. (1981)	USA	h	Depression	35	P 1	26
Coryell et al. (1983)	USA	h	Unipolare D.	44	K 5	18
Murphy (1983)	USA	a	Depression	124	P 1	29
Berti Ceroni et al. (1984)	Italien	a	Depression	111	P 1–4	77
Angst (1986)	Schweiz	h	Unipolare D.	173	P 15–20	13
Bronisch (1985)	BRD	h	Neuro. D.	37	6–8	40
Laux (1986)	BRD	h	Unipolare D.	139	K 8	12–16
Fähndrich u. Wirtz (1987)	BRD	h	Depression	34	K 5	43
Fichter et al. (1988)	BRD	a	Depression	244	P 5	18
Wittchen (1988)	BRD	h	Endogene D.	24	P 7	21
Steiner et al. (1988)	BRD	h	Depression	187	P 1	17

Chronifizierung (short outcome) def. als überdauernde Symptomatik, depressives Residuum MDE $\geqslant$ 1/2 bis 1 Jahr, mehr als 3 Klinikaufenthalte in 5 Jahren oder mehreres zusammen
h = hosp., *a* = amb. Pat., *K* = Katamnese, *P* = prespektive Studie

heit oder soziale Remission über wenigstens 5 Jahre), der Tod (natürlicher Tod oder Suizid; Wolfersdorf 1989) eines Patienten, eine Chronifizierung mit verschiedenen Stadien der episoden- bzw. phasenüberdauernden Symptomatik sowie Verhaltens- und Persönlichkeitsstörungen (sog. Restsymptomatik, Residualsyndrome, Persönlichkeitsveränderung und soziale Fehlanpassung). *Chronizität* wird sodann unterschiedlich definiert. Berner et al. (1974) sprechen bei Nichterreichen eines Therapiezieles trotz optimaler Bedingungen nach 6 Wochen von *Therapieresistenz*. Andere Autoren heben auf die weitgehend beständige Symptommanifestation über einen bestimmten Zeitraum hinweg ab, den Helmchen (1974) mit 6 Monaten, Angst (1987) als Phasendauer von über zwei Jahren ohne Remission definiert hat. In Tabelle 1 sind einige Untersuchungen zu Chronifizierung bzw. Therapieresistenz zusammengefaßt. Überraschenderweise findet sich trotz dieser unterschiedlichen Kriterien eine weitgehende Übereinstimmung dahingehend, daß die Prognose affektiver Erkrankungen schlechter ist als idealtypisch angenommen und der Anteil von Chronifizierung bei etwa 20% (Tabelle 2) angesetzt werden muß.

14.3 Psychosoziale Faktoren, Vulnerabilität und depressive Erkrankung

14.3.1 Allgemeine Übersicht

Als *psychosoziale Faktoren* werden üblicherweise soziodemographische Daten wie Alter, Geschlecht, Zivilstand, Ausbildung, Berufstätigkeit etc. (Katschnig u.

Nutzinger 1986) berücksichtigt. Laux (1986) und Angst (1988) haben in Literaturübersichten zeigen können, daß die Ergebnisse bezüglich der genannten Daten selten eindeutig sind. Heute werden eher differenzierte Konzepte über den Zusammenhang von psychosozialen Faktoren und depressiver Erkrankung betrachtet. Hiermit sind im wesentlichen komplexe Phänomene wie life-events, soziale Unterstützung und soziales Netzwerk sowie deren Wechselwirkung mit Persönlichkeitsfaktoren gemeint.

Die Überlegung, daß *belastende Lebensereignisse* einen Einfluß auf depressive Erkrankungen ausüben können, hat in der Psychiatrie bereits früh Eingang gefunden. Gedanken zu somato-reaktiver bzw. psychoreaktiver Auslösung (Weitbrecht 1961) spiegeln sich in Benennungen wie „Wochenbettdepressionen" oder „klimakterische Depression" wider, wobei überwiegend biologisch-physiologischen Entwicklungsschritten im Leben eines Menschen auslösende Funktion zugewiesen wurde. Psychogene Auslöser hingegen wurden wesentlich seltener angenommen; derartigen Ereignissen wurde nur eine unspezifische Wirkung zugeschrieben.

Wesentliche Ergebnisse der *life-event-Forschung* stammen aus der Gruppe um Paykel (z. B. Paykel 1974, 1987), die sich mit psychiatrischen Patienten, insbesondere mit Depressiven, beschäftigt hat, sowie um Brown und Harris (Brown u. Harris 1978, 1986; Brown et al. 1986, 1987) und nachfolgenden Arbeitsgruppen (z. B. Toone u. Ron 1977; Surtees 1980; Murphy 1982, 1983; Monroe u. Himmelhoch 1983; Billings u. Moos 1984, 1985; Campbell et al. 1983; Bebbington 1986; Katschnig u. Egger-Zeidner 1986).

Unter psychosozialen Faktoren verstehen Paykel (1974) sowie Brown und Harris (1986) Lebensereignisse („life-events") und chronische Lebensbelastungen („major difficulties"). Erstere weisen den Charakter von akut und kurzfristig, letztere von chronisch und langfristig belastend auf. Dabei wird unterschieden zwischen negativ und positiv erlebten Ereignissen, zwischen erwünschten und unerwünschten, belastenden und nichtbelastenden, beeinträchtigenden und nichtbeeinträchtigenden, bedrohlichen und nichtbedrohlichen. Eine weitere Klassifizierung nach Brown und Harris (1986) besteht in Lebensereignissen mit auslösender („triggering role" bzw. „provoking agent") oder formativer Funktion. Paykel (1974) führte die Begriffe „exit"- und „entrance"-Ereignisse ein. In seiner klassischen Untersuchung (Paykel 1974) fand er im Vergleich zu einer Kontrollgruppe nichtpsychisch kranker Personen bei Depressiven in den letzten 6 Monaten vor ihrer Erkrankung sign. häufiger, nämlich dreimal mehr Lebensereignisse. Die LE waren vorwiegend unerwünscht und exit-Ereignisse, v. a. Verlust von Personen aus dem sozialen Umfeld des Patienten.

In Zusammenhang mit Lebensereignissen und Auslösung von psychischer Erkrankung werden weiterhin die Begriffe „Unabhängigkeit" von Erkrankung und „Spezifität" von Lebensereignissen für die Erkrankung wichtig. Unabhängigkeit („independence") meint das bekannte Problem, daß bei einer bereits beginnenden, jedoch noch nicht diagnostizierten depressiven Erkrankung Verhaltensweisen eines Menschen bereits Folge dieser Erkrankung sein können; Spezifität meint, daß nur bestimmte Ereignisse eine bestimmte Erkrankung auslösen. Für Paykel (1974) waren spezifische Ereignisse für Depression sog. „exit"-Ereignisse, Brown und Harris (1986) sprachen von Verlust-Ereignissen und Gefahr („loss" bzw. „danger"), wobei sie erstere als eher spezifisch für Depression, bedrohliche

Ereignisse als eher spezifisch für Angststörungen ansahen. Hier fällt der Bezug zur tiefenpsychologischen Literatur auf, die hinsichtlich der auslösenden Ereignisse von Depression als spezifisch phantasierte, angekündigte, drohende und stattgefundene Verluste nennt, die sich nicht nur auf Personen, sondern auch auf Gegenstände, Lebenskonzepte etc. beziehen können (z. B. Hoffmann u. Hochapfel 1987).

Der Frage nach der Lebensereignis-Spezifität steht auf der anderen Seite die nach den Charakteristika von life-event-vulnerablen Menschen gegenüber. Das *Problem der Vulnerabilität* ist eines der großen Diskussionsthemen der live-event-Forschung und letztlich nicht hinreichend beantwortet. Folgende Vulnerabilitätskonzepte werden diskutiert:

1. Eine *biologische Disposition* (genetisch-neurobiochemisch-konstitutionelle Faktoren).
2. Eine *psychophysische Disposition*. In der neueren Belastungs- und Streßforschung (z. B. Walschburger 1984, Straub et al. 1989, Hörhold 1989) wird Depressiven bei Belastung eine mangelnde Regenerationsfähigkeit nach Mißerfolg zugesprochen, eine besondere psychologische Resonanz für Mißerfolg mit Vermeidungsverhalten sowie eine spezifische Bewältigungsstimmung bei Belastung, die zwischen Gleichgültigkeit bzw. Unsicherheit und Bedrohung liegt.
3. Eine *kognitive Disposition*, wobei Brown und Harris (1986) das Konzept des „erniedrigten Selbstwertgefühles" („low-self-esteem") einführten. Weiterhin wurden die von Beck (1970) oder Seligman (1975) beschriebenen internalen und globalen Attributionsstile (depressive Denkschemata, Hoffnungslosigkeit, Hilflosigkeit) herangezogen; zu erwähnen ist hier auch das motivationale Konzept der Lageorientierung nach Kuhl (z. B. Kuhl u. Helle 1986), das Verhaftetsein an Gedanken und unerledigten Absichten, ohne eine geplante Handlung ausführen zu können.
4. *Die individuellen Bewältigungsstrategien* im Umgang mit belastenden Ereignissen sowie die psychosoziale Einbettung, wobei hierunter das Fehlen von sozialer Unterstützung im engeren Sinne (Fehlen einer vertrauensvollen, intimen Beziehung zum Partner, insbesondere in der Krise) und im weiteren Sinne das Fehlen einer ausreichenden Einbettung in ein soziales Netz verstanden wird.

In Tabelle 3 sind die in verschiedenen Studien gefundenen *Vulnerabilitätsfaktoren* aufgelistet. Brown und Harris (1978) haben den Verlust der Mutter vor dem 11. Lebensjahr, 3 und mehr Kinder unter 14 Jahren in der Familie sowie Arbeitslosigkeit bzw. das Fehlen einer bezahlten Beschäftigung beschrieben, andere Autoren wie Roy (1978, 1981), Costello (1982) oder Campbell et al. (1983) konnten dies nicht bestätigen. Das Fehlen einer intimen, vertrauensvollen Beziehung zu einem Partner, insbesondere in der Krise, wird jedoch in den meisten Untersuchungen bestätigt (Tabelle 4 und 5 aus Brown u. Harris 1986). Laux (1986) hat vor allem auf Situationen wie Verlust eines Kindes, von Geschwistern oder des Partners sowie persistierende Streßsituationen hingewiesen, die er bei chronisch Depressiven signifikant häufiger fand. Hooley et al. (1986) haben die Bedeutung der Emotionalität in der Beziehung für den Rückfall in eine depressive Erkrankung zeigen können; Depressive mit high expressed emotion haben früher und häufiger Rückfälle als solche in Beziehungen ohne häufige Kritizismen.

Tabelle 3. Vulnerabilitätsfaktoren für Beginn/Auslösung einer Depression beim Vorliegen eines life event (provoking agent)

Autoren	Vulnerabilitätsfaktoren
Brown u. Harris (1978) (Frauen, working-class, keine Patienten)	– Verlust der Mutter durch Tod oder Trennung vor dem 11. Lebensjahr – 3 oder mehrere Kinder jünger als 14 Jahre im Haushalt – Fehlen einer bezahlten Beschäftigung – Fehlen einer intimen, vertrauensvollen Beziehung zum Partner
Roy (1978) (depressive kranke Frauen, amb. Behandlung, Kontrollgruppe)	– Depressive sign. häufiger eine nichtvertrauensvolle eheliche Partnerschaft – Depressive der working-class Gruppe häufiger Fehlen einer bezahlten Beschäftigung, kleine Kinder zuhause, häufiger Verlust eines Elternteils vor dem 17. Lebensjahr als Kontrollen
Roy (1981) (depressiv kranke Frauen, amb. Behandlung, Kontrollgruppe orthopädische Pat.)	– früher Verlust eines Elternteils, unbefriedigende eheliche Beziehung, ohne Beschäftigung sign. häufiger als Kontrollen
Cooke (1981) (Allgemeinbevölkerung)	– keiner der Vulnerabilitätsfaktoren von Brown u. Harris (1978) konnte bestätigt werden. Liegt jedoch ein solcher vor, dann steigt das Risiko für psychische Symptome
Solomon u. Bromet (1982) (Allgemeinbevölkerung, keine Patienten)	– Fehlen einer vertrauensvollen Beziehung erhöhte das Risiko für affektive Erkrankungen, keine anderen Faktoren konnten bestätigt werden
Costello (1982) (Allgemeinbevölkerung, keine Patienten)	– Fehlen einer vertrauensvollen, intimen Beziehung
Murphy (1982) (Untersuchung an alten depressiven Patienten ⩾65 Lj.)	– Fehlen einer vertrauensvollen Beziehung
Campbell et al. (1983) (Allgemeinbevölkerung, Frauen, working-class, keine Patienten)	– Fehlen einer intimen, vertrauensvollen Beziehung (Arbeitslosigkeit wurde nicht bestätigt, Trend für Frauen mit 3 und mehr Kindern, unter 14 Jahre)
Brown et al. (1986a) (Frauen, working-class, keine Patienten)	– Negative Selbsteinschätzung (negative evaluation of self NES) – Chronische, subklinische Symptomatik (CSC); Depressivität, Ängstlichkeit u.a.; NES, CSC sowie NES + CSC gemeinsam mit provoking agent lösen Depression aus
Brown et al. (1986b) (Frauen, working-class, mit Kindern, keine Patienten)	– niedriges Selbstwertgefühl (low selfesteem), Fehlen von Unterstützung durch nahe Bezugsperson, vor allem in der akuten Krise (Ehepartner, andere nahe Beziehung)
Brown et al. (1987) (Frauen, working class, mit Kinder, keine Patienten)	– Negative Beziehung in der Ehe – Rollenkonflikte – negative Selbsteinschätzung (NES)
Laux (1986) (amb. und stat. depressive Pat.)	– Verlustsituationen (Tod eines Kindes, Tod des Partners, von Geschwistern) und – persistierende Streßsituationen sign. häufiger im Erwachsenenleben später chronischer Depressiver

Tabelle 4. Depressionsbeginn, intime Beziehung und belastendes LE bzw. chronische Belastung: Literatur nach Brown u. Harris 1986 (mod. dtsch. Übers.)

	Auslösendes Ereignis (LE, chron. Belastung)		
	Keine intime Beziehung	Intime Beziehung	Signifikanz
Brown u. Harris (1978)	32% D. (24 von 76)	10% (9 von 88)	$p<0{,}001$
Campbell (1982)	50% D. (8 von 16)	13% (2 von 15)	$p<0{,}005$
Cope (1983)	40% D. (4 von 10)	13% (1 von 8)	n.s.
Brown u. Prudo (1981)	36% D. (8 von 22)	15% (5 von 33)	n.s.
Bebbington et al. (1984)	22% D. (8 von 37)	24% (5 von 21)	n.s.
Parry (zit. nach Brown u. Harris 1986)	31% D. (8 von 26)	10% (5 von 49)	$p<0{,}05$
Finlay-Jones (zit. nach Brown u. Harris 1986)	45% D. (24 von 53)	17% (4 von 23)	$p<0{,}05$
Costello (1982)	57% D. (8 von 14)	21% (5 von 24)	$p<0{,}05$
Martin (1982)	73% D. (8 von 11)	14% (2 von 14)	$p<0{,}01$
Paykel et al. (1980)[a]	82% D. (9 von 11)	24% (8 von 34)	$p<0{,}001$
Murphy (1982)[a]	35% D. (6 von 17)	11% (10 von 90)	$p<0{,}02$

[a] methodisch anderes Vorgehen als übrige US, aber ähnlicher Ansatz

Tabelle 5. Zusammenhang von Lebensereignis, sozialer Unterstützung und Depression (nach Brown u. Harris 1986)

	Depressionsauslösung
kein schweres LE + fehlende soziale Unterstützung	7% (4 von 56)
kein schweres LE + soziale Unterstützung	5% (14 von 292)
schweres LE + fehlende soziale Unterstützung	57% (8 von 14)
schweres LE + soziale Unterstützung	21% (5 von 24)

D.h. das Fehlen von sozialer Unterstützung erhöht das Risiko für Beginn einer Depression bei Vorliegen eines schweren Lebensereignisses

Nicht jeder, der die genannten Vulnerabilitätsfaktoren aufweist, muß depressiv werden. Vulnerabilität wird nach Brown und Harris (1986) nur in Anwesenheit eines spezifischen Auslösers wirksam (Abb. 1). Es besteht dahingehend relative Übereinstimmung, daß akute, belastend, bedrohlich oder negativ erlebte Ereignisse sowie chronische, längerfristige Belastungen eine sign. Bedeutung für die Auslösung einer Depression darstellen, wenn auf seiten der betroffenen Person eine Vulnerabilität vorhanden ist, z. B. das Fehlen von sozialer Unterstützung, von einer intimen und vertrauensvollen Beziehung oder ein erniedrigtes Selbstwertgefühl. Krisenunterstützung durch einen intimen und hilfreichen Partner führt beim Patienten zu einer Reduktion des Depressionsrisikos. Nach Cohen und Haberman (1983) scheint weniger die tatsächliche soziale Unterstützung wesentlich als vielmehr die wahrgenommene potentielle Möglichkeit, soziale Unterstützung zu erhalten. Demnach führt das Ausbleiben von erwarteter Unterstützung in einer Krise zu einem weiteren Abfall eines bereits erniedrigten Selbstwertgefühles und erhöht damit das Risiko von Depression.

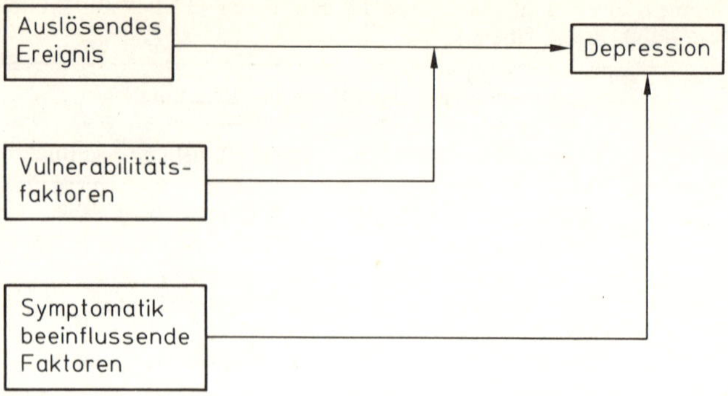

Abb. 1. Modell des Zusammenhanges von auslösendem Ereignis, Vulnerabilität und Depression (nach Brown u. Harris 1986, dt. Übers.)

Aus den Beobachtungen von Brown und Harris (1978), Roy (1978) oder Laux (1986) ergeben sich Hinweise, daß der Verlust von Bezugspersonen in der frühkindlichen Entwicklung und im Jugendalter Vulnerabilität im weitesten Sinne darstellen kann, was sich mit tiefenpsychologischen Überlegungen (z. B. Wisdom 1967) deckt. Vogel (1989) sprach von einer chronischen emotionalen Mangelsituation, in der später depressiv Disponierte aufwachsen. Das Vorliegen einer wie auch immer gearteten „neurotischen Reaktionsbereitschaft", die einhergeht mit einem erniedrigten Selbstwertgefühl, damit einer erhöhten Kränkbarkeit und Anfälligkeit z. B. für Kritizismen (Hooley et al. 1986; Vaugh u. Leff 1976), wird auch durch andere Untersuchungen gestützt. Weissman et al. (1978) fanden in einer follow-up-Studie von 150 depressiven Frauen über insgesamt 48 Monate nach akuter Episode als wichtigsten Prädiktor für einen Rückfall einen erhöhten Neurotizismus-Score im MPI (MPI-N). Hirschfeld et al. (1986) beschrieben chronisch depressive Patienten als „thin skinned" und fanden in verschiedenen Persönlichkeitsfragebögen ebenfalls hohe Neurotizismuswerte. In der Studie von Möller et al. (1987) zur Vorhersage von Ansprechen auf antidepressive Medikation waren erneut neurotische Züge der prämorbiden Persönlichkeit bedeutsam; daneben waren prämorbide soziale Fehlanpassung, Ausprägung eines depressiv-apathischen Syndroms bei Aufnahme und Wert der Selbstbeurteilung der Stimmungslage 3 Wochen nach Therapiebeginn als prädiktiv gefunden worden.

In der Arbeit von Cooke (1981) spielen sowohl belastende Streßsituationen als auch Persönlichkeitsvariablen eine wichtige Rolle bei der Vorhersage eines Krankheitsverlaufs. Bei Wittchen u. v. Zerssen (1987) hingegen erwiesen sich Persönlichkeitsvariablen als unbedeutend für die Prognose. Eine wesentliche Rolle muß nach den Ergebnissen dieser Arbeit den im nachstationären Zeitraum eintretenden Lebensereignissen zugeschrieben werden.

Akiskal (1982, 1983) konnte 38 chronisch Depressive von einer Kontrollgruppe durch signifikant häufigere Todesfälle in der Herkunftsfamilie, eine Komorbidität mit chronisch körperlicher Erkrankung, häufigere Verwendung depressionsauslösender Antihypertensiva sowie Belastung durch ein ebenfalls erkranktes Familienmitglied trennen. Hooley et al. (1986) untersuchten den Zusammenhang zwischen

„expressed emotion" und Rückfallhäufigkeit katamnestisch über 9 Monate bei gebesserten depressiven Patienten und fanden bei den 51 depressiven Patienten mit Rückfall sign. häufiger Angehörige, die mehr als zwei kritische Bemerkungen dem depressiven Patienten gegenüber im Interview machten. Das Ausmaß von Kritik durch den Ehepartner war bei den Patienten mit Rückfall signifikant höher. Depressive Patienten dekompensierten im Vergleich zu schizophrenen Patienten bereits bei einer niedrigeren Anzahl von Kritizismen, was in Zusammenhang mit einer höheren Anfälligkeit für Kränkung und einem erniedrigten Selbstwertgefühl interpretiert wurde.

Es scheint also, daß fehlende Besserung oder auch kurzfristiger Rückfall weniger mit soziodemographischen und klinischen Variablen der Person zu tun haben, sondern eher etwas mit der Persönlichkeit des Betroffenen sowie der Beziehung, in der diese lebt. Neurotische Störungen mit labilem bzw. erniedrigtem Selbstwertgefühl und besonderer Kränkbarkeit bilden die Basis für eine erhöhte Ansprechbarkeit bei belastenden, bedrohlich erlebten, negativ gewerteten Lebensereignissen, die dann zu einer Depression führen, wenn gleichzeitig hilfreiche Unterstützung und Kompensation durch Beziehung und soziales Umfeld fehlen.

Auf der Basis dieser „endothymen Labilität", wie Hole (1984) es genannt hat, erklärt sich auch die Beobachtung von Matussek et al. (1965), daß mit zunehmender Phasenzahl depressive Zustände sozusagen „endogener" würden, d.h. keine Auslöser mehr angegeben werden, bzw. das Ergebnis von Ezquiaga et al. (1985), die bei endogen Depressiven im Vergleich zu einer Kontrollgruppe auslösende Lebensereignisse nur in der ersten und zweiten depressiven Episode signifikant häufiger fanden; die Häufigkeit chronischer Belastungen war in allen drei Episoden gleich hoch, woraus die Autoren schlossen, daß Lebensereignisse am ehesten in den ersten Episoden auf der Basis der vorgegebenen Vulnerabilität wirksam werden.

14.3.2 Therapieresponse und psychosoziale Faktoren

Die meisten Studien zur Thematik „Lebensereignisse" beschäftigen sich mit ätiopathogenetischen Fragen, nur wenig Aufmerksamkeit wird der Bedeutung psychosozialer Parameter für den Therapieverlauf gewidmet. Psychosoziale Faktoren können jedoch nicht nur für den Beginn einer Erkrankung wichtig werden, sondern insbesondere gerade für Aufrechterhaltung, Remission oder Non-Remission oder erneute Exacerbation von depressiven Zuständen (Katschnig u. Nutzinger 1988; s. dazu auch Abb. 2).

Die zur Frage des *Einflusses psychosozialer Faktoren auf den Therapieverlauf* vorliegende Literatur (Tabelle 6) ist gering. Beispielhaft soll auf einige Untersuchungen hingewiesen werden.

Lloyd et al. (1981) untersuchten den Verlauf bei primären, unipolaren Depressiven unter Behandlung mit trizyklischen Antidepressiva. Sie fanden nach 2wöchiger Therapie, daß diejenigen mit einem schlechten Therapieergebnis dreimal soviel unerwünschte und nichtkontrollierbare Lebensereignisse während dieser 2 Wochen erlitten hatten als die gebesserten Patienten. Paykel und Tanner (1976) beobachteten bei 150 Patienten mit Besserung in einer Dauerbehandlungsphase 30

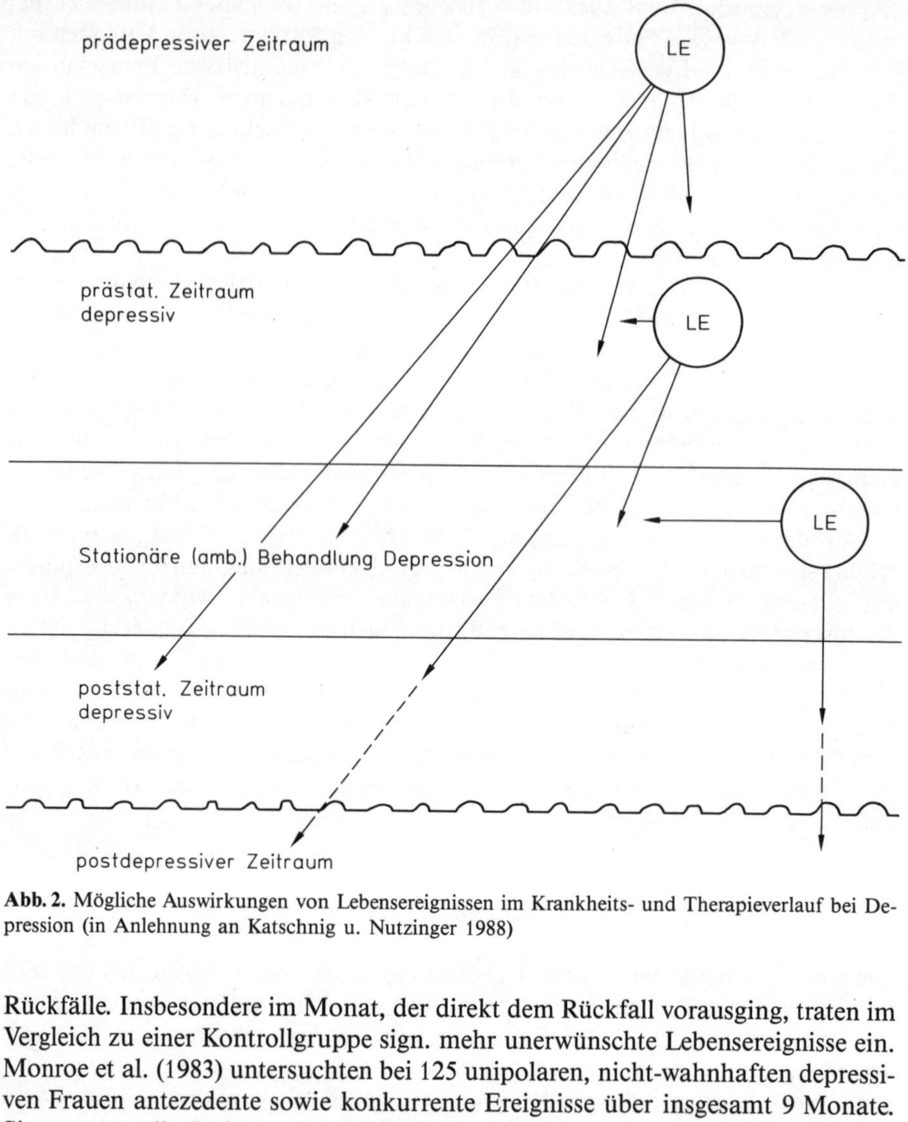

Abb. 2. Mögliche Auswirkungen von Lebensereignissen im Krankheits- und Therapieverlauf bei Depression (in Anlehnung an Katschnig u. Nutzinger 1988)

Rückfälle. Insbesondere im Monat, der direkt dem Rückfall vorausging, traten im Vergleich zu einer Kontrollgruppe sign. mehr unerwünschte Lebensereignisse ein. Monroe et al. (1983) untersuchten bei 125 unipolaren, nicht-wahnhaften depressiven Frauen antezedente sowie konkurrente Ereignisse über insgesamt 9 Monate. Sie trennten die Patienten nach guten und schlechten Therapierespondern und fanden eine sign. Beziehung zwischen Besserung zum follow-up-Zeitpunkt und Anzahl der antezedenten – überwiegend entrance- – Ereignisse. Je höher die Anzahl der Lebensereignisse vor Therapiebeginn war, desto besser waren die Werte im follow-up nach dem Beck Depressionsinventar und der Hamilton Depressionsskala. Lebensereignisse während Therapie und im Katamnesezeitraum hatten keinen sign. Einfluß auf das endgültige Therapieergebnis. Bei den Ereignissen handelte es sich vorwiegend um Eingangserlebnisse, nämlich um die Aufnahme neuer Beziehungen und neuer Freundschaften, was die Autoren als Hinweis auf die Notwendigkeit von sozialer Unterstützung für das Gesamttherapieergebnis interpretierten. Hirschfeld et al. (1976) verglichen 19 chronisch Depressive mit 19

Tabelle 6. Psychosoziale u.a. Risikofaktoren für ausbleibende Besserung bei behandelten depressiven Patienten – ausgewählte Beispiele

Autoren	Genannte Faktoren für Non-Remission, sog. Therapieresistenz, überdauernde Depression, primär chronische Symptomatik
Lloyd et al. (1971)	„Poor responder" auf TZA haben sign. häufiger unerwünschte und nicht kontrollierbare Lebensereignisse (3mal häufiger) während Therapie
Paykel u. Tanner (1976)	Verschlechterung (Rückfälle bei gebesserten Pat.) unter Erhaltungstherapie sign. mehr unerwünschte Lebensereignisse im Monat vor Rückfall
Brown u. Harris (1978)	Verschlechterung, Exacerbation von Symptomatik während Behandlung in sign. Zusammenhang mit gleichzeitigen Lebensereignissen
Surtees (1980)	Pat. mit fehlender vertrauensvoller Beziehung haben bei Lebensereignissen in den letzten 3 Monaten im 7-Monats-follow-up schwere Symptomatik
Tennant et al. (1981)	Kurzfristige Remission bei neurotischen Erkrankungen in der Allgemeinbevölkerung (meist Depression) innerhalb von 1 Monat war abhängig von Häufigkeit bedrohlicher Lebensereignisse vor Beginn (je mehr, desto häufiger Remission: 80%) und von neutralisierenden LE (je mehr desto besser: 82%)
Rowan et al. (1982)	Lebensereignisse sind ohne Effekt auf outcome, waren in der Studie jedoch selten
Flaherty et al. (1983)	Pat. mit hoher sozialer Unterstützung haben nach stat. Behandlung (8–36 Monate stat.) niedrigere Werte in HAMD und besseresoziale Anpassung
Goering et al. (1983)	„Poor outcome" (viele Symptome, schlechte soziale Anpassung und Wiederaufnahme innerhalb von stat. Therapie) über die nachstationäre Zeit hinweg im Zusammenhang mit Fehlen von social support (80%); unerwünschte LE oder Lebens- und Wohnbedingungen hatten keinen Einfluß
Monroe et al. (1983)	„Poor outcome" in 12 Wochen Therapie und 6 Monaten follow-up geht mit weniger erfreulichen Ereignissen vor Therapiebeginn einher; Lebensereignisse während Therapie und follow-up haben keinen sign. Einfluß auf BDI und HAMD-Werte an Therapie und Follow-up-Ende
Murphy (1983)	Ältere Depressive (≥65 J.) mit akut bedrohlichen Lebensereignissen (körperliche Krankheit) und chronischen Belastungen haben schlechteres Therapieergebnis nach 1 Jahr
Billings u. Moos (1984)	Depressive erleben mehr Umweltstreß und weniger soziale Unterstützung als nicht-depressive Kontrollen; chronische und nicht-chronische Depressive unterscheiden sich nicht bezüglich Stressoren und sozialen Ressourcen
Billings u. Moos (1985)	Schwere Depression, major depression, niedriger Bildungsstand, höheres Alter, Fehlen von Problem-bezogenen Coping-Strategien, wenige akute Stressoren, wenig nahe soziale Beziehungen
Hirschfeld et al. (1986)	Höhere Neurotizismuswerte in verschiedenen Persönlichkeitsinventaren (z. B. MPI, MMPI) bei chronischen Depressiven
Hooley et al. (1986)	Erhöhte Expressed Emotion-Werte führen zu erhöhten Rückfallraten
Katschnig u. Egger-Zeidner (1986)	Bereits vorliegende Chronizität, soziale Fehlanpassung, Persönlichkeitsvariable (FPI: niedrige Werte in Geselligkeit, hohe Emotionalitätswerte)

gebesserten depressiven Patienten hinsichtlich einer Reihe klinischer und soziodemographischer Daten. Sie verwendeten verschiedene Persönlichkeitsinventare und fragten nach Lebensereignissen. Neben erhöhtem Neurotizismuswert fanden sich keine bedeutsamen Prädiktoren für Chronizität. Nach Billings und Moos (1984) scheint es so zu sein, daß bei chronisch depressiven Patienten die Symptomatik bereits einen „Trait" darstellt, der relativ stabil und wenig reaktiv auf Umgebungsfaktoren ist. Bei den nicht chronisch depressiven Patienten hatten die Autoren belastende Lebensereignisse und das Fehlen von sozialer Unterstützung als ätiopathogenetische Faktoren gefunden, bei den chronisch-depressiven Patienten kam den Lebensereignissen und dem Fehlen sozialer Unterstützung eher die Rolle der Aufrechterhaltung der Symptomatik zu.

14.4 Eigene Untersuchungen

Zur Frage des Einflusses psychosozialer Faktoren auf den therapeutischen Verlauf stehen aus eigenen Untersuchungen zwei Arbeiten zur Verfügung:

1. Eine Untersuchung zum Zusammenhang von ungünstigem Krankheitsverlauf und psychosozialen Faktoren (Steiner et al. 1988, 1990; Steiner 1989) sowie
2. Eine Untersuchung zum Rückfall von Katamnesezeitraum bei gebessert entlassenen stationären depressiven Patienten (Keller et al. 1989).

Darauf wird im folgenden unter der globalen *Hypothese* eingegangen, daß es zu einem *ungünstigen Verlauf dann* kommt, *wenn ungünstige psychosoziale Faktoren* bezüglich Lebens-, Beziehungs-, Wohn- und Arbeitssituation und *belastende, negative Lebensereignisse* im prästationären, im Behandlungs- oder Katamnesezeitraum vorliegen.

14.4.1 Katamnesestudie

Zu drei Zeitpunkten (Aufnahme, Entlassung, Katamnese 1 Jahr nach Entlassung) wurden n = 187 stationäre depressive Patienten der Weissenauer und Reichenauer Depressionsstationen untersucht, wobei an Instrumenten die Diagnostic Interview Schedule (DIS; Wittchen et al. 1984), die Social Interview Schedule (SIS), die Münchner Ereignisliste (MEL) sowie als Fremdbeurteilung die Hamilton-Depressions-Skala, als Selbstbeurteilungsskalen das Beck-Depressionsinventar (BDI), die Selbstbeurteilungsskala für Depression nach Zung (SDS) und die Beschwerdeliste (BL) nach v. Zerssen verwendet wurden (zur ausführlichen Darstellung s. Steiner et al. 1988, 1989; Steiner 1989). Verglichen wurden drei Gruppen; Gruppe 1 mit keiner bzw. leichter Symptomatik im Katamnesezeitraum (n = 75), Gruppe 2 mit major depressive disorder i.S. von DSM III mindestens 2 Wochen, aber weniger als 6 Monate lang (n = 59) und Gruppe 3 mit „major depressive disorder" i.S. von DSM-III von 6 und mehr Monaten im Katamnesezeitraum (n = 25 + 6 Suizide).

Für die Frage nach der *Bedeutung psychosozialer Faktoren für einen ungünstigen Therapieverlauf* (Gruppe 3) werden die Ergebnisse der SIS sowie der MEL herangezogen. Das Social Interview Schedule (SIS) dient zur Messung der sozialen Anpassung in den Bereichen Wohnen, Beruf, Einkommen, Freizeit, soziale Kontakte, Familie, Partnerschaft und Kinder. Es ist ein halbstrukturiertes Interview, das die aktuelle Situation in den genannten Bereichen erfassen soll. Dabei werden nicht nur die objektiven Bedingungen, sondern auch die Zufriedenheit und das Zurechtkommen mit den jeweiligen Lebensbereichen erfragt. Im Anschluß an die Befragung gibt der Interviewer für jeden Lebensbereich und jede der 3 Skalen eine Bewertung von 1–4 ab (Clare u. Cairns 1978; Faltermeier et al. 1983). Die Münchner Ereignisliste (Maier-Diewald et al. 1983) besteht aus 85 Lebensereignissen und Belastungen, wobei neben der Erfassung des Ereignisses das subjektive Erleben nach positiv/negativ, das Ausmaß der Belastung und ein mögliches zeitliches Konfrontieren mit der Depression erfaßt werden.

Folgende Ergebnisse fanden sich:

1. Keine statistisch bedeutsamen Zusammenhänge zwischen Anzahl der bisherigen stationären Behandlungen, Alter bei Indexaufnahme und Gruppenzugehörigkeit. Gruppe 2 wies sign. (5%-Niveau) mehr bisherige Episoden auf als die Gruppen 1 und 3, Gruppe 3 hatte im Trend bisher längere Episoden. Ebenso bestand kein statistisch bedeutsamer Zusammenhang zwischen ICD-Diagnosegruppen (ICD-9: endogene Depression, neurotische Depression, längerfristige depressive Erkrankung) und Gruppenzugehörigkeit.

2. Ergebnisse zu den psychosozialen Faktoren nach SIS: Gruppe 3 wies vor der Aufnahme bereits ein höheres Ausmaß an „objektiver Belastung" als die Vergleichsgruppen 1 und 2 auf ($F(2, 127) = 2{,}78$; $p = 0{,}07$); (s. Abb. 3, Tabelle 7). In den Bereichen „Zurechtkommen" und „Zufriedenheit" weist Gruppe 3 sign. höhere Werte i. S. eines schlechteren Zurechtkommens und geringerer Zufriedenheit mit der psychosozialen Situation und den Lebensbedingungen (Wohnsituation, Beruf, Einkommen, Freizeitaspekte, soziale Beziehung, Familie und Partnerschaft) auf: Zurechtkommen: $F(2, 128) = 5{,}35$; $p < 0{,}01$; Zufriedenheit: $F(2, 127) = 3{,}9$; $p < 0{,}05$.

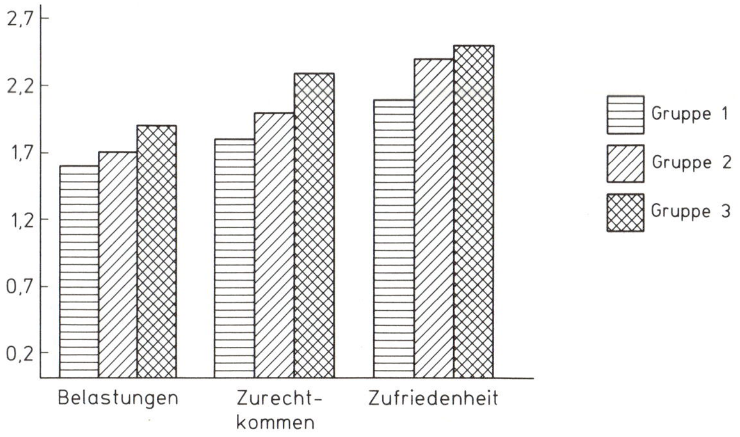

Abb. 3. Ausmaß an objektiver Belastung, Schwierigkeiten beim Zurechtkommen und Zufriedenheit für die 3 Gruppen

Tabelle 7. Mittelwerte und Standardabweichungen der objektiven Belastung, des Zurechtkommens, der Zufriedenheit mit den in der SIS erfaßten Lebensbereichen für die Gruppen: keine bzw. leichte Symptomatik im Katamnesezeitraum (Gruppe 1), major depressive disorder $< 1/2$ J. (Gruppe 2), major depressive disorder $\geq 1/2$ J. (Gruppe 3)

		Gruppe 1	Gruppe 2	Gruppe 3
Objektive	x	1,6	1,7	1,9
Belastung	s	0,5	0,5	0,6
Zurechtkommen	x	1,8	2,0	2,3
	s	0,5	0,6	0,7
Zufriedenheit	x	2,1	2,4	2,5
	s	0,5	0,5	0,7

Tabelle 8. Häufigkeitsverteilung für die Zufriedenheit mit verschiedenen Lebensbereichen (SIS) zum Zeitpunkt der Aufnahme für die drei Verlaufsgruppen

	Gruppe 1		Gruppe 2		Gruppe 3	
	zufrieden		zufrieden		zufrieden	
	ja	nein	ja	nein	ja	nein
Arbeit	20	10	16	10	9	3
Haushalt	31	11	21	22	11	*2*[a]
Häusl. Situation	12	4	11	3	5	3
Kinder	13	7	16	10	6	1
Partnerschaft	36	7	21	11	7	4
Soziale Kontakte	37	21	29	22	10	*12*[a]
Verwandte	39	18	22	27	10	12
Arbeitsinteraktion	21	5	19	4	8	3
Alleinleben	1	11	4	11	0	7
Rentner	11	2	4	3	1	2
Freizeit	37	21	25	26	8	14
Einkommen	46	12	33	18	15	*8*[a]
Wohnen	44	14	39	12	15	*8*[a]
Arbeitslosigkeit	1	2	0	4	0	5

[a] $p < 0{,}05$

Im einzelnen kommen Patienten der Gruppe 3 sign. häufiger schlecht mit ihrer Verwandtschaft zurecht ($\chi^2 = 20{,}23$; df = 2; $p < 0{,}01$) (mehr Streit, Spannungen, Auseinandersetzungen) und sie sind sign. häufiger mit ihren außerfamiliären sozialen Kontakten unzufrieden ($\chi^2 = 14{,}9$; df = 2; $p < 0{,}05$); beispielhaft ist die Häufigkeitsverteilung für den Bereich „Zufriedenheit" in Tabelle 8 angegeben. Überraschenderweise sind Patienten der Gruppe 3 mit ihrem Haushalt sign. zufriedener als solche mit günstigem Verlauf ($\chi^2 = 14{,}99$; df = 2; $p < 0{,}05$). Dagegen weisen Patienten der Gruppe 3 häufiger als objektive Belastung schlechtere Einkommensverhältnisse auf ($\chi^2 = 12{,}61$; df = 2; $p < 0{,}05$) und sind damit auch unzufriedener ($\chi^2 = 15{,}89$; df = 2; $p < 0{,}05$). Patienten mit ungünstigem Aus-

Tabelle 9. Mittelwerte und Standardabweichungen chronischer, negativer und positiver Lebensereignisse im Nachuntersuchungszeitraum für die Gruppen: keine bzw. leichte Symptomatik im Katamnesezeitraum (Gruppe 1), major depressive episode >1/2 Jahr (Gruppe 2), major depressive episode >1/2 Jahr (Gruppe 3)

		Gruppe 1	Gruppe 2	Gruppe 3
Chronische Lebensereignisse	x	1,07	2,26	2,39
	s	1,20	2,60	3,00
Negative Lebensereignisse	x	1,00	2,54	2,83
	s	1,70	2,00	2,60
Positive Lebensereignisse	x	1,87	1,67	1,39
	s	1,77	1,79	1,66

gang sind zum Zeitpunkt der Aufnahme sign. häufiger arbeitslos ($\chi^2 = 6{,}58$; $df = 2$; $p < 0{,}05$). Im Bereich Partnerschaft fanden sich keine Gruppenunterschiede.

Betrachtet man den kurzfristigen Verlauf (MDD mehr als 6 Monate in der 1-Jahres-Katamnese) in Zusammenhang mit *Lebensereignissen* im Katamnesezeitraum, erfaßt mit der Münchner Ereignisliste (MEL), so findet man in Gruppe 2 und 3 sign. häufiger chronisch belastende und negativ eingeschätzte Lebensereignisse (chronische Belastungen: F (2, 148) = 7,82; $df = 2$; $p < 0{,}01$); (negative Lebensereignisse: F (2, 146) = 15,59; $df = 2$; $p < 0{,}01$; Tabelle 9).

3. In der diskriminanzanalytischen Auswertung (Steiner 1989) ließen sich als *stärkste Prädiktoren zur Vorhersage eines ungünstigen Krankheitsverlaufes* negative Lebensereignisse, die im Katamnesezeitraum eintraten, und der Grad an Depressionschwere (BDI-Wert) bei Entlassung ermitteln. Ein geringer, aber noch aussagekräftiger Vorhersagewert kam den Variablen „Ausmaß an Belastung" in verschiedenen Lebensbereichen und den Variablen Episodenhäufigkeit und Episodendauer in der Vorgeschichte zu.

Depressive Patienten mit dieser Problematik im prä-depressiven, prä- und nachstationären Zeitraum (hohe BDI-Werte als Ausdruck einer ausgeprägten Psychopathologie, Belastungen in verschiedenen Lebensbereichen und negative Lebensereignisse im Katamnesezeitraum) haben ein hohes Risiko für einen ungünstigen Verlauf i. S. von Therapieresistenz bzw. chronischer depressiver Erkrankung.

14.4.2 Rückfall und Lebensereignisse

Entsprechend der Eingangserörterungen zur Definition von Therapieresistenz bzw. Chronizität kann der *kurzfristige Rückfall* innerhalb eines Jahres nach Entlassung ebenfalls als Kriterium für einen ungünstigen Verlauf gewertet werden. Keller und Shapiro (1981) berichteten in einer prospektiv-naturalistischen 1-Jahres-Katamnese von nur 30% völliger Symptomfreiheit in der Gesamtgruppe am

Ende des Beobachtungsjahres. Das Rating erfolgte anhand einer Skala von 1–6 nach Life-longitudinal Follow-up-Evaluation (LIFE), die sich an der major depressive disorder nach RDC orientiert; die Zahl 5 entspricht dem Vollbild einer major depressive disorder. Mit zunehmender Episodenzahl vor der Indexepisode war die Rückfallrate erhöht und Patienten mit kürzerer Erkrankungsdauer vor Indexaufnahme hatten eine sign. höhere Besserungsrate; Alter, Geschlecht und Zivilstand hatten keinen Einfluß auf den Verlauf. Die gleiche Gruppe (Keller et al. 1982, 1983) fanden in einer life-table-Analyse in den ersten 12 Monaten nach Besserung bereits wieder 24% der Patienten erkrankt, wobei das Vorliegen einer Dysthymie die Rückfallrate sign. erhöhte. Von den Patienten ohne Dysthymie hatten diejenigen mit drei und mehr früheren Episoden bis zur 12. Woche sign. mehr Rückfälle als solche mit weniger Episoden. Lavori et al. (1984) fanden in einer Literaturübersicht zu 11 Katamnesestudien eine relapse-Rate von 3%–61% und schätzten nach diesen verschiedenen Studien eine mittlere kumulative Wiedererkrankungsrate von 22% im ersten poststationären Jahr, von 35% nach 2 und von 45% nach 4 Jahren. Ähnliches wurde von Gonzales et al. (1985) berichtet, wobei sich insgesamt der Eindruck einer relativ hohen Rückfallrate im ersten poststationären Jahr nach Behandlung bei gebessert entlassenen Patienten ergab.

In einer eigenen Katamnese-Studie, durchgeführt auf der Weissenauer und Reichenauer Depressionsstation (Steiner 1989), wurde ebenfalls mittels der life-table-Methodik der Zusammenhang zwischen Rückfall und den oben erwähnten Variablen überprüft (s. Keller et al. 1990; Keller und Hautzinger 1990). Ein Rückfall wurde dann angenommen, wenn unabhängig von stationärer oder ambulanter Behandlung, die Kriterien einer major depressive disorder nach DSM-III erfüllt waren (entsprechend Kat. 5 oder 6 im LIFE). Für Besserung waren die Kategorien 1 oder 2 im LIFE, also keine oder nur geringe Residualsymptomatik gefordert, die mindestens 8 Wochen nach der Entlassung anhalten mußte.

Die Depressionsschwere wurde zum Katamnese-Zeitpunkt anhand der Angaben des Patienten in einem ausführlichen Gespräch eingeschätzt, wobei eine Zuordnung für jede Woche angestrebt wurde. Die Problematik der Validität retrospektiv erhobener Daten wird in Keller et al. (1990) ausführlich diskutiert. Hier soll nur darauf hingewiesen werden, daß symptomfreie Patienten sich gut erinnerten, während Patienten, die zum Zeitpunkt der Befragung depressiv erkrankt waren, in ihrer Wertung durchaus kognitiv gefärbt sein können, die Angaben in den meisten Fällen aber verläßlich erschienen.

Im folgenden soll speziell auf den *Zusammenhang von Rückfall und LE* eingegangen werden.

Die *Verteilung der Lebensereignisse* im nachstationären Zeitraum ist in Tabelle 10 dargestellt, wobei die Stichprobe entsprechend dem strengen Kriterium von mindestens 8 Wochen Besserung noch 115 Patienten umfaßt (z. B. haben 14% dieser Gruppe zwei als belastend eingeschätzte Lebensereignisse erfahren). Tabelle 11 bildet die Zusammenhänge zwischen Dauer bis zu Rückfall (Zeitraum ab Entlassung bis zum ersten Auftreten einer erneuten major depressive disorder) und nachstationären Lebensereignissen ab. Je mehr chronische (vorwiegend negativ bewertete) und je mehr Belastung durch Lebensereignisse im Katamnesezeitraum auftraten, desto kürzer war die Zeit bis zu einem Rückfall.

Tabelle 10. Verteilung Lebensereignisse (nachstationäre). Stichprobe: mindestens 8 Wochen gut gebessert ($n = 115$)

Summe	Anzahl				
	0	1	2	3	4 und mehr
Belastende LE	40 (35%)	24 (21%)	16 (14%)	19 (16%)	16 (14%)
Chron.-negativ	73 (63%)	25 (22%)	11 (10%)	6 (5%)	
-neutral	98 (85%)	15 (13%)	2 (2%)		
-positiv	83 (72%)	27 (23%)	5 (4%)		
Akt.-negativ	51 (44%)	39 (34%)	13 (11%)	9 (8%)	3 (3%)
-neutral	83 (72%)	25 (22%)	7 (6%)		
-positiv	42 (36%)	36 (31%)	17 (15%)	11 (10%)	9 (8%)

Tabelle 11. Zusammenhänge von Dauer bis Rückfall und Lebensereignisse (nur sign. Bez.)

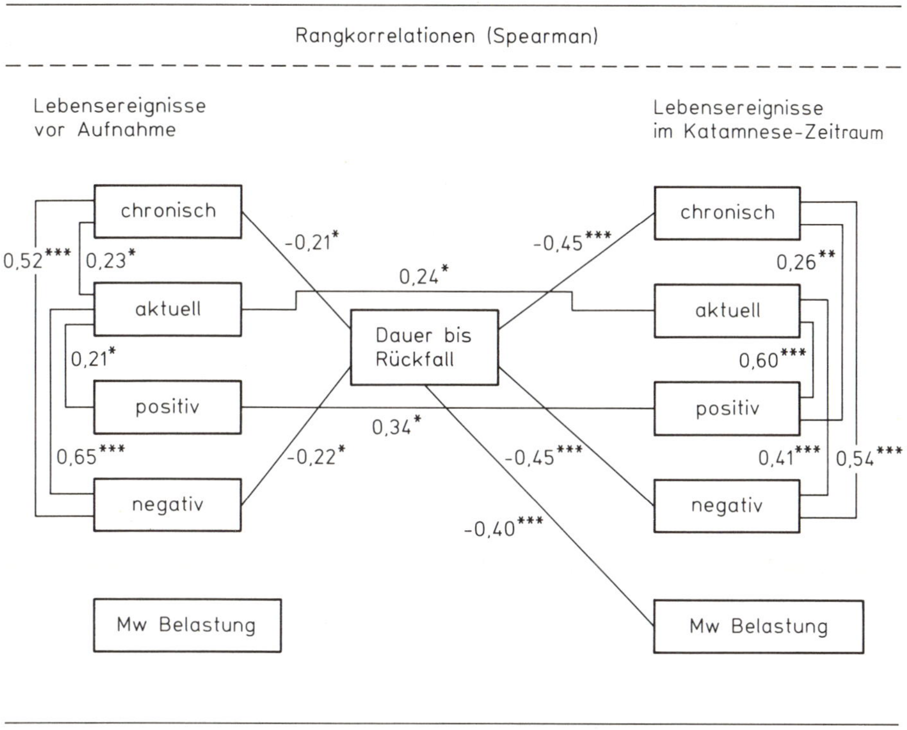

strenges Kriterium: 8 Wo gut gebessert nach Entlassung (N=115)

Abbildungen 4 und 5 zeigen eine grafische Darstellung der *Survival Analyse*. Am Ende des Katamnesezeitraumes waren von denjenigen Patienten, die 3 und mehr belastende Lebensereignisse aufwiesen (Abb. 4) nur noch 26% ohne Rückfall; bei den Patienten mit mehr als zwei chronisch-negativen Lebensereignissen (Abb. 5, Tabelle 12) waren nur noch 6% ohne Wiedererkrankung. Der Verlauf der

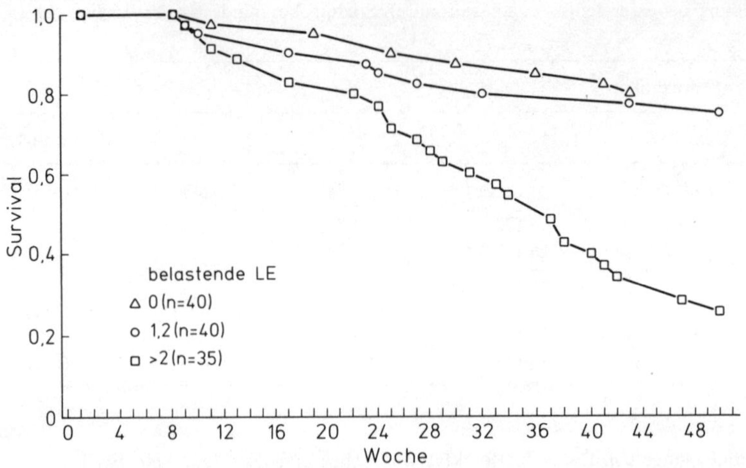

Abb. 4. Relapse bei unterschiedlicher Anzahl von belastenden LE (gut gebesserte Pat., n = 115)

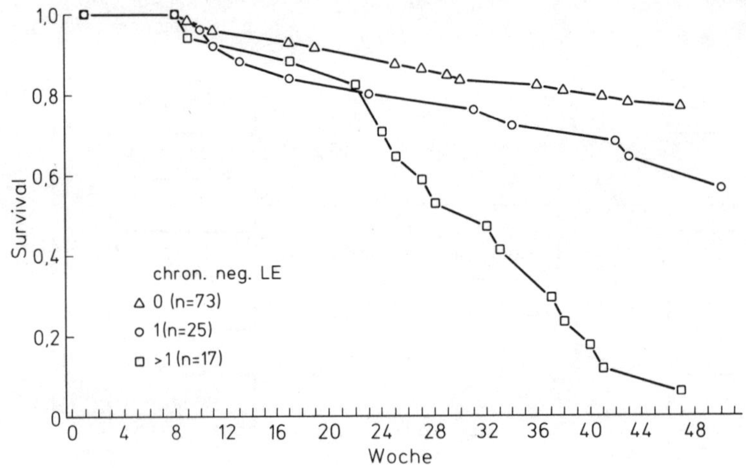

Abb. 5. Relapse bei unterschiedlicher Anzahl chronisch negativer LE (gut gebesserte Pat., n = 115)

Rückfallrate für die nach Lebensereignissen aufgeteilten Gruppen ist hochsignifikant unterschiedlich.

Die bisherigen Ergebnisse leiden unter der Problematik, daß die Anzahl von Lebensereignissen im gesamten Katamnesezeitraum verwendet wurde, ohne zu berücksichtigen, daß der Rückfall z. B. bereits im dritten Monat nach Entlassung aus stationärer Therapie stattfand. Deshalb wurde die durchschnittliche Belastung durch Lebensereignisse, bezogen auf das Jahr (bei Patienten ohne Rückfall) bzw. die Monate bis zum Rückfall berechnet. Zusätzlich wurde auch die *durchschnittliche Belastung bis zum Monat* vor dem Rückfall berechnet, um eine besse-

Tabelle 12. Survival: Prozent ohne Rückfall in Abhängigkeit von LE (n = 115)

Summe	Anzahl			
	0	1	2	3 und mehr
Belastende LE	80%	75%	26%	$p = 0{,}01$ $n = 147$
Chron.-negativ	77%	56%	6%	$p < 0{,}0001$
-positiv	63%	55%	80%	n.s.
Akt.-negativ	72%	64%	36%	$p < 0{,}01$
-positiv	50%	78%	59%	$p < 0{,}05$

re Trennung zwischen Rückfall und eventuellen „dadurch ausgelösten" LE zu gewährleisten. In Tabelle 13 sind die Ergebnisse dargestellt; die durchschnittliche Belastung der Patienten mit Rückfall ist bezogen auf die Zeit bis zum Rückfall ebenso wie bis zum Monat vor dem Rückfall signifikant höher als bei den Patienten ohne Rückfall. Patienten, die also im kurzfristigen Zeitraum nach Entlassung gut gebessert sind und eine vorzeitige Wiedererkrankung erleiden, weisen eine signifikant höhere Belastung durch Lebensereignisse auf.

14.5 Zusammenfassung und therapeutische Konsequenz

Aufgrund der Literatur und der Ergebnisse der eigenen Untersuchungen kommt psychosozialen Faktoren i. S. aktueller Lebensereignisse bzw. chronischer Belastungen in Zusammenhang mit der Vulnerabilität einer Person eine sowohl auslösende (evtl. auch ätiopathogenetische) als auch verlaufsmodifizierende Bedeutung zu. Insbesondere negative und belastend erlebte Lebensereignisse, die den Charakter von Verlust haben und von der Erkrankung selbst unabhängig sind, werden in Zusammenhang mit Beginn/Auslösung einer Depression gesehen. Vulnerabilität meint dabei die kognitive, psychodynamische, psychophysische und biologisch-genetische Bereitschaft einer Person, auf bestimmte Auslöser in depressiver Weise zu reagieren, wobei Vulnerabilitätsfaktoren und neurotische Disposition der Persönlichkeit konfundieren und häufig nicht getrennt werden können. Die Ergebnisse in der Literatur sprechen für das Vorliegen einer neurotischen Disposition auf Seiten der life-event-vulnerablen Persönlichkeit. Wesentliche Mediatoren scheinen ein erniedrigtes Selbstwertgefühl in Zusammenhang mit fehlender Unterstützung durch eine intime, vertrauensvolle partnerschaftliche Beziehung und eine geringe Einbettung in ein soziales Netzwerk der näheren und weiteren Umgebung zu sein. Es ist umstritten, ob für den Verlauf und das kurzfristige Therapieergebnis antezedente prädepressive Lebensereignisse und/oder konkurrente Lebensereignisse wichtiger sind. Belastende objektive Situationen, das Zurechtkommen mit Belastungen und die Zufriedenheit in der Lebenssituation, also das subjektive Erleben von Belastungen spielen jedoch eine deutliche Rolle.

Tabelle 13. Vergleich der Patienten mit bzw. ohne Rückfall im Katamnesezeitraum hinsichtlich Lebensereignissen/-bedingungen (MEL) mittels t-Test bzw. (nonparametrisch) Kruskal-Wallis H-Test. Nur Patienten mit Acht-Wochen-Besserungs-Kriterium ($n = 115$)

Variablen	Kein Rückfall ($n = 71$) Mittelwert (Std.-Abw.)	Rückfall ($n = 44$) Mittelwert (Std.-Abw.)	Signifikanz t-Test	Signifikanz H-Test
Anzahl der LE, die zumindest deutlich belastend sind	1,06 (1,22)	3,00 (2,31)	***	***
Anzahl				
chronische negative LE	0,23 (0,45)	1,16 (1,18)	***	***
chronische positive LE	0,35 (0,68)	0,34 (0,61)		
aktuelle negative LE	0,72 (0,88)	1,39 (1,35)	**	**
aktuelle positive LE	1,38 (1,51)	1,20 (1,49)		
Summe Belastung im Jahr bzw. bis zum Monat des Rückfalls	9,48 (9,09)	18,34 (16,7)	**	*
„durchschnittliche" Belastung (bezogen auf das Jahr bzw. die Monate bis Rückfall)	0,73 (0,70)	3,06 (3,86)	***	***
Summe Belastung im Jahr bzw. bis zum Monat *vor* dem Rückfall	9,35 (8,94)	15,20 (15,2)	*	
„durchschnittliche" Belastung (bezogen auf das Jahr bzw. die Monate *vor* dem Rückfall)	0,78 (0,74)	3,20 (4,36)	***	***

Hinweis: * $p<0{,}05$; **$p<0{,}01$; ***$p<0{,}001$ (zweiseitig)

In der tiefen Depression scheinen nach klinischem Eindruck Lebensereignisse wenig Einfluß zu haben, was mit einer fehlenden psychosozialen Reaktivität interpretiert wird. Es scheint eine gewisse Wiedererlangung von Vulnerabilität/Reaktivität notwendig zu sein, die Varianz der Reaktionsmöglichkeiten aus einer homogenen Syndromdynamik heraus scheint größer sein zu müssen bzw. größer geworden sein zu müssen, um wieder auslenkbar zu sein. Die Ergebnisse einzelner Autoren, daß z. B. antezedente, nicht aber konkurrente Lebensereignisse einen Einfluß auf den Verlauf in der Katamnese haben, sprechen möglicherweise hierfür; einige Ergebnisse verneinen eine verlaufsmodifizierende Bedeutung, andere wiederum unterstreichen die modifizierende Funktion von Lebensereignissen. Insgesamt gibt es, wenngleich der Wissensstand zu wünschen übrig läßt, hinreichend Belege für die Bedeutung ungünstiger Lebensereignisse und chronisch belastender, psychosozialer Faktoren für einen ungünstigen outcome und für das frühere und gehäufte Wiederauftreten von depressiven Zustandsbildern nach einer Besserung.

Geht man grundsätzlich davon aus, daß psychosozialen Faktoren und Belastungen eine auslösende, möglicherweise auch ätiopathogenetische, und eine verlaufsbeeinflussende Funktion zukommt, so ist eine Beschränkung auf eine reine antidepressive Medikation als einäugige Einengung heutiger therapeutischer Möglichkeiten zu betrachten. Die Äußerung eines Nervenarztes (den Autoren persönlich bekannt): „Sie brauchen keine Gespräche, Sie brauchen nur ihre Medikamente, Sie haben nämlich eine endogene Depression", ist genauso falsch wie unsinnig. Die Frage eines manisch-depressiven Patienten nach seiner Identität und seinem Selbstwert und auch die Frage seiner Freundin, mit wem sie eigentlich eine Beziehung habe und wie diese längerfristig gestaltet sein möge, kann nicht „medikamentös beantwortet" werden.

Der Kombination von psychopathologischem Befund, negativen Lebensereignissen und bestimmten psychosozialen Bedingungen kommt aufgrund der eigenen Ergebnisse eine wichtige Bedeutung zu. Auf der Symptomebene stehen Fragen der medikamentösen Prophylaxe und der Prävention von Rückfall und auch einer Verbesserung der Symptomremission an. Dies ist eine durchaus pharmakologisch anzugehende Fragestellung.

Therapeutische Maßnahmen zielen also zum einen auf die Besserung der Psychopathologie ab, zum anderen auf Aspekte wie Selbstwertgefühl, Wahrnehmung von sozialen Situationen und Beziehungen sowie Fertigkeit zu einem besseren Zurechtkommen. Hier sind Ansätze für eine psychodynamisch-klientenzentrierte Therapie (Narzißmuskonzept, Selbstwertproblematik) und eine kognitive Verhaltenstherapie (Wahrnehmungsproblematik, Umstrukturierung kognitiver Schemata) sowie für das konkrete Erlernen und Training von sozialen Fertigkeiten, (z. B. Selbstsicherheitstraining für Depressive) zu sehen. Die überwiegend gut belegte Bedeutung von vertrauensvollen Beziehungen und von Einbettung in ein förderliches soziales Netz im engeren und weiteren Sinne bedeutet neben einer intensiven Beziehungsdiagnostik die Einbeziehung von Partner und Angehörigen sowie im Sinne neuerer systemorientierter Ansätze auch die Einbeziehung des weiteren sozialen Netzes z. B. in der Gemeinde. Das Umfeld des Patienten ist, wie es sich bei älteren und vereinsamten Patienten bewährt hat, durch Einbeziehung des sozialpsychiatrischen Dienstes, von Laienhelfern, von Möglichkeiten in der Gemeinde förderlich für eine weitere Besserung im Falle einer Stabilisierung und für den Umgang mit chronifizierten depressiven Zuständen zu gestalten. Das Leben mit einem chronisch depressiv kranken Menschen erfordert von Angehörigen oft langjährige Geduld, Belastbarkeit und verändert Lebens- und Beziehungsstil deutlich. Angehörigenarbeit, z. B. in einer Gruppe für Angehörige von chronisch Depressiven, dient dem Besprechen, Äußerndürfen und dem Auffangen von Aggression, von Schuldgefühlen, Erschöpfung und Verzweiflung von Angehörigen und hilft somit, wieder entspannter mit dem depressiven Partner umgehen zu können. Gerade unter tertiär-präventiven Gesichtspunkten gehört die Arbeit im sozialen Umfeld des Patienten neben medikamentös- und psychotherapeutisch-prophylaktischen Maßnahmen zu einem wichtigen Bestandteil von Nachsorge nach stationärer Therapie. Die Ergebnisse der Survival-Analysen zum nachstationären Verlauf depressiv Erkrankter zeigen eine besonders hohe Rückfälligkeit im ersten Jahr, insbesondere unter dem Einfluß von belastenden Lebensereignissen.

Neben dem individual-therapeutischen Ansatz, bezogen auf den einzelnen Patienten, seine Symptombesserung, die Klärung und Besserung seiner Beziehungsstrukturen, die Klärung objektiv belastender Lebensaspekte machen die Ergebnisse der Verlaufsforschung auch für gebessert entlassene Patienten deutlich, daß Depressionsbehandlung nicht nur den stationären Bereich umfaßt, sondern daß auch eine ambulante Vorgeschichte vorliegt und eine poststationäre Geschichte stattfinden wird. Gerade beim chronisch depressiv kranken Menschen wird deutlich, daß eben die klassische Konzeption der endogenen Phase mit Beginn und Beendigung in dieser stringenten Weise nicht mehr gültig sein kann, wenn selbst beim gebessert entlassenen Patienten auf der Basis einer endothymen Labilisierung und unter dem Einfluß von negativen und belastenden Lebensereignissen derart hohe Rezidivquoten beobachtet werden.

Literatur

Akiskal HS (1982) Factors associated with incomplete recovery in primary depressive illness. J Clin Psychiatry 43:266–271

Akiskal HS (1983) Dysthymic disorder: Psychopathology of proposed chronic depressive subtypes. Am J Psychiatry 150:11–20

Angst J, Baumann U, Hippius H, Rothweiler R (1974) Clinical aspects of resistance to imipramine therapy. Pharmakopsychiatry 7:211–216

Arnold OH (1969) Zur Frage der Abwandlung depressiver Verläufe nach Antidepressiva-Therapie. In: Hippius H, Selbach H (Hrsg) Das depressive Syndrom. Urban & Schwarzenberg, München Berlin, S 575–586

Bebbington P (1986) Establishing causal links – recent controversies. In: Katschnig H (ed) Life events and psychiatric disorders: controversial issues. Cambridge University Press, pp 188–200

Beck AT (1970) Depression. Causes and treatment. Univ Pennsylvania Press, Philadelphia

Beck AT, Ward CH, Mendelssohn M, Mock J, Erbaugh J (1961) An inventory for measuring depression. Arch Gen Psychiatry 4:561–571

Berner P, Kryspin-Exner K, Pöldinger W (1974) Therapy possibilities for therapy-resistant depressions. Pharmacopsychiatry 7:189–193

Billings AG, Moos RH (1984) Chronic and nonchronic unipolar depression. The differential role of environmental stressors and resources. J Nerv Ment Dis 172:65–75

Billings AG, Moos RH (1985) Psychosocial processes of remission in unipolar depression: Comparing depressed patients with matched community controls. J Consult Clin Psychology 53:314–325

Brockington IF, Helzer JE, Hillier VF, Francis AF (1982) Definitions of depression: Concordance and prediction of outcome. Am J Psychiatry 139:1022–1027

Bronisch Th (1985) Verlauf und Outcome ehemals stationär behandelter neurotisch-depressiver Patienten unter besonderer Berücksichtigung der Behandlung vor Indexaufnahme, während Indexbehandlung und im Katamneseintervall. In: Wolfersdorf M, Wohlt R, Hole G (Hrsg) Depressionsstationen. Roderer, Regensburg, S 105–122

Brown GW, Harris T (1978) Social origins of depression: a study of psychiatric disorders in women. Tavistock, London

Brown GW, Harris T (1986) Establishing causal links: the Bedford College studies of depression. In: Katschnig H (ed) Life events and psychiatric disorders: controversial issues. Cambridge University Press, pp 107–187

Brown GW, Andrews B, Harris T, Adler Z, Bridge L (1986) Social support, self-esteem and depression. Psychol Med 16:813–831

Brown GW, Bifulco A, Harris T, Bridge L (1986) Life stress, chronic subclinical symptoms and vulnerability to clinical depression. J Affect Dis 11:1–19

Brown GW, Bifulco A, Harris TO (1987) Life events, vulnerability and onset of depression. Some refinements. Br J Psychiatry 150:30–42

Campbell EA, Cope SJ, Teasdale JD (1983) Social factors and affective disorders: An investigation of Brown and Harris's Model. Br J Psychiatry 143:548–553

Cassano GB, Maggini C (1983) The long-term effects of depression. In: Davis JM, Maas JW (eds) The affective disorders. Am Psychiatric Press Inc, Washington DC, pp 233–240

Cassano GB, Maggini C, Akiskal HS (1983) Short-term, subchronic and chronic sequelae of affective disorders. Psych Clin North Am 6:55–67

Clare AW, Cairns VE (1978) Design, development and use of a standardized interview to assess social maladjustment and dysfunction in community studies. Psychol Med 8:589–604

Cohen S, Haberman HM (1983) Positive events and social support as buffers of life change stress. J Appl Soc Psych 13:99–125

Cooke D (1981) Life events and syndromes of depression in the general population. Soc Psychiatry 16:181–186

Costello C (1982) Social factors associated with depression. Psychol Med 12:329–339

Engelmeier MP (1969) Verlaufsgestalten depressiver Erkrankungen unter Pharmakotherapie. Drug Res 14:528–531

Ernst K, Ernst C (1965) 70 zwanzigjährige Katamnesen hospitalisierter Patienten. Schweiz Arch Neurol Neurochir Psychiat 95:115–124

Ezquiaga E, Ayuso-Gutierrez JL, Lopez AG (1987) Psychosocial factors and episode numbers in depression. J Affect Dis 12:135–138

Fähndrich E (1983) Clinical and biological parameters as predictors for antidepressant drug responses in depressed patients. Pharmacopsychiatry 16:179–185

Faltermaier T, Wittchen HU, Ellmann R, Lässle R (1985) The Social Interview Schedule (SIS) – Content structure and reliability. Soc Psychiatry 20:115–124

Fichter MM, Rehm J, Witzke W, Meller I, Leibl K, Eiberger T, Weyerer S, Dilling H, Hippius H (1988) Der Verlauf affektiver und psychosomatischer Störungen am Beispiel der oberbayerischen Feldstudie: Ein lineares Kausalmodell verlaufsbeeinflussender Fakten. In: Zerssen D v, Möller HJ (Hrsg) Affektive Störungen. Springer, Berlin Heidelberg New York Tokyo S 84–98

Flaherty JA, Gaviria FM, Black EM, Altman E, Mitchell T (1982) The role of social support in the functioning of patients with unipolar depression. Am J Psychiatry 140:473–476

Freyhan FA (1974) Contributions to the definition of therapy-resistance and of the therapy-resistant depression. Pharmacopsychiatry 7:70–75

Glatzel J, Lungershausen E (1968) Zur Frage der Residualsyndrome nach thymoleptisch behandelten cyclothymen Depressionen. Arch Psych Z Neurol 210:437–446

Goering P, Wasylenki D, Lancee W, Freeman SJJ (1983) Social support and post hospital outcome for depressed women. Can J Psychiatry 28:612–618

Gonzales LR, Lewinsohn PM, Clarke GN (1985) Longitudinal follow-up of unipolar depressives: An investigation of predictors of relapse. J Consult Clin Psychol 53:461–469

Hamilton M (1960) A rating scale for depression. J Neurol Psychiatry 23:56–62

Heimann H, Zimmer FT (1987) Chronisch psychisch Kranke. Fischer, Stuttgart New York

Helmchen H (1974) Symptomatology of therapy resistant depressions. Pharmacopsychiatry 7:145–155

Hirschfeld RMA, Klerman GL, Andreasen NC, Clayton PJ, Keller MB (1986) Psycho-social predictors of chronicity in depressed patients. Br J Psychiatry 148:648–654

Hoffmann SO, Hochapfel G (1987) Einführung in die Neurosenlehre und Psychosomatische Medizin, 3. Aufl. UTB Schattauer, Stuttgart New York

Hole G (1984) Die neurotisch-depressive Fehlhaltung und die endoneurotische Dekompensation. In: Haase HJ (Hrsg) Der depressive Mensch. Perimed, Erlangen, S 18–22

Hooley JM, Orley J, Teasdale JD (1986) Levels of expressed emotion and relapse in depressed patients. Br J Psychiatry 148:642–647

Hörhold M (1989) Ein Vorschlag zur kurzfristig wiederholbaren Erfassung erlebter Bewältigungszustände in Belastungsexperimenten: Der Emotions-Motivations-Index bei depressiven Probanden. In: Straub R, Hautzinger M, Hole G (Hrsg) Denken, Fühlen, Wollen und Handeln bei depressiven Menschen. Lang, Frankfurt Bern New York Paris, S 119–136

Katschnig H, Nutzinger DO (1988) Psychosocial aspects of course and outcome in depressive illness. In: Helgason T, Daly RJ (eds) Depressive illness. Prediction of course and outcome. Springer, Berlin Heidelberg, pp 63–89

Keller F, Hautzinger M (1990) Die Life-table-Methodik bei Katamnesebefunden depressiver Patienten. In: Baumann U, Fähndrich E, Stieglitz RD, Woggon B (Hrsg) Veränderungsmessung in Psychiatrie und Klinischer Psychologie. Profil, München, S 227–238

Keller MB, Shapiro RW (1981) Major depressive disorder. Initial results from a one-year prospective naturalistic follow-up study. J Nerv Ment Dis 196:761–768

Keller MB, Shapiro RW, Lavori PW, Wolfe N (1982) Relapse in major depressive disorder. Arch Gen Psychiatry 39:911–915

Keller MB, Lavori PW, Lewis CE, Klerman GL (1983) Predictors of relapse in major depressive disorder. JAMA 250:3004–3299

Keller F, Steiner B, Wolfersdorf M, Hautzinger M, Nostitz VE (1990) Rückfall bei Depressiven im Jahr nach Entlassung: Erfassungsprobleme, Methoden und Ergebnisse. In: Steiner B, Keller F, Wolfersdorf M (Hrsg) Ergebnisse und Probleme psychiatrischer Katamnesestudien. Hippokrates, Stuttgart

Kraepelin E (1913) Lehrbuch der Psychiatrie, 8. Aufl. Das manisch-depressive Irresein, III. Band, Barth, Leipzig

Kuhl J, Helle P (1986) Motivational and volitional determinants of depression. The degenerated-intention hypothesis. J Abnorm Psychol 95:247–251

Lauter H (1969) Phasenüberdauernder Persönlichkeitswandel und persistierende Symptome bei der endogenen Depression. In: Hippius H, Selbach H (Hrsg) Das depressive Syndrom. Urban & Schwarzenberg, München Berlin

Laux G (1986) Chronifizierte Depression. Enke, Stuttgart

Lavori PW, Keller MB, Klerman GL (1984) Relapse in affective disorders: A reanalysis of the literature using life table methods. J Psych Res 18:13–25

Lloyd C, Zisook S, Click M Jr, Jaffe KE (1981) Life events and response antidepressants. J Human Stress 7:2–15

Maier-Diewald M, Wittchen HU, Hecht H, Werner-Eilert K (1983) Die Münchner Ereignisliste (MEL) – Anwendungsmanual. Max-Planck-Institut für Psychiatrie, München

Marschall J (1988) Epidemiologische Erfassung hospitalisierter Depressiver. Med Diss, Universität Ulm

Matussek P, Halbach A, Troeger U (1965) Endogene Depression. Eine statistische Untersuchung unbehandelter Fälle. Urban & Schwarzenberg, München Berlin

Möller H-J, Fischer G, Zerssen D v (1987) Prediction of therapeutic response in acute treatment with antidepressants. Eur Arch Psychiatr Neurol Sci 236:349–357

Monroe SM, Himmelhoch JM (1983) Life Events, Symptom Course, and Treatment Outcome in Unipolar Depressed Women. J Consult Clin Psychology 51:604–615

Murphy E (1982) Social origins of depression in old age. Br J Psychiatry 141:135–142

Murphy E (1983) The prognosis of depression in old age. Br J Psychiatry 142:111–119

Pare CMB (1974) Treatment of resistant depression. Contribution to genetic aspects. Pharmacopsychiatry 7:118–121

Paykel ES (1974) Recent life events and clinical depression. In: Gunderson EKE, Rahe RH (eds) Life stress and illness. Thomas, Springfield Ill, pp 134–163

Paykel ES (1987) Psychosoziale Faktoren. In: Kisker KP et al. (Hrsg) Psychiatrie der Gegenwart. 5. Affektive Psychosen. Springer, Berlin Heidelberg New York Tokyo, S 181–201

Paykel ES, Tanner J (1976) Life events, depressive relapse and maintenance treatment. Psycho Med 6:481–485

Petrilowitsch N (1969) Insuffizienzsyndrome bei abklingenden schizophenen und zyklothymen Psychosen. In: Huber G, Kranz H (Hrsg) Schizophrenie und Zyklothymie. Ergebnisse und Probleme. Thieme, Stuttgart

Rowan PR, Paykel ES, Porker RR (1982) Phenebenzine and amitriptyline: effects on symptoms of neurotic depression. Br J Psychiatry 140:573–581

Roy A (1978) Vulnerability factors and depression in women. Br J Psychiatry 133:106–110

Roy A (1981) Risk factors and depression in Canadian women. J Affect Dis 3:65–70

Schwarz B (1966) Klinische und katamnestische Untersuchungen zum Problem der chronischen Depression. Psychiat Neurol Med Psychol 18:373–376

Seligman MEP (1975) Helplessness. Freeman, San Francisco

Solomon Z, Bromet E (1982) The role of social factors in affective disorder: an assessment of the vulnerability model of Brown and his colleagues. Psychol Med 12:123–130

Steiner B (1989) Der Verlauf depressiver Erkrankungen unter besonderer Berücksichtigung sozialer Faktoren – Ergebnisse einer einjährigen prospektiven Katamnesestudie. Diss, Universität Ulm

Steiner B, Keller F, Wolfersdorf M, Hautzinger M, Nostitz VH, Hoffmann M (1988) Erste Ergebnisse einer 1-Jahreskatamnese bei stationären depressiven Patienten. In: Wolfersdorf M, Kopittke W, Hole G (eds) Klinische Diagnostik und Therapie der Depression. Roderer, Regensburg, S 207–223

Steiner B, Keller F, Wolfersdorf M, Hautzinger M, Nostitz E v (1990) Zum Stellenwert psychosozialer Faktoren für den Verlauf depressiver Erkrankungen. In: Steiner B, Keller F, Wolfersdorf M (Hrsg) Ergebnisse und Probleme psychiatrischer Katamnesestudien. Hippokrates, Stuttgart

Steiner B, Wolfersdorf M, Keller F (1989) Suizidalität und Sozialstruktur bei stationär behandelten Depressiven. In: Kopittke W, Rutka E, Wolfersdorf M (Hrsg) 10 Jahre Weissenauer Depressionsstation. Roderer, Regensburg, S 115–130

Stransky E (1911) Das manisch-depressive Irresein. In: Aschaffenburg's Handbuch, Bd 6. Deuticke, Leipzig Wien

Straub R, Hautzinger M, Hole G (1989) Denken, Fühlen, Wollen und Handeln bei depressiven Menschen. Lang, Frankfurt Bern New York Paris

Surtees PG (1980) Social support, residual adversity and depressive outcome. Soc Psychiatry 15:71–80

Tennant Ch, Bebbington P, Hurry J (1981) The short-term outcome of neurotic disorders in the community. The relation of remission to clinical factors and to „neutralizing" life events. Br J Psychiatry 139:213–220

Toone BK, Ron M (1977) A study of predictive factors in depressive disorders of poor outcome. Br J Psychiatry 131:587–591

Vaughn CE, Leff JP (1976) The influence of family and social factors on the course of psychiatric-illness: A comparison of schizophrenic and depressed neurotic patients. Br J Psychiatry 129:125–137

Vogel JM (1989) Psychotherapie depressiver Erkrankungen. Aspekte emotionaler Mangelsituationen in der Kindheit. Neurol Psychiatrie 3:254–256

Walschburger P (1984) Ein Ansatz zur Erfassung depressiver Störungen als Überforderungsreaktion. In: Wolfersdorf M, Straub R, Hole G (Hrsg) Depressiv Kranke in der Psychiatrischen Klinik. Roderer, Regensburg, S 313–326

Weissman MM, Prusoff BA, Klerman GL (1978) Personality and the prediction of long-term outcome of depression. Am J Psychiatry 135:797–800

Weitbrecht HJ (1961) Endogene phasische Psychosen. Symptombilder und Verläufe. Fortschr Neurol Psychiatry 29:129–144

Weitbrecht HJ (1967) Die chronische Depression. Z Nervenheilkunde Wien 24:265–281

Wisdom JO (1967) Die psychoanalytischen Theorien über die Melancholie. J Psychoanal 4:102–154

Wittchen HU, Rupp H (1984) Diagnostic Interview Schedule: Deutsche Version. Max-Planck-Institut für Psychiatrie, München FRG

Wittchen HU, Zerssen D v (1987) Verläufe behandelter und unbehandelter Depressionen und Angststörungen – eine klinisch-psychiatrische und epidemiologische Verlaufsuntersuchung. Springer, Berlin Heidelberg New York Tokyo

Wolfersdorf M (1989) Depression und Suizidalität. Diagnostische Kennzeichen eines Überschneidungsbereiches. Neurol Psychiatrie 3:232–247

Wolfersdorf M, Kopittke W (1990) Zur chronischen und sogenannten therapieresistenten Depression: Teil 1. Phänomenologie und Verlauf. Krankenhauspsychiatrie 1:51–60

Zung WWK (1965) A self-rating depression scale. Arch Gen Psychiatry 12:63–70

15 Möglichkeiten der Verhaltenstherapie bei chronischen und therapieresistenten Depressionen

F. T. ZIMMER und A. BRÖMER

15.1 Einleitung und Problemstellung

Die chronischen und therapieresistenten Depressionen stellen ein besonderes Behandlungsproblem dar. Dennoch hat die systematische Forschung sich diesem Gebiet intensiver erst in jüngster Zeit zugewandt.

15% – 20% der depressiven Erkrankungen nehmen einen chronischen Verlauf (Weissman u. Akiskal 1984) und erweisen sich als resistent gegenüber den Standardtherapien. Bereits Kraepelin (1913) gab aufgrund seiner Verlaufsbeobachtungen an, daß 18% aller Depressionen chronifizieren oder primär chronisch verlaufen. Dies entspricht recht genau der späteren Zusammenfassung von 20 Follow-up-Studien durch Robins und Guze (1972). Neuere Untersuchungen zeigen, daß mit einem kumulativen Risiko eines chronischen Verlaufs von ca. 30% zu rechnen ist (Keller et al. 1986). Dies bedeutet, daß mit jeder weiteren depressiven Phase die Wahrscheinlichkeit einer Chronifizierung wächst und rezidivprophylaktische Maßnahmen an Bedeutung gewinnen.

Trotz der Fortschritte pharmakologischer Therapie ist die Chronizitätsrate nicht gesunken. Dies regte die Therapieforschung zu der Frage an, welche Rolle die Psychotherapie bei dieser Patientengruppe spielt (Weissman u. Akiskal 1984) und inwieweit empirisch gut erprobte Therapieformen wie die kognitive Verhaltenstherapie hierzu wichtige Beiträge leisten können.

Im folgenden soll ausgeführt werden, welche spezifischen Charakteristika chronischer Depressionen einer Psychotherapie grundsätzlich zugänglich sind. Nach einem Überblick über die Literatur zur kognitiven Verhaltenstherapie werden eigene Untersuchungen zum Thema vorgestellt. Zuvor jedoch soll ein Überblick über die Definition der Begriffe „Therapieresistenz" und „Chronifizierung" gegeben werden.

15.2 Methodische Aspekte: Definitionen von Therapieresistenz und Chronifizierung

Chronifizierung und Therapieresistenz sind zu trennende Begriffe, die jedoch miteinander und mit Zielen und Kriterien für Therapieerfolg zusammenhängen.

15.2.1 Therapieresistenz

Eine einheitliche und allgemein akzeptierte Definition gibt es bisher nicht. Helmchen (1974) faßt Therapieresistenz als Nichterreichen des Therapieziels „Sym-

Tropon-Symposium V
Therapieresistenz unter Antidepressiva-Behandlung
Hrsg. H.-J. Möller
© Springer-Verlag Berlin Heidelberg 1990

ptomfreiheit" trotz optimaler Therapie auf. Ähnlich definieren Berner (1974), Lehmann (1974), Faust (1986) und Burchard (1987) den Begriff. Heimann (1974) trifft eine wichtige Unterscheidung mit „relativer" Therapieresistenz gegenüber den derzeit bekannten Therapieformen im Gegensatz zur *„absoluten"* Therapieresistenz. Einige Autoren fassen den Bereich der anzuwendenden Therapien bei der Definition der Therapieresistenz enger: Kielholz (1978) definiert Therapieresistenz als die Unbeeinflußbarkeit depressiver Syndrome trotz Behandlung mit zwei unterschiedlichen tri- und tetrazyklischen Antidepressiva in richtiger Dosierung über jeweils mindestens drei Wochen. Shaw (1977) spricht von Therapieresistenz, wenn Antidepressiva, Monoaminooxydasehemmer und Elektrokrampftherapie nicht erfolgreich sind. Eine weitere wichtige Unterscheidung trifft Pichot (1974) mit Therapieresistenz in der *akuten* Phase gegenüber dem *Langzeitverlauf.*

15.2.2 Chronifizierung

Ob ein Krankheitsverlauf als chronisch oder chronifiziert eingestuft wird, hängt wesentlich von der Definition der Verlaufsparameter ab: Krankheitsdauer und Beginn, Schweregrad und Symptomatik, Anzahl der Phasen und Remissionsgrad.

Die Dauer der derzeitigen depressiven Episode wird sehr unterschiedlich angesetzt und streut von sechs Monaten (Helmchen 1974) über zwölf Monate (u. a. Fennell u. Teasdale 1982) bis zu zwei Jahren im RDC (Spitzer et al. 1978) für eine „intermittierende depressive Erkrankung" und für die „chronic minor depressive episode", im DSM-III-R für die „Dysthymie". Zur weiteren Begriffsbestimmung siehe Polzer et al. (1989).

Auf die gesamte Methodenproblematik in der Psychotherapieforschung kann hier nicht eingegangen werden. Einen guten Überblick und kritische Diskussion zu diesem Thema gibt Möller (1986). Für vergleichbare Aussagen über Therapieresistenz und Chronifizierung ist eine Festlegung weiterer wichtiger Parameter erforderlich.

15.2.3 Besserung, Rezidiv und Wiedererkrankung

Insbesondere werden die Begriffe *Besserung/Therapieerfolg (recovery), Rezidiv (relapse)* und *Wiedererkrankung (recurrence)* bisher noch uneinheitlich verwendet. In vielen Studien wurden übereinstimmend den Einschlußkriterien die RDC zugrundegelegt, BDI und HAMD als Schweregradmaße für den Therapieerfolg verwendet. Für das Hamilton-Rating werden dabei die Cut-off-Werte HAMD <6, <7 oder 50% Besserung als Response-Kriterien, >14 für Rückfall genommen, beim Beck-Depressions-Inventar die Werte BDI <10 bzw. <14 als Response-Kriterien und BDI >16 als Kriterium für Rückfall. Studien zum Störungsverlauf (z. B. Keller et al. 1982) verwenden häufig RDC- oder DSM III-Kriterien zur Definition von Besserung (zwei Monate oder mehr Symptomfreiheit) und Rückfall (Auftreten einer erneuten depressiven Episode). Eine Reihe von Studien verwenden weitere, häufig studienspezifische Maße, die multidimensional unterschiedliche Symptombereiche abdecken sollen. Maße der sozialen Anpassung gewinnen dabei zunehmend an Bedeutung. Es wird deutlich, daß sowohl die unterschiedlichen Meßinstrumente wie die Verschiebung des Cut-off-Scores Veränderungen in der Gruppenzusammensetzung von Respondern und Nonrespondern bewirken. Dadurch wird die Vergleichbarkeit der Studien erschwert.

Bei der *Weiterentwicklung der Kriterien* für Besserung und Rückfall sollten folgende Überlegungen berücksichtigt werden:

1. Was sind inhaltlich sinnvolle Bereiche bzw. Ebenen zur Definition von Besserung und Rückfall in Abhängigkeit von Therapierichtung und -zielen? Folgende Ebenen sind therapieübergreifend von Interesse: (a) Psychopathologie/Symptomatik (b) Soziale Anpassung/interpersonelle Beziehungen, (c) Arbeitsfähigkeit/berufliche Produktivität, (d) Genußfähigkeit/Anhedonie, (e) Konflikt- und Streßbewältigungsfähigkeit, (f) Compliance/Kooperation, (g) Therapiezufriedenheit und Dropoutrate.
2. Die Informationsquelle: Wer bewertet den Therapieerfolg? Patienten, Therapeuten, Angehörige oder unabhängige Beurteiler?
3. Gibt es verbindliche Trennwerte für Besserung oder Rückfall auf eingeführten Meßinstrumenten? Das Ausmaß der gewünschten bzw. erwarteten Veränderungen kann über Trenn- oder Differenzwerte festgelegt werden. Leider fehlt für die meisten Erhebungsinstrumente eine gesicherte Datenbasis. Am besten abgesichert ist hier noch der Trennwert des BDI <10 (Beck et al. 1961; Bumberry et al. 1978). Validierungsstudien möglicher weiterer Kennwerte sind dringend erforderlich.

Aus der obigen Diskussion lassen sich folgende Möglichkeiten ableiten:

1. Multidimensionale Erfassung verschiedener Bereiche unter Berücksichtigung unterschiedlicher Informationsquellen.
2. Entwicklung kombinierter Besserungskriterien, die Selbst- und Fremdbeurteilung einschließen.
3. Entwicklung individualisierter Kennwerte. Da die differentielle Validität allgemeiner Kriterien fraglich ist, sollte die Entwicklung von Kriterien in Abhängigkeit der individuellen Symptomatik überlegt werden.

Zusammenfassend läßt sich sagen, daß für die Vergleichbarkeit von Studien zur Wirksamkeit einer Behandlung bei chronischen und therapieresistenten Depressionen nicht nur eine Vereinheitlichung der Begriffe, sondern auch präzise Angaben über Vorbehandlungen, Art und Dosierung, Therapieziel, Dauer der Behandlung sowie über Kriterien des erwarteten Therapieerfolgs notwendig wären. Diese Voraussetzungen müßten auch gegeben sein, um zu replizierbaren Klassifikationen chronischer Depressionen zu gelangen, wie es von einigen Arbeitsgruppen (u.a. Akiskal 1984; Keller et al. 1982; Scott 1988) versucht wurde.

15.3 Charakteristika chronisch depressiver Patienten

15.3.1 Befunde aus der Literatur

Eine Durchsicht der Literatur zur chronischen Depression zeigt, daß diese Patienten häufig einen milderen und bezügl. der Intensität und Symptommuster variablen Verlauf haben. Sie werden als ängstlich, zwanghaft, hypochondrisch, voll Selbstmitleid und suizidaler Tendenzen und Handlungen beschrieben (Helmchen 1974; Weissman u. Klerman 1977). Sie nehmen mehr Behandlungsangebote, diese jedoch unregelmäßiger in Anspruch. Mit längerem Krankheitsverlauf zeigen auch die neurotischen Depressionen nach Ernst und Ernst (1968) ein immer „endogeneres" Erscheinungsbild. Neben manchen *stabilen Faktoren* wie Tod enger Bezugspersonen, somatische Krankheit bei sich oder dem Ehepartner, etc. und biologischer Parameter gibt es eine Reihe *variabler Faktoren*, die prinzipiell einer Psychotherapie zugänglich sind.

a) *Kognitive Merkmale*: Hierzu gehören Selbstvorwürfe und ein chronisch geringes Selbstwertgefühl, generalisierte Hoffnungslosigkeit, Defizite in der Merkfähigkeit spezifischer Ereignisse, eine geringe Selbstwahrnehmung, ein Mangel, Gelerntes zu generalisieren sowie eine ambivalente Therapiemotivation.
b) *Verhaltensmerkmale*: Chronisch Depressive sind eher introvertiert, anhedonisch, selbstunsicher, klagend und abhängig von Sedativa.
c) *Soziale Faktoren*: Unter diesen wird der Interaktionsstil, die soziale Anpassung und ein erhöhter Neurotizismus sowie eine aussichtslose Ehesituation, die durch „feindselige Abhängigkeit" gekennzeichnet ist, immer wieder hervorgehoben (Weissman u. Akiskal 1984). Die Situation des Partners scheint durch ambivalente Gefühle bestimmt. Positive Affekte, Schuldgefühle, aggressive und depressive Reaktionen wechseln ab. Die Partner versuchen, eine zur Patientenrolle komplementäre Helfer-Rolle einzunehmen (Zimmer 1983), sind aber durch die Doppelrolle ‚Partner' vs. ‚Helfer' in der Regel überfordert. Kurzfristig verstärken sie oft depressives Verhalten, entziehen aber aufgrund der Überlastung immer wieder ihre Zuwendung. Der chronisch Depressive unterliegt nicht selten einem Prozeß intermittierender Verstärkung, der bekanntlich Verhaltensweisen besonders löschungsresistent macht.

Aus den Beobachtungen und empirischen Befunden kann die Hypothese abgeleitet werden, daß verbesserte soziale Fertigkeiten insgesamt, speziell in der Kommunikation und im Zusammenleben mit Partnern und Angehörigen erheblich zur Stabilität einer Symptomreduktion in der Therapie sowie zur Rückfallprophylaxe beitragen können. Eine Psychotherapie – welchem Paradigma auch folgend – sollte dem chronisch Depressiven helfen, langfristig verstärkende, vertrauensvolle Beziehungen aufzubauen.

15.3.2 Befunde aus dem Tübinger Projekt „chronifizierte und therapieresistente Depression"

Seit 1987 wird vom Bundesforschungsministerium für Forschung und Technologie das Tübinger Projekt „Chronifizierte und therapieresistente Depression" (Zimmer u. Heimann 1987) gefördert und multizentrisch in drei Städten durchgeführt. Hier einige erste empirische Ergebnisse zur Charakteristik chronisch depressiver Patienten. Kooperierende Zentren sind neben der Psychiatrischen Universitätsklinik Tübingen das Psychiatrische Landeskrankenhaus Weißenau (Wolfersdorf, Kopittke), die Psychologische Beratungsstelle Schwäbisch Hall

Tabelle 1. Krankheitsspezifische Charakteristika bei 84 chronisch Depressiven

Erstmanifestation:	22 (26%)
Durchschnittliche Episodenanzahl (MDE):	$\bar{x} = 5{,}2$; $s = 6{,}5$
Ersterkrankungsalter:	$\bar{x} = 32{,}6$; $s = 12{,}1$
Vorbehandlungen:	
ambulant	77 (92%)
stationär	46 (55%)
Derzeitige Behandlung mit Antidepressiva:	57 (68%)
Art der Vorbehandlung:	
allg. psychiatrisch	68 (81%)
allg. medizinisch	36 (43%)
psychoanalytisch	15 (18%)
verhaltenstherapeutisch	6 (7%)
EKT	4 (5%)
andere Behandlungen	13 (16%)
Suizidversuche	27 (32%)
Suizidversuche naher Angehöriger	13 (16%)
Suizide Angehöriger	15 (18%)

(Klug, Molz-Selent) und drei Nervenarztpraxen (Deynet, Koch, Nachbaur). Methodische Betreuung erhielten wir zusätzlich durch das Biometrische Zentrum für Therapiestudien (Hasford, Bullinger).

Einschlußkriterien: n = 84 Patienten erfüllten die DSM-III-R-Kriterien einer affektiven Hauptdiagnose, die RDC-Kriterien einer „minor" oder „major depressive episode" und nach ICD einer neurotischen (300,4) oder endogenen (296,1) Depression, Dauer der derzeitigen Episode von mindestens einem Jahr, Alter: 21–60 Jahre.

Demographische Charakteristika: Das durchschnittliche Alter liegt bei 43 Jahren. Der Anteil der Frauen liegt mit 76% höher als bei akut Depressiven. Über zwei Drittel (69%) sind verheiratet oder leben mit festem Partner zusammen, 21% sind ledig, der Rest zu je 5% getrennt/geschieden oder verwitwet. Die Hälfte (52%) hat Hauptschulabschluß, ca. ein Viertel (23% bzw. 21%) Mittelschule und Gymnasium.

Die *krankheitsspezifischen Merkmale* sind in Tabelle 1 beschrieben; für 26% ist diese chronische Episode ihre erste. Durchschnittlich haben die Patienten 5 depressive Episoden gehabt, bei einem Ersterkrankungsalter von 33 Jahren.

Bis auf wenige sind alle ambulant *vorbehandelt* (92%), über die Hälfte auch stationär. Derzeitig werden 68% mit Antidepressiva behandelt. Die Beschreibung von Weissman und Klerman (1977), daß diese Patienten „unrecognized and poorely treated" sind, läßt sich anhand dieser Daten nicht bestätigen. In der Literatur wird darauf hingewiesen, daß chronisch Depressive *vielfältige Behandlungsangebote unregelmäßig* in Anspruch nehmen. Damit stellen sie auch sicherlich einen wichtigen Kostenfaktor in der Gesundheitsversorgung dar. Bei der von uns untersuchten Stichprobe stehen an der Spitze allgemeinpsychiatrische Dienste, vor allem wohl niedergelassene Nervenärzte (81%). Aber auch der Prozentsatz allgemeinmedizinischer Versorgung ist mit 43% recht hoch (Allgemein-Praktiker und Internisten). Die häufigste angewandte Psychotherapie ist die Psychoanalyse (18%). Vier Patienten erhielten Elektrokrampftherapie. Aus der Summe der Pro-

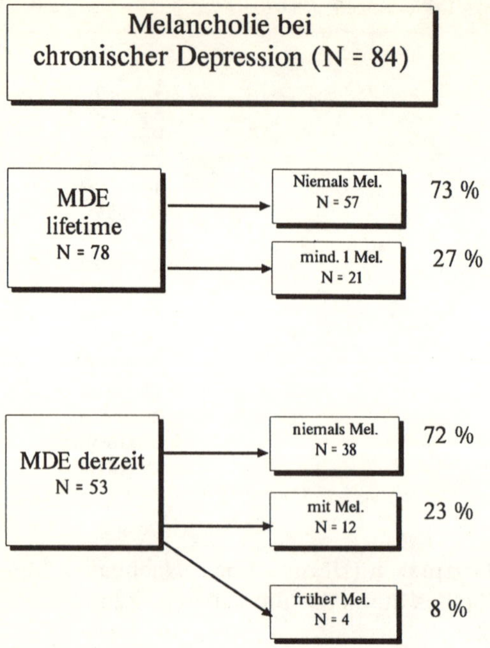

Abb. 1. Melancholie bei chronischer Depression. *MDE* Major Depressive Episode (DSM-III-R/Skid); *Mel.* Melancholie

zentzahlen (zusammen 170%) wird die Mehrfachinanspruchnahme verschiedener Versorgungsangebote deutlich.

Um den oben erwähnten Beobachtungen von Ernst und Ernst nachzugehen, erhoben wir die *Melancholie*-Kriterien nach DSM-III-R. Abbildung 1 zeigt, daß von den 78 Patienten mit mindestens einer „major depressiv episode" im Leben, 27%, d.h. ca. ein Drittel, auch mindestens eine Phase mit Melancholie hatten. Von den Patienten, die derzeitig eine depressive Episode erleben, erfüllten ebenfalls ca. ein Drittel (31%) die Melancholiekriterien derzeitig (23%) oder früher (8%). Besonders interessant dürfte der Vergleich zwischen Patientengruppen mit und ohne Melancholie werden. Z. B. sind diejenigen Patienten mit Melancholie zu 100% vorbehandelt gegenüber 87% bei denjenigen ohne Melancholie. Sie haben signifikant mehr stationäre Aufnahmen und auch signifikant mehr andere Vorbehandlungen hinter sich. Es besteht eine Tendenz (n.s.), daß sie Antidepressiva mit 50% als subjektiv hilfreicher einschätzen gegenüber den Patienten ohne Melancholie mit 27%. Aufgrund der Literatur und dem Kriterium „Ansprechen auf Antidepressiva" für Melancholie im DSM-III-R würde man bei den Depressiven mit Melancholie jedoch höhere Werte erwarten.

Komorbidität bei chronifizierter Depression: Weiterhin wurden die Mehrfachdiagnosen nach DSM-III-R erfaßt. Angststörungen sind mit 41% als Zweitdiagnosen am häufigsten, gefolgt von 24% Abhängigkeitsdiagnosen. Innerhalb der Subgruppen lagen Panikattacken, Alkohol- und Sedativamißbrauch bzw. -abhängigkeiten am höchsten. Insgesamt gab es bei den 84 Patienten 75 weitere Diagnosen, was die Vielschichtigkeit der Problematik belegt, die in der Behandlung berücksichtigt werden muß.

15.4 Kognitive Verhaltenstherapie bei chronisch depressiven Patienten und ihre Effektivität

Die Methoden der kognitiven Verhaltenstherapie (KVT) entwickelten sich aus der sozialen Lerntheorie und gehen für die Behandlung von Depressionen auf die Modelle von Lewinsohn (1974), Seligman (1975) und vor allem auf die Arbeiten und langjährigen klinischen Erfahrungen von Beck et al. (1979) zurück.

- *Grundprinzipien der therapeutischen Beziehung* sind hierbei neben Empathie und Wertschätzung des Patienten ein zielorientiertes, transparentes, strukturiertes und schrittweises Vorgehen, das mit Hilfe des „sokratischen Dialogs" die subjektiven Bedeutungen des Patienten und mit dem „empirischen Dialog" die objektive Realität mit einbezieht.
- Der *Aufbau befriedigender Aktivitäten* zielt besonders auf die Symptome der Hemmung, Passivität und auf motivationale Probleme. Anhand von Selbstbeobachtung wird der Patient angeleitet, Zusammenhänge zwischen seinem Befinden und seinen Tätigkeiten zu finden und durch entsprechende schrittweise Planung, verbunden mit Erfolgserlebnissen a) sein Aktivitätsniveau, wenn nötig, zu steigern, b) sein hedonisches Repertoire zu erweitern und c) längerfristige Lebenspläne mit einzubeziehen.
- Die *Änderung kognitiver Prozesse* zielt besonders auf die Symptome der Hoffnungslosigkeit, Hilflosigkeit, Selbstvorwürfe und Schuldgefühle über eine Änderung depressiogener Kognitionen, der Grundannahmen und idiosynkratischer Schemata, die für die Aufrechterhaltung der Depression eine Rolle spielen. Ziel dabei ist eine funktionale und realitätsgerechte Informationsverarbeitung. Dies wird erreicht über eine Vielzahl von Interventionen zur Analyse depressiogener Wahrnehmungsmuster und Bewertungsprozesse und die Entwicklung angemessener Kognitionen, wie z. B. Distanzieren, Reattribution, Realitätstesten, wie sie im Manual von Beck et al. (1979) beschrieben werden.
- Für die *Entwicklung erweiterter Strategien zur Behandlung chronisch Depressiver* spielen interpersonelle Fertigkeiten und enge Beziehungen mit dem Ehepartner oder engsten Angehörigen (s.o.) eine besondere Rolle (vgl. Zimmer 1989). *Der Aufbau zwischenmenschlicher Kompetenzen* wurde in den angloamerikanischen Studien eher selten angegangen, wurde jedoch in die hiesigen Therapieansätze schon immer einbezogen wegen der vielfältigen sozialen Defizite, die Depressive aufweisen. Ziel ist dabei der Aufbau langfristig verstärkender Beziehungen. Problembereiche Depressiver sind häufig die Wahrnehmung und der Ausdruck von Ärger, Ablehnen unberechtigter Forderungen, Äußern eigener Wünsche und Bedürfnisse. Der nonverbale Ausdruck spielt neben der verbalen Interaktion eine große Rolle. Methoden des Rollenspiels, des Modelllernens, der systematischen Rückmeldung und Verstärkung, etc. werden dabei angewendet.

Überblicksarbeiten und eine Metaanalyse über 28 Studien zur Wirksamkeit kognitiver Verhaltenstherapie bei depressiven Patienten belegen die Effektivität dieses psychotherapeutischen Ansatzes bei unipolar, nichtpsychotischen Depressionen mittleren Schweregrads (Paykel 1989; Zimmer 1989; Dobson 1989), meist im ambulanten Setting. Die Kombination mit Antidepressiva ist möglich und erbrachte entweder gleiche oder etwas günstigere Ergebnisse als KVT allein. Zwei Einjahres-Katamnesen (Simons et al. 1986; Zimmer et al. 1985) zeigten übereinstimmend einen rezidivprophylaktischen Effekt im Katamnesezeitraum und regten weitere Forschungen an. Wenn diese Befunde repliziert werden können, so schlußfolgert Paykel (1989), wird das Verfahren von Bedeutung speziell für die rückfallgefährdeten Patienten sein.

Erste Hinweise auf die therapeutische Wirksamkeit kognitiver Verhaltenstherapie (KVT) bei *chronifizierten* Depressionen lassen sich bei Heimann (1974) finden, der psychophysiologische Ergebnisse bei chronifiziert Depressiven als sekundäre Konditionierung depressiven Verhaltens auf der Ebene des zweiten Signalsystems interpretierte und daher eine verhaltenstherapeutische Behandlung empfahl. In Fallstudien und kontrollierten Untersuchungen mit kleinen Fallzahlen von Rush (1975), Crombach (1977), Harpin et al. (1982), De Jong et al. (1986), Antonuccio et al. (1984) und McCullough et al. (1984) erwies sich Verhaltenstherapie als hilfreich, aber nicht in gleichem Maße wirksam wie bei akut Depressiven.

So berichtet Rush (1975) von drei erfolgreich mit KVT nach Beck behandelten chronisch depressiven Patienten. Ein Patient war seit 18 Monaten ununterbrochen depressiv, der zweite hatte seit drei Jahren regelmäßig wiederkehrende langandauernde depressive Phasen mit nur kurzen Remissionszeiträumen, der dritte hatte eine seit 15 Jahren rezidivierende Depression.

Crombach (1977) berichtet von einer erfolgreichen verhaltenstherapeutischen stationären Behandlung bei einer 63-jährigen endogen depressiven Patientin. Die Patientin war zu Beginn der Behandlung bereits seit 12 Jahren depressiv. In diesem Zeitraum waren 38 stationäre Aufenthalte mit intensiver psychopharmakologischer Behandlung erfolgt. Das anschließende verhaltenstherapeutische Programm bestand aus dem Aufbau positiver Aktivitäten unter Einbeziehung der unterstützenden Funktion des Ehemannes und des Sohnes. Parallel wurden Antidepressiva appliziert. In vier Jahren konnte die Zahl der stationären Aufenthalte deutlich reduziert werden. In einer Nacherhebung zeigte sich, daß seit 15 Monaten kein stationärer Aufenthalt mehr nötig war.

Tabelle 2 gibt einen Überblick über die prozentuale Besserung in Studien mit chronisch depressiven Patienten im Vergleich zu ausgewählten Vergleichsstudien an überwiegend akuten Patienten.

Fennell und Teasdale (1982) behandelten fünf chronisch depressive und therapieresistente Patienten mit kognitiver Verhaltenstherapie. Die Patienten wiesen eine Krankheitsdauer zwischen 18 Monaten und 16 Jahren auf. Nur einer dieser Patienten verbesserte sich klinisch signifikant, zwei verbesserten sich leicht, zwei blieben unverändert. Damit zeigten sich in dieser Untersuchung erheblich geringere Effekte als in vergleichbaren Studien von Rush et al. (1977) oder Murphy et al. (1984) mit nicht-chronisch depressiven Patienten (vgl. Tabelle 2). Es gibt allerdings Hinweise, daß sich mit erhöhter Behandlungsdauer die Effekte verbessern lassen. Bei Patienten, die nach dem regulären Therapieende weiter mit kognitiver Verhaltenstherapie behandelt wurden, klang die Depression bis zu einer Nacherhebung weiterhin ab.

Ähnliche Ergebnisse zeigte eine Untersuchung von Harpin et al. (1982) bei sechs chronisch depressiven Patienten. Die Dauer der Depression lag bei diesen Patienten zwischen 2 und 37 Jahren. Es fehlen allerdings Angaben zur Episoden-

Tabelle 2. Studien zur kognitiven Verhaltenstherapie bei depressiven und chronisch depressiven (therapieresistenten) Patienten

Studie Autor/Jahr	Behandlung	*n*	BDI prä	BDI post		HAMD prä	HAMD post	
			x̄	x̄	%-Diff.	x̄	x̄	%-Diff.
Depressive Patienten								
Rush et al. (1977)	KVT	18	30,3	5,9	81%	21,2	5,8	73%
Murphy et al. (1984)	KVT	19	28,7	9,5	67%	18,5	6,4	65%
Murphy et al. (1984)	KVT + AD	18	29,7	8,8	70%	20,1	6,7	67%
Zimmer et al. (1985)	KVT (KVT + AD)	25	27,6	9,3	66%	16,4	5,2	68%
Elkin et al. (1989)	KVT	37	26,8	10,2	62%	19,2	7,6	60%
Chronisch depressive Patienten								
Fennell u. Teasdale (1982)	KVT	5	30,8	21,4	31%	22,8	17,4	24%
Harpin et al. (1982)	KVT	6	24,3*	19,0*	22%	26,0	16,3	37%
Antonuccio et al. (1984)	KVT	10	23,6	13,3	44%	–	–	–
Miller et al. (1985)	KVT + AD	6	25,2	6,3	75%	–	–	–
Zimmer et al. (1985)	KVT (KVT + AD)	13	29,5	18,7	37%	16,2	10,8	33%
de Jong et al. (1986)	KVT	10	29,1	12,1	59%	26,6	10,8	59%
Scott (1989)	KVT + AD	8	38,3	22,3	42%	22,5	13,1	42%
Scott (1989)	KVT + AD	16	38,7	14,7	62%	24,5	10,6	57%
Mercier et al. (1989)	KVT	25	25,3	13,4	47%	16,6	10,9	34%
Zimmer et al. (1990)	KVT	12	30,7	14,9	51%	17,3	10,4	40%

BDI, Beck Depressions-Inventar; HAMD, Hamilton Depressionsskala; %-Diff.; Prozentuale Depressionsabnahme; KVT, Kognitive Verhaltenstherapie; AD, Antidepressiva; *, Wakefield Depression Inventory (WDI)

zahl, Phasendauer oder möglichen symptomfreien Phasen. Die Patienten wurden ebenfalls mit einem kognitiv-verhaltenstherapeutischen Programm behandelt. In der Fremdbeurteilung (HAMD) ergab sich für diese Patienten zwar eine signifikante Veränderung von Therapiebeginn zu Therapieende, der Unterschied zu einer Wartelistekontrollgruppe wurde jedoch, wohl auch aufgrund der zu kleinen Stichprobengröße, nicht signifikant.

Antonuccio et al. (1984) behandelten 10 chronisch depressive Patienten mit kognitiver Verhaltenstherapie. Auch hier zeigte sich eine signifikante Depressionsabnahme während des Therapieverlaufs (vgl. Tabelle 2), allerdings mit geringeren Effekten als bei den nicht-chronisch depressiven Patienten, die von derselben Arbeitsgruppe behandelt wurden (Antonuccio et al. 1982).

Miller et al. (1985) untersuchten überwiegend chronisch depressive Patienten im stationären Rahmen. Die Dauer der derzeitigen depressiven Phase lag zwischen 5 Monaten und 4 Jahren. Zusätzlich zur regulären stationären Behandlung erhielten die Patienten kognitive Verhaltenstherapie, die nach Entlassung über vier Monate ambulant fortgesetzt wurde. In diesem Fall zeigten sich deutliche Veränderungen von Therapiebeginn zu Therapieende, sowohl in der Selbstbeurteilung als auch in der Fremdbeurteilung. Die Depressionsabnahme ist derjenigen anderer Studien mit nichtchronischen Patienten vergleichbar. Aufgrund fehlender

Kontrollgruppen ist jedoch keine Aussage möglich, welche Anteile der erzielten Veränderungen auf die kognitive Verhaltenstherapie und welche auf das stationäre Behandlungsprogramm zurückzuführen sind.

Ebenfalls im stationären Rahmen untersuchten De Jong et al. (1986) die Effektivität kognitiver Verhaltenstherapie an 10 chronisch depressiven Patienten im Vergleich zu einer Wartelistekontrollgruppe. Einschlußkriterium war das Vorliegen einer „Double Depression". Alle Patienten dieser Studie waren mindestens zwei Jahre depressiv, ohne längere Remissionsphasen. Das Programm unterscheidet sich von den ambulant durchgeführten durch eine höhere Sitzungsanzahl sowie eine dichtere Streuung der Sitzungen (3–4/Woche). Weiterhin wurde die Verhaltenstherapie wie bei Miller et al. (1985) parallel zu dem üblichen stationären Behandlungsprogramm durchgeführt. In der Selbstbeurteilung (BDI) verbesserte sich nur die Therapiegruppe signifikant und war der Wartelistekontrollgruppe signifikant überlegen. In der Fremdbeurteilung (HAMD) wurde dieser Unterschied jedoch nicht signifikant. Beide Gruppen verbesserten sich signifikant.

Aufgrund des Designs läßt sich auch hier nicht klären, zu welchem Anteil die Veränderungen auf die kognitive Verhaltenstherapie zurückzuführen sind. Ein Hinweis darauf, daß die Veränderungen nicht nur auf die stationäre Behandlung zurückgeführt werden können, ist darin zu sehen, daß eine dritte Patientengruppe, die neben der Standardbehandlung nur eine reduzierte Form kognitiver Verhaltenstherapie erhielt, der KVT-Gruppe unterlegen war.

Eine interessante Pilotstudie wurde kürzlich von Mercier et al. (1989) berichtet. Sie behandelten 27 Patienten (18 Frauen, 9 Männer), die die Diagnose einer typischen depressiven Episode oder einer dysthymen Störung nach DSM-III erfüllten sowie die Columbia-Kriterien einer *atypischen Depression*. 11 Patienten hatten zusätzlich eine Panikstörung, weitere 6 Bulimia nervosa. Die atypischen Depressionen verlaufen häufig chronisch und haben eine geringe Placebo-Responserate. Die kognitive Verhaltenstherapie (ohne antidepressive Medikation) dauerte 12–16 Wochen. 56% sprachen auf die Therapie an. Um zu überprüfen, ob die Behandlung für die Untergruppe chronischer Depressionen (46%) ebenso effektiv war wie für die nicht-chronischen Patienten, wurden beide Gruppen anhand des BDI und HAMD verglichen. Dabei zeigte sich weder in der Selbst- noch in der Fremdbeurteilung ein signifikanter Unterschied zwischen den chronifiziert depressiven Patienten und den nicht-chronischen. Die chronischen Patienten brauchten jedoch länger für ihre Besserung. Bis zu einer 6-monatigen Katamnese blieben 69% der Responder ohne Rezidiv.

Eine weitere interessante Arbeit im stationären Setting wurde kürzlich von Scott aus der Newcastle-Gruppe vorgestellt (Scott 1989). In eine erste Studie wurden 8 Patienten mit einer typisch depressiven Episode nach RDC (Spitzer et al. 1978) und Therapieresistenz gegenüber Antidepressiva-Standardtherapie aufgenommen. Die Patienten (5 Frauen, 3 Männer) hatten eine durchschnittliche Krankheitsdauer von 4,6 Jahren (HAMD: 22,5; BDI: 38,3) und erhielten eine Kombination aus Antidepressiva (Lithium, Phenelzine und L-Tryptophan) und kognitiver Verhaltenstherapie (15 Std. über 12 Wochen). Zwar nahm die Depressivität signifikant ab (vgl. Tabelle 2), die Werte zeigen jedoch, daß die Patienten dennoch nicht voll remittiert waren: 4 fühlten sich „sehr gebessert", 4 dagegen berichteten minimale oder keine Änderung.

Scott diskutiert als Faktoren, die für die weniger deutlichen Effekte verantwortlich sein könnten: (1) Patientencharakteristika, (2) Therapeutenfaktoren und (3) Therapiefaktoren.

1. *Patientencharakteristika*: Ein von Hollon 1980 (zit. nach Fennell u. Teasdale 1982) entwickelter „Global Chronicity/Schweregrad-Score“ hatte sich in früheren Studien (Rush et al. 1977; Fennell u. Teasdale 1982) als negativer Prädiktor für Therapieresponse erwiesen. Dieser setzt sich aus 7 Bereichen zusammen: (a) BDI >30, (b) Dauer der derzeitigen Episode >6 Mon., (c) Therapieresistenz auf vorherige Behandlungen, (d) mehr als 2 bisherige Episoden, (e) Komorbidität, (f) allgemeine Beeinträchtigung mäßig bis schwer (klinisches Rating) und (g) geringe Streßtoleranz. Alle bis auf ein Patient der referierten Studie waren mit mindestens 6 Punkten ausgesprochen schwer belastet.
2. *Therapeutenfaktoren*: Da chronisch depressive Patienten eine Herausforderung auch für Therapeuten darstellen und die Zusammenarbeit häufig durch die vielfältigen Komplikationen schwierig ist, empfiehlt Scott, auch erfahrene Therapeuten auf langsame Fortschritte vorzubereiten, um beidseitige Demoralisierungen zu vermeiden.
3. *Therapiefaktoren*: Patienten brauchen offensichtlich länger, um ein therapeutisches Rationale anzunehmen. Besonders wichtig scheint es, bei einer Kombinationsbehandlung von Pharmakotherapie und Psychotherapie ein klares Erklärungskonzept für die doppelte Strategie mitzugeben, um Konfusion zu vermeiden. Ähnlich wird der Patient verwirrt, wenn im stationären Setting bei einem multidisziplinären Team verschiedene Teammitglieder unterschiedliche Veränderungskonzepte vertreten werden.

In einer 2. Studie der Newcastle-Gruppe wurden diese Variablen bei der Therapie von 16 chronisch depressiven stationären Patienten (10 Frauen, 6 Männer) berücksichtigt. 9 Patienten waren chronisch primär depressiv, 5 chronisch sekundär depressiv, 2 hatten eine Dysthymie. Die stationäre Behandlung umfaßte durchschnittlich 14 Wochen bis zur Entlassung. Aktivitätsfördernde Maßnahmen wurden zu Therapiebeginn betont, ebenso das Verständnis des Behandlungskonzepts. Die Therapie war intensiver (26 Sitzungen in der 12-wöchigen Studienphase), Sitzungen anfangs kürzer, dafür häufiger (3 pro Woche). Die Ergebnisse sind in Tabelle 2 zusammengefaßt. 11 der 16 Patienten bezeichneten sich als deutlich gebessert oder „wieder die alte Person“. Die kognitive Therapie wurde über 3–6 Monate danach ambulant mit wöchentlich einer Sitzung weitergeführt.

Zusammengefaßt zeigen die Ergebnisse der referierten Studien, daß kognitive Verhaltenstherapie auch bei chronisch depressiven Patienten zu deutlicher Besserung führen kann. Neben den Hinweisen aus Einzelfallstudien belegen dies die signifikanten Verbesserungen während der Therapie sowohl auf Selbst- als auch auf Fremdbeurteilungsmaßen in den Gruppenuntersuchungen. Jedoch zeigt sich eine geringere Wirksamkeit gegenüber der Arbeit mit akut Depressiven bzw. stellt sich eine Besserung langsamer ein. Eine Ausnahme bilden die Arbeiten von Miller et al. (1985), De Jong et al. (1986) sowie die 2. Studie von Scott (1989). In den Untersuchungen von Miller et al. (1985) und Scott (1989) wurde die Verhaltenstherapie im stationären Rahmen durchgeführt und mit regulärer psychiatrischer bzw. pharmakologischer Behandlung kombiniert. Diese Ergebnisse entsprechen der Empfehlung von Weissman und Akiskal (1984) und Akiskal (1985), bei chronisch Depressiven Verhaltenstherapie mit psychopharmakologischer Behandlung zu kombinieren. Weiterhin war in den drei Untersuchungen die Sitzungsanzahl gegenüber den ambulanten Studien deutlich erhöht. Auch dies könnte die Ergebnisse beeinflußt haben. Auch könnte, da das soziale Umfeld chronisch Depressiver häufig deutlich beeinträchtigt ist, die Milieuveränderung anfängliche Erleichterung schaffen. So konnten Teasdale und Fennell (1982) zeigen, daß chronisch Depressive innerhalb der Sitzungen durchaus Verbesserungen der Symptomatik zeigen, diese jedoch über die Zeit ambulant nicht aufrechterhalten können.

Die Interpretation der Studienergebnisse wird durch folgende methodische Probleme erschwert: Zum einen sind die in den einzelnen Studien verwendeten Chronizitätskriterien uneinheitlich. Weiterhin sind die Fallzahlen noch gering und die meisten Studien unzureichend oder gar nicht kontrolliert. Allerdings ist eine Placebo-Reaktion auf unspezifische Therapiefaktoren bei dieser Gruppe unwahrscheinlich. Gut kontrollierte Studien mit höheren Fallzahlen sind erforderlich, um prüfen zu können, ob sich die in den zitierten Studien abzeichnenden und, wenn man die Dauer und Schwere der Erkrankung einbezieht, durchaus hoffnungsvollen Ergebnisse, bestätigen lassen. Katamnesen wären gerade bei dieser Gruppe mit langem und schwierigem Krankheitsverlauf notwendig, um therapeutische Einflußmöglichkeiten auf den Krankheitsverlauf überprüfen zu können.

15.5 Tübinger Studien zur Verhaltenstherapie chronischer Depressionen

Wir führten zwei Pilotstudien zur kognitiven Verhaltenstherapie bei chronifizierten Depressionen durch:

15.5.1 Studie I

Sie hatte den Vergleich ambulanter kognitiver Verhaltenstherapie allein, in Kombination mit Antidepressiva und Pharmakotherapie zum Ziel (Zimmer et al. 1986; Zimmer 1989). Von den Patienten, die die Research Diagnostic Criteria einer typisch depressiven Episode (RDC; Spitzer et al. 1978) erfüllten und randomisiert den drei Therapiegruppen zugeteilt wurden, hatten 1/3 bereits einen eindeutig chronischen Verlauf, wenn man als Chronizitätskriterium die Dauer der derzeitigen Phase länger als 2 Jahre definiert. Diese chronisch Depressiven (n = 13; 7 mit Antidepressiva) verglichen wir in einer weiteren Analyse mit den nicht-chronischen Patienten (n = 25; 10 mit Antidepressiva) bezüglich ihres Ansprechens auf kognitive Verhaltenstherapie mit 12 Sitzungen, verteilt auf 3 Monate (Zimmer u. Heimann 1985; vgl. Tabelle 2).

Die chronisch depressiven Patienten (9 Frauen, 4 Männer) waren im Mittel 35 Jahre alt, mit einer Dauer der derzeitigen Episode von 6,7 Jahren und mittlerem Schweregrad (HAMD: 16,2; BDI: 29,5). 11 Patienten waren ambulant, 4 stationär vorbehandelt. Die chronischen Patienten unterschieden sich in keiner der wesentlichen demographischen und krankheitsspezifischen Variablen außer im Ausbildungsgrad von den nicht-chronischen. Die chronisch Depressiven hatten eine signifikant ($t = 2{,}03$, $p < 0{,}05$) kürzere Ausbildung erhalten.

Tabelle 3. Abnahme der Depression während kognitiver Verhaltenstherapie mit oder ohne Antidepressiva bei chronisch (Phase >2 Jahre) und nicht-chronisch (Phase <2 Jahre) depressiven Patienten

Phasendauer in Jahren	N		BDI prä	BDI post	Diff.%		HAMD prä	HAMD post	Diff.%	
<2	25	x̄	27,6	9,3	66%	***	16,4	5,2	68%	***
		s	6,4	8,7			4,7	3,4		
>2	13	x̄	29,5	18,7	37%	*	16,2	10,8	33%	*
		s	7,5	14,6			4,8	5,8		

BDI, Beck Depressions Inventar; HAMD, Hamilton Depressionsskala; Diff%, Prozentuale Depressionsabnahme; ***, $p<0{,}001$; *, $p<0{,}05$

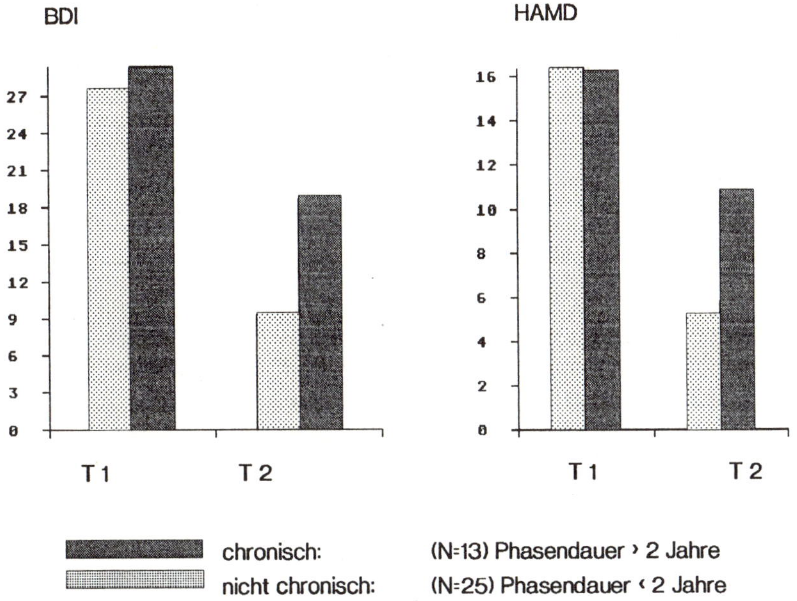

Abb. 2a, b. Abnahme der Depression während kognitiver Verhaltenstherapie. **a** Selbstbeurteilung (*BDI*). **b** Fremdbeurteilung (*HAMD*)

Wie aus Tabelle 3 und Abb. 2 ersichtlich wird, kam es bei den akuten wie auch bei den chronisch depressiven Patienten während der Therapie zu einer statistisch signifikanten Abnahme der Depression, jedoch bei den akuten in deutlich größerem Ausmaß. Eine 2×2-Varianzanalyse mit Meßwiederholung ergab für den BDI einen Haupteffekt für die Gruppe (F (1,37) = 5,42; $p<0{,}05$) und einen für die Zeit (F (1,37) = 35,91; $p<0{,}0001$), hingegen keinen Interaktionseffekt. Für den

HAMD gab es für die Gruppe keinen signifikanten Haupteffekt, nur eine Tendenz ($p = 0{,}06$), wiederum einen signifikanten Zeiteffekt ($F(1{,}37) = 37{,}37$; $p < 0{,}0001$) und einen signifikanten Interaktionseffekt ($F(1{,}37) = 4{,}96$; $p < 0{,}05$). Die Besserung der chronisch Depressiven erfolgte in geringerem Ausmaß bzw. langsamer als bei den akut Depressiven. Die Abnahme der Depression bei den akut Depressiven wie bei den chronisch Depressiven stimmt mit den Prozentzahlen vergleichbarer Studien überein.

15.5.2. Studie II

Wir führten eine zweite Pilotstudie durch, Teil des Tübinger Projektes „Chronifizierte und therapieresistente Depression“ (Zimmer u. Heimann 1987). Die Einschlußkriterien wurden in Abschnitt 3 bereits dargestellt.

19 chronisch depressive Patienten erhielten kognitive Verhaltenstherapie. Folgende Änderungen wurden nach den Hinweisen aus der Literatur wie auch den eigenen Erfahrungen gegenüber der ersten Studie vorgenommen: (1) Die Anzahl der Sitzungen wurde von 12 auf 24 verdoppelt. (2) Die Intensität wurde für die erste Hälfte auf 2 Sitzungen pro Woche erhöht. (3) Zum Teil wurde der engste Angehörige, d. h. der Ehepartner, im Sinne einer Paartherapie im letzten Drittel der Therapie einbezogen.

Von den 19 Patienten beendeten 12 die Therapie, 7 brachen vorzeitig ab. Bei den Patienten handelt es sich überwiegend um sehr schwere Krankheitsverläufe mit langwieriger und komplizierter Vorgeschichte und überwiegender Therapieresistenz auf psychopharmakologische Vorbehandlungen im ambulanten (11 von 12) oder stationären (7 von 12) Rahmen, oft auch mehrfach. Die Therapiebeender (10 Frauen, 2 Männer) waren im Durchschnitt 41 Jahre alt und überwiegend verheiratet (8 von 12). Die Ausbildungsdauer entsprach der chronischen Gruppe der Studie I, während die Dauer der derzeitigen affektiven Störung mit 7,7 Jahren noch etwas höher lag, ebenso der Schweregrad (BDI: 30,7; HAMD: 17,3).

Die Depression nahm im Verlauf der kognitiven Verhaltenstherapie (ohne Antidepressiva) signifikant ab, wie in Tabelle 2 aufgeführt (Zimmer et al. 1990), aus der Sicht des Patienten (BDI: von 30,7 auf 14,9; $t = 4{,}04$; $df = 11$, $p < 0{,}001$) wie aus der Sicht des unabhängigen Beurteilers (HAMD: von 17,3 auf 10,4; $t = 4{,}1$, $df = 11$, $p < 0{,}001$). Die Abnahme der Depression entspricht im Umfang etwa derjenigen in den zitierten Studien mit chronisch depressiven Patienten.

Eine Interpretation der Effekte als Spontanremission oder Reaktion auf unspezifische Therapieelemente kann zwar theoretisch nicht völlig ausgeschlossen werden, ist jedoch bei der langen Krankheitsgeschichte und Vorbehandlungsintensität nicht wahrscheinlich.

Neben der allgemeinen Wirksamkeit interessierte uns die Frage, welche Merkmale diejenigen, die von dem Angebot profitieren, von den übrigen unterscheiden. Bei der Therapiegruppe fällt die hohe Varianz vor allem in der Selbstbeurteilung auf. Teilt man die Gruppe anhand der BDI- und HAMD-Werte zu Therapieende in Responder und Non-Responder (Kriterium BDI < 10 oder Verbesserung um 50% des Ausgangswertes; HAMD ≤ 6 oder Verbesserung um 50% des Aus-

Tabelle 4. Vergleich von Respondern (n = 5) und Nonrespondern (n = 7)

a) Patientencharakteristika

	Responder		Non-Responder	
Alter	x̄	39,2	x̄	41,7
	s	9,1	s	9,7
Dauer der derzeitigen affektiven Störung (Jahre)	x̄	7,6	x̄	7,8
	s	9,1	s	10,9
Episodenzahl	x̄	6,0	x̄	4,8
	s	4,6	s	5,8
Alter bei Beginn	x̄	25,8	x̄	28,4
	s	12,4	s	8,2
GC/SI	x̄	4,8	x̄	5,1
	s	0,4	s	1,1

b) Veränderungen in BDI und HAMD

		prä	post	1 Jahr	prä	post	1 Jahr
BDI	x̄	29,6	5,0	5,4	31,4	23,0	21,7
	s	5,6	3,0	4,3	9,7	6,9	12,1
HAMD	x̄	17,5	3,7	6,6	17,1	15,3	13,1
	s	3,0	3,1	5,7	4,1	5,5	8,1

BDI, Beck Depressions Inventar; HAMD, Hamilton Depressionsskala; GC/SI, Global Chronicity/ Severity Index

gangswerts), so erhält man für den BDI sechs Responder und sechs Nonresponder, für den HAMD 5 Responder und 7 Nonresponder. Die Responder auf dem HAMD sind dabei identisch mit den Respondern auf dem BDI. Betrachtet man die Werte der Responder und Nonresponder auf BDI und HAMD, so kristallisiert sich eine Untergruppe von Patienten heraus, die sehr gut auf die Therapie anspricht und voll remittiert, während die andere kaum Veränderungen zeigt. Auf dem BDI haben 5 der 6 Responder Werte von 6 und besser, auf dem HAMD zeigen sich Werte von 8,5 und besser.

Daß es sich bei diesen Patienten nicht um diejenigen handelt, die aufgrund ihres Störungsbilds leichter zu behandeln sind, zeigt eine Analyse der wichtigsten Daten zum Krankheitsverlauf. Auf dem 7-stufigen General Chronicity und Severity Index (GC/SI) (s.o.) haben alle bis auf einen Patienten einen Wert von 5, dieser einen Wert von 4, wobei ein Wert größer als drei sich als negativer Prädiktor für Therapieerfolg erwiesen hat (Rush et al. 1977; Fennell u. Teasdale 1982; Scott 1989). Diese Patienten können also eindeutig als „schwierige Fälle" bezeichnet werden. Die GC/SI-Werte dieser Gruppe liegen etwa im Bereich derjenigen der Nonresponder (vgl. Tabelle 4a). Auch andere der üblicherweise erfaßten demographischen und krankheitsspezifischen Charakteristika zeigen keine wesentlichen Differenzen.

In einer ausführlichen Katamnese wurden alle Patienten 12 Monate später erneut untersucht, um die Stabilität der Veränderung zu prüfen. Aus Tabelle 4b geht hervor, daß die Besserung in Selbst- und Fremdbeurteilung sowohl für die Responder wie für die Nonresponder deutlich anhält. Es kann hieraus der Schluß gezogen werden, daß es wohl schwer ist und auch nicht immer gelingt, diese Patienten in einen konstruktiven psychotherapeutischen Prozeß zu involvieren. Wenn dies aber gelingt, kann eine gute und anhaltende Besserung erreicht werden.

Um nun weiterhin zu überprüfen, mit welchen Faktoren der Therapieerfolg in dieser Gruppe von 12 Patienten zusammenhängt, berechneten wir Korrelationen zwischen den wichtigsten von uns erhobenen Maßen zur sozialen Anpassung und den Schweregradsmaßen BDI und HAMD zum Katamnesezeitpunkt, da viele Autoren, wie weiter oben ausgeführt, auf die Beeinträchtigung der sozialen Anpassung in der Population chronisch Depressiver hinweisen (u. a. Weissman u. Akiskal 1984) und sie sich zudem als negativer Prädiktor für Therapieerfolg erwiesen hat (Hoberman et al. 1988). Überprüft wurden neben der Psychopathologie (BDI, HAMD) folgende Bereiche zu Therapiebeginn: die objektiven sozialen Gegebenheiten, der Umgang und die subjektive Zufriedenheit mit diesen Gegebenheiten, das Ausmaß der sozialen Unterstützung (jeweils mit dem Social Interview Schedule – SIS von Clare & Cairns, 1978) das Ausmaß an Anhedonie mit dem Tübinger Anhedonie-Fragebogen – TAF (Zimmer 1990) sowie die generelle soziale Anpassung (Global Assessment Scale – GAS, Global Assessment of Functioning – GAF, bezogen auf den letzten Monat (GSF-M) oder auf das letzte Jahr (GSF-J). Von allen geprüften Zusammenhängen waren nur zwei signifikant: die Anhedonie-Subskalen „Frequenz befriedigender Aktivitäten" (TAF-F) und erhaltene Verstärkung (TAF-V, Summenproduktwert aus Frequenz und dem subjektiv empfundenen Verstärker-Potential). Dieses Ergebnis gilt in gleicher Weise für den BDI nach einem Jahr (TAF-F: $r = -0{,}59$, $p = 0{,}04$; TAF-V: $r = -0{,}62$, $p = 0{,}03$) und dem HAMD nach einem Jahr (TAF-F: $r = -0{,}59$, $p = 0{,}04$; TAF-V: $r = -0{,}61$, $p = 0{,}03$). In anderen Worten, je mehr befriedigende Aktivitäten ein Patient vor Therapiebeginn durchführt und je mehr Verstärkung er daraus ziehen kann, desto besser sein Befinden ein Jahr später. Hier ließe sich auch eine Verbindung zu Studien zur Minussymptomatik bei anderen Patientengruppen ziehen (vgl. Heimann 1990).

15.6 Schlußfolgerungen für die Therapie

Im Vergleich zu den guten Erfolgen kognitiver Verhaltenstherapie bei überwiegend akut depressiven psychiatrischen Patienten profitieren chronisch Depressive zwar auch signifikant, jedoch langsamer und in geringerem Ausmaß. Verschiedene Gründe können dafür verantwortlich sein:

1. *Vorerfahrungen und motivationale Faktoren*: (a) Die lange Krankheitsgeschichte, (b) vielfältige Behandlungserfahrung, verbunden mit (c) erheblicher Motivationsproblematik, (d) Hoffnungslosigkeit und geringe Risikobereitschaft/Passivität, (e) ein rigides Selbstkonzept, das persönlichkeitsbezogen formuliert wird („so bin ich halt", „das ist so meine Art"), (f) Krankheitsgewinn.
2. *Patienten- bzw. Krankheitsfaktoren*: (a) Die komplexe Symptomatik und psychiatrische Komorbidität, (b) interaktionelle Schwierigkeiten, (c) körperliche Behinderung oder andere primär somatische Erkrankungen.

3. *Therapiefaktoren*: (a) Frühzeitige Beendigung der Therapie bei Bestehenbleiben depressiver Residualsymptomatik, (b) unterschiedliche Behandlungskonzepte der ambulant häufig parallel aufgesuchten Therapeuten oder stationärer Teams.
4. *Faktoren im sozialen Umfeld*: (a) Ehekonflikte, die durch „feindselige Abhängigkeit" gekennzeichnet sind, (b) sekundäre familiäre Probleme, (c) besondere Belastung durch Erkrankung des Partners.

In einigen Studien wurde versucht, auf die Besonderheiten der chronischen Erkrankung (s.o.) konzeptuell und individuell einzugehen, bei Mercier et al. (1989) auf die Komorbidität durch Einbeziehung spezifischer auf Panikstörung und Bulimie zugeschnittener verhaltenstherapeutischer Therapieelemente, bei Scott (1989) auf den Schweregrad durch Kombination mit MAO-Inhibitoren, auf Konzentrationsschwierigkeiten durch kürzere, dafür häufigere Sitzungen, auf Motivationsbarrieren durch besondere Sorgfalt bei der Vermittlung des Therapiekonzeptes und Integration des Teams, auf Partnerschwierigkeiten durch seine/ihre Einbeziehung usf., bei Zimmer et al. (1990) auf die Motivationsproblematik durch besonders anfangs aktivitätsfördernde Maßnahmen, auf die komplexe Problematik durch Erweiterung der Therapie auf 24 Sitzungen, dichtere Streuung am Anfang und individualisiertes Vorgehen, auf interaktionelle Defizite durch Einbeziehung von Übungen zur Erweiterung der sozialen Kompetenz, auf Ehekonflikte durch Einbeziehung des Ehepartners im Sinne einer Paartherapie usf. Hierdurch konnten zum Teil die Ergebnisse früherer Studien verbessert werden. Auch bei einer kombinierten Behandlung mit Antidepressiva spielt die kognitiv-verhaltenstherapeutische Herangehensweise wegen der sekundären Probleme aufgrund der langen Erkrankung eine Rolle. Der Ansatz erscheint für die Rehabilitation speziell durch die hohe Strukturiertheit geeignet, um passivem Widerstand und Hoffnungslosigkeit entgegenzuwirken.

Die systematische Berücksichtigung folgender Punkte könnte weiterhin zu einer Verbesserung der Behandlungsmöglichkeiten führen:

15.6.1 Setting und Dauer

Mehr Zeit sollte für die Therapie veranschlagt werden. Möglicherweise ist am Anfang ein intensiverer Kontakt mit häufigeren Sitzungen hilfreich. Eine zeitlich begrenzte Milieuveränderung durch stationäres Setting könnte den Anfang erleichtern, sofern das Team ein einheitlich verhaltenstherapeutisches Konzept vermitteln kann. Bei Andauern einer erheblichen Residualsymptomatik in der selbstbeurteilten Depressivität, den dysfunktionalen Einstellungen und der Anhedonie sollte die Therapie nicht frühzeitig beendet werden.

15.6.2 Therapieelemente

a) In jedem Fall sollten verhaltensbezogene und kognitive Elemente einander ergänzen und individuell auf die spezifische Problematik zugeschnitten werden;

b) Ziel der Therapie sollte auch die Verbesserung interaktioneller Fertigkeiten und der familiären Kommunikation sein, u. U. unter Einbeziehung des *engsten Angehörigen* im Sinne einer Paartherapie (ausführlich hierzu siehe Zimmer 1985). Ziel dabei sollte ggf. die Arbeit am Interaktionsverhalten unter Wahrung der Selbstachtung und Achtung des Partners sein. Kommunikationsübungen, sowohl als Sender einer Botschaft wie als Empfänger, die Arbeit an einem verbesserten positiven Austausch innerhalb der Beziehung sowie zentrale Beziehungskonflikte, wie z. B. Nähe vs. Distanz, Unabhängigkeit vs. Abhängigkeit, können dabei thematisiert werden;
c) Ergänzende verhaltenstherapeutische Ansätze können für die sekundäre (oder primäre) Symptomatik wie Panikattacken, Bulimie, sek. Alkoholismus etc. notwendig sein;
d) Grundsätzlich ist auch an eine mögliche Kombination mit psychopharmakologischer Behandlung zu denken, sofern ein konsistentes Konzept hierzu vermittelt werden kann;
e) Therapeutische Strategien sind jedoch nicht nur auf dieser globaleren Ebene zu suchen, sondern es kommt auf die subtile therapeutische Gesprächsführung und Arbeit im Detail an, um die Motivation des Patienten immer wieder erneut sicherzustellen.

15.6.3 Der Therapeut

Und nicht zuletzt erscheint uns die Stabilität des Therapeuten selbst, ein realistischer Optimismus neben der notwendigen Geduld als ein zentral wichtiges Element. Dazu muß er/sie sich auf die Langsamkeit der Besserung einstellen. Die Probleme sollten – nachvollziehbar aus der Lebens- und Lerngeschichte verstehbar – als Teil der Symptomatik angesehen werden, um nicht dem Ansteckungseffekt eigener Hilflosigkeit zu erliegen und auf die damit verbundenen Beziehungsfallen selbst hereinzufallen. Die Forschungsperspektive und die Supervision helfen hier, die mit Empathie verbundene nötige Distanz zu erhalten, um die eigene therapeutische Freiheit zu wahren.

Literatur

Akiskal HS (1984) The interface of chronic depression with personality and anxiety disorders. Psychopharmacol Bull 20:393–398

Akiskal HS (1985) The challenge of chronic depression: diagnostic, etiologic and therapeutic aspects. In: Dean A (ed) Depression in multidisciplinary perspective. Brunner, Mazel New York, pp 105–117

Antonuccio DO, Lewinsohn PM, Steinmetz JL (1982) Identification of therapist differences in a group treatment of depression. Consult Clin Psychol 50:433–435

Antonuccio DO, Akins WT, Chatham PM, Monagin JA, Tearnan BH, Ziegler BL (1984) An exploratory study: the psychoeducational group treatment of drug-refractory unipolar depression. Behav Ther Exp Psych 15:309–313

Beck AT, Ward CM, Mendelsohn M, Mock J, Erbaugh J (1961) An inventory for measuring depression. Arch Gen Psychiat 4:561–571

Beck AT, Rush AJ, Shaw BF, Emery G (1979) Cognitive therapy of depression. Guilford, New York (dt. Kognitive Therapie der Depression. 1986, Urban & Schwarzenberg, München)

Berner P, Kryspin-Exner K, Pöldinger W (1974) Treatment possibilities for therapy-resistant depressions. Pharmacopsychiatry 7:189–193

Bumberry W, Oliver JM, McClure JN (1978) Validation of the Beck Depression Inventory in a University Population using psychiatric estimate as the criterion. J Consult Clin Psychology 46:150–155

Burchard JM (1987) Therapieresistente Depressionen aus klinischer Sicht. In: Burchard JM, Seufert O (Hrsg) Therapieresistente Depressionen. Zuckschwerdt, München S 1–8

Clare AW, Cairns VE (1978) Design, development and use of a standardized interview to assess maladaptive adjustment and dysfunction in community studies. Psychol Med 8:589–604

Crombach G (1977) Verhaltenstherapie bei einer chronifizierten endogenen Depression. Nervenarzt 48:651–655

De Jong R, Treiber R, Henrich G (1986) Effectiveness of two psychological treatments for inpatients with severe and chronic depression. Cognitive Ther Res 10:645–663

Dobson KS (1989) A meta-analysis of the efficacy of cognitive therapy for depression. J Consult Clin Psychology 57:414–419

Elkin J, Shea T, Watkins JT, Imber SD, Skotsky SM, Collins JF, Glass DR, Pilkonis PA, Leber WR, Docherly JP, Fiester SJ, Parloff MB (1989) National Institute of Mental Health Treatment of Depression Collaborative Research Program. General Effectiveness of Treatments. Arch Gen Psychiatry 46:971–982

Ernst K, Ernst C (1968) Ergebnisse der Verlaufsuntersuchungen bei Neurosen. Eine vergleichende Literaturübersicht. In: Ernst K, Kind H, Rotach-Fuchs M (Hrsg) Ergebnisse der Verlaufsforschung bei Neurosen. Monographien aus dem Gesamtgebiet der Psychiatrie 125, Springer, Berlin Heidelberg New York, S 1–106

Faust V (1986) Die sogenannte therapieresistente Depression. Fortschr Med 104:465–468

Fennell M, Teasdale JD (1982) Cognitive therapy with chronic drug-refractory depressed outpatients. Cognitive Ther Res 6,4:455–460

Hamilton M (1960) A rating scale for depression. J Neurol Neurosurg Psychiatr 23:56–62

Harpin RE, Liberman RP, Marks I, Stern R, Bohannon WE (1982) Cognitive-behavior therapy for chronically depressed patients, a controlled pilot study. J Nerv Ment Dis 170:295–301

Heimann H (1974) Therapy resistant depressions: symptoms and syndromes. Pharmacopsychiatry 7:139–144

Heimann H (1990) Anhedonie – Verlust der Lebensfreude. Ein zentrales Phänomen psychischer Störungen. Fischer, Stuttgart New York

Helmchen H (1974) Symptomatology of therapy-resistant depressions. Pharmacopsychiatry 7:145–155

Hoberman HM, Lewinsohn PM, Tilson M (1988) Group treatment of depression: individual predictors of outcome. J Consult Clin Psychology 36:393–398

Keller MB, Shapiro RW, Lavori PW, Wolfe N (1982) Recovery in major-depressive disorder. Arch Gen Psychiatry 39:905–915

Keller MB, Lavori PW, Klerman GL, Rice JP, Coryell W, Hirschfeld RMA (1986) The persistent risk of chronicity in recurrent episodes of non-bipolar major depressive disorder: a prospective follow-up. Am J Psychiatry 143:24–28

Kielholz P, Terzani S, Gastpar M (1978) Behandlung der therapieresistenten Depressionen. Dt Med Wochenschr 103:241–243

Kraepelin E (1913) Psychiatrie, 2 Teil: das manisch-depressive Irresein. Leipzig, Barth 1904–1913

Lehmann HE (1974) Therapy resistant depressions – a clinical classification. Pharmacopsychiatry 7:156–163

Lewinsohn PM (1974) A behavior approach to depression. In: Friedman RJ, Katz MM (eds) The psychology of depression. Wiley & Sons, New York

McCullough JP (1984) Cognitive-behavioral analysis system of psychotherapy: an interactional treatment approach for dysthymic disorder. Psychiatry 47:234–250

Mercier MA, Stewart JW, Quitkin FM (1989) Cognitive therapy and pharmacotherapy in atypical depression: preliminary results. Paper presented on the World Congress of cognitive therapy, Oxford, England, July 1989

Miller IW, Bishop SB, Norman WH, Keitner GI (1985) Cognitive/behavioural therapy and pharmacotherapy with chronic, drug-refractory depressed inpatients: a note of optimism. Behav Psychotherapy 13:320–327

Möller HJ (1986) Zur Methodik der Evaluation psychotherapeutischer Verfahren. In: Heimann H, Gaertner HJ (Hrsg) Das Verhältnis der Psychiatrie zu ihren Nachbardisziplinen. Springer, Berlin Heidelberg New York Tokyo

Murphy GE, Simons AD, Wetzel RD, Lustman PJ (1984) Cognitive therapy and pharmacotherapy. Arch Gen Psychiat 41:33–41

Paykel ES (1989) Treatment of depression. The relevance of research for clinical practice. Br J Psychiatry 1955:754–763

Pichot P (1974) Therapy resistant depression. Methodological problems. Pharmacopsychiatry 7:80–84

Polzer H, Jojart J, Wiegand W (1989) Zum Konzept und zur Diagnostik der chronischen Depression. (Vortrag geh. auf dem 2. Kongreß der Deutschen Gesellschaft für Verhaltensmedizin und Verhaltensmodifikation, März 1989, München)

Robins E, Guze SB (1972) Classification of affective disorders: the primary-secondary, the endogenous-reactive and the neurotic-psychotic concepts. In: Williams TA, Katz MM, Shields JA (eds) Recent advances in psychobiology of the depressive illness. US Government Printing Office, Washington

Rush AJ, Khatami M, Beck AT (1975) Cognitive and behavior therapy in chronic depression. Behav Ther 6:398–404

Rush AJ, Beck AT, Kovacs M, Hollon S (1977) Comparative efficacy of cognitive therapy and pharmacotherapy in the treatment of depressed outpatients. Cognitive Ther Res 1:17–37

Scott I (1988) Chronic depression. Br J Psychiatry 153:287–297

Scott I (1989) Chronic depression: Can cognitive therapy succeed when other treatments fail? Paper presented on the World Congress for cognitive therapy. Oxford, England, Juli 1989

Seligman MEP (1975) Helplessness. Freeman, San Francisco

Shaw DM (1977) The practical management of affective disorders. Br J Psychiatry 130:432–451

Simons AD, Murphy GE, Levine JL, Wetzel RD (1986) Cognitive therapy and pharmacotherapy for depression, sustained improvement after one year. Arch Gen Psychiatry 43:43–48

Spitzer RL, Endicott J, Robins E (1978) Research Diagnostic Criteria (RDC) Rationale and reliability. Arch Gen Psychiatry 35:773–782 (dt. 1982: Forschungsdiagnosekriterien, Beltz, Weinheim)

Teasdale JD, Fennell MJV (1982) Immediate effects on depression of cognitive therapy interventions. Cognitive Ther Res 6:342–352

Teasdale JD, Fennell MJV, Hibbert GA, Amies GL (1984) Cognitive therapy for major depressive disorder in primary care. Br J Psychiatry 144:400–406

Weissman MM, Klerman GL (1977) The chronic depressive in the community: unrecognized and poorly treated. Compr Psychiatry 18:523–532

Weissman MM, Akiskal HS (1984) The role of psychotherapy in chronic depressions: a proposal. Compr Psychiatry 25:23–31

Zimmer D (1983) Interaction patterns and communication skills in sexually distressed, maritally distressed and normal couples: Two experimental studies. J Sex Marital Therapy 9:251–265

Zimmer D (1985) Sexualität und Partnerschaft. Grundlagen und Praxis psychologischer Behandlung. Urban & Schwarzenberger, München

Zimmer FT (1989) Verhaltenstherapie und Antidepressiva bei der Behandlung von Depressionen. In: Hand I, Wittchen H-U (1989) Verhaltenstherapie in der Medizin, Springer, Berlin Heidelberg New York Tokyo

Zimmer FT (1990) Psychotherapie der Anhedonie. In: Heimann H (1990) Anhedonie – Verlust der Lebensfreude. Ein zentrales Phänomen psychischer Störungen. Fischer, Stuttgart New York

Zimmer FT, Heimann H (1985) Chronifizierte und therapieresistente Depression. Forschungsbericht des Bundesministeriums für Forschung und Technologie BMFT

Zimmer FT, Heimann H (1987) Chronifizierte und therapieresistente Depression. In: Heimann H, Zimmer FT (1987) Chronisch psychisch Kranke. Fischer, Stuttgart New York, S 124–133

Zimmer FT, Axmann D, Koch H, Giedke H, Pflug B, Heimann H (1985) One year follow up of cognitive behaviour therapy for depressed patients: a comparison of cognitive behavioural therapy alone, in combination with pharmacotherapy and pharmacotherapy alone (Vortr. geh. auf der 15. Jahrestagung der European Association for Behavior Therapy EABT, München)

Zimmer FT, Nabitz U, Koch H, Giedke H, Pflug B, Heimann H (1986) Comparisons of treatments for depression: Cognitive behavioural therapy alone and in combination with pharmacotherapy. Forschungsbericht der DFG, Pf 142/5

16 Gestuftes Vorgehen bei Resistenz gegen Antidepressiva-Therapie

H. HELMCHEN

16.1 Vorbemerkung

Für dieses Referat habe ich die umfangreiche Literatur der letzten 5 Jahre zum Thema aufgearbeitet. Als ich dann das daraus extrahierte Schema mit einem Stufenschema verglich, das ich vor 10 Jahren publiziert hatte, stellte ich zu meiner Überraschung fest, daß beide Schemata weitgehend übereinstimmten. Darauf habe ich mich gefragt, warum ein sachlich offenbar zutreffendes Schema so wenig die klinische Wirklichkeit beeinflußt hat, nicht einmal die eigene Klinik und auch nicht immer eigene therapeutische Entscheidungen. Die Antwort lautet: Bei der unübersehbaren Vielfalt der Entscheidungsmöglichkeiten kann die therapeutische Entscheidung im Einzelfall nur dann auf eine rationalere Basis gestellt werden, wenn sie einer *regelmäßigen und standardisierten Response-Kontrolle* folgt und jede – natürlich jederzeit mögliche – Abweichung vom Standard *explizit begründet* wird. Diesen beiden Prinzipien gegenüber sind alle Details und auch Unterschiede zwischen den zahlreichen Stufenschemata zur Depressionsbehandlung zweitrangig.

16.2 Begründung eines Stufenschemas

Sogenannte therapieresistente Depressionen sind durch die Vielfalt oft mehr oder weniger wahllos erscheinender Kombinationen und Abfolgen antidepressiver Therapien charakterisiert. Nicht selten drängt sich der klinische Eindruck auf, daß diese eher kasuistisch ad hoc und empirisch-probatorisch gesteuerte als rational begründete Behandlungsmelange zu Therapieresistenz und Chronifizierung von Depressionen beiträgt (Helmchen 1974). Eine *Standardisierung der Sequenz* antidepressiver Behandlungen erscheint deshalb notwendig. Sie ist auch möglich und begründbar (Baldessarini 1989; Benkert et al. 1986; Blazer 1988; Colloque international 1986; Kielholz 1986; Kupfer et al. 1986; Levin 1986; Lydiard 1985; Möller et al. 1989; Ostow 1985; Pöldinger 1985; Shaw 1988; Wager et al. 1988; Woggon 1987) – wie eine Reihe von Stufenschemata belegt.

Das hier dargestellte Stufenschema aktualisiert, präzisiert und standardisiert ein älteres eigenes Schema (Helmchen 1979). Es gilt zunächst nur der Somatotherapie schwerer Depressionen, ohne daß daraus geschlossen werden darf, daß nicht-somatische Verfahren, insbesondere der Psychotherapie, sowie leichtere Depressionen gerade auch im Kontext der Therapieresistenz bedeutungslos seien (Antonuccio et al. 1984; Faust et al. 1986; Gabbard 1988; Helmchen 1974; Horenstein 1986; Jansson et al. 1986; Linden et al. 1986; Miller et al. 1985; Zimmer 1989). Ebenso muß die rezidivprophylaktische Therapieresistenz (Pichot 1974) inklusive des Rapid Cycling hier ausgeklammert werden.

Tropon-Symposium V
Therapieresistenz unter Antidepressiva-Behandlung
Hrsg. H.-J. Möller
© Springer-Verlag Berlin Heidelberg 1990

Das hier vorgeschlagene Schema der Depressionsbehandlung besteht aus einer Abfolge mehrerer Behandlungsstufen. Für jede Stufe werden Ein- und Ausschluß-Kriterien definiert und die Kriterien jeder Stufe werden kritisch begründet. Im Vergleich zu anderen ähnlichen Schemata, z. B. dem von Möller et al. (1989), legt es besonderen Wert auf eine standardisierte Response-Kontrolle alle 2 Wochen. Damit dient das Schema folgenden Zielen:

- Es ermöglicht eine *Anpassung der Standardbehandlung* an das jeweilige Erscheinungsbild (Art und Grad) sowie den Verlauf (akut oder chronifiziert) einschließlich des Behandlungsvorlaufes (Medikationsanamnese, Response-Spezifität, Nonresponse) der Depression;
- es zwingt zu einer regelmäßigen und systematischen *Bewertung* des Behandlungsfortschrittes, um ggf. rechtzeitig in die nächste Stufe zu wechseln;
- es zwingt zu einer expliciten und gegenüber dem Standard stichhaltigeren *Begründung*, wenn im Einzelfall vom Standard abgewichen werden soll;
- es sensibilisiert für die *Erfordernisse* einer Behandlung, die zumindest für die durch Symptomatik (Wahn, Angst, Suizidalität) und Verlauf (Chronifizierung, Therapieresistenz) komplizierteren Depressionen eines Aufwandes an differenzierten therapeutischen Entscheidungen und intensiver Überwachung bedarf, wie er für andere medizinische Behandlungen, etwa der klinischen Intensivbehandlung der instabilen coronaren Herzerkrankung (Blazer 1988), heute selbstverständlich ist;
- es ermöglicht übrigens auch einen genaueren *Kosten-Nutzen-Vergleich* mit anderen Behandlungen.

Ein Einstieg in das Schema ist mit entsprechender Begründung auf jeder Stufe möglich. Bei Therapieresistenz – und darauf sollen sich die Ausführungen konzentrieren – wird in der Regel entweder mit Stufe 3 oder mit Stufe 4 oder sogar mit Stufe 5 begonnen. Dieser Einstieg ist an zwei Voraussetzungen gebunden:

1. Die Kriterien der Therapieresistenz müssen erfüllt sein (Einschlußkriterium!).
2. Die Behandlung wird stationär durchgeführt, was aber bei Therapieresistenz auch indiziert ist.

16.3 Definition der Therapieresistenz

Da eine sogenannte Therapieresistenz sehr häufig keine ist, muß zunächst ihre Definition diskutiert werden. Wenn es auch keine verbindliche Definition der Therapieresistenz gibt, so wird sie doch allgemein angenommen, wenn zwei aufeinanderfolgende Monotherapien (Stufe 1 und 2) mit pharmakologisch möglichst differenten Antidepressiva in ausreichender Dosierung und Dauer keine oder eine nur ungenügende Minderung der Depression bewirkt haben. Keines dieser vier Kriterien der Therapieresistenz ist unumstritten eindeutig.

16.3.1 Pharmakologisch differente Antidepressiva

Da der oder die antidepressiven Wirkungsmechanismen noch unbekannt sind, ist ein differentieller Einsatz von Antidepressiva pharmakodynamisch letztlich noch nicht begründbar. Somit beruhen Differenzierungen der Antidepressiva bisher eher auf Annahmen über Beziehungen ihrer unterschiedlichen pharmakologischen Wirkungen, insbesondere selektiver Wirkungen auf das noradrenerge und das serotonerge System oder auf die Monoaminoxidase, zu einer differentiellen antidepressiven Wirksamkeit sowie auf unterschiedlichen Profilen unerwünschter Arzneimittelwirkungen (UAW).

Deshalb ist es sinnvoll, sofern – wie bei einer antidepressiven Erstbehandlung – weder spezifische Behandlungsvorerfahrungen bekannt sind noch spezielle Kontraindikationen vorliegen, mit einem klassischen trizyklischen Antidepressivum wie Imipramin oder Amitriptylin mit breitem, d.h. gemischt noradrenerg und serotonerg reuptake-blockierendem, Wirkprofil zu beginnen (Stufe 1) und bei unzureichender Wirksamkeit oder unerwünschten Arzneimittelwirkungen (UAW) auf Stufe 2 mit einem anderen Antidepressivum mit selektiver Blockade des Reuptakes von Noradrenalin (z. B. Maprotilin, Dibenzepin) oder von Serotonin (z. B. Fluvoxamine, Clomipramin) überzugehen.

Mindestens ebenso gut begründet – und ein Beispiel für eine Abweichung vom Standard – wäre es aber auch, die Erstbehandlung gleich mit Stufe 2 zu beginnen (besonders bei ambulanter Einstellung und bei älteren Patienten wegen des geringeren UAW-Risikos), da die theoretisch hypostasierte differentielle therapeutische Wirksamkeit (s.o.) dieser Antidepressiva klinisch nicht bewiesen ist und Nonresponder auf ein zyklisches Antidepressivum oft auch auf andere zyklische Antidepressiva nicht respondieren (Nolen et al. 1988).

MAO-Hemmer sollten in den Stufen 1 und 2 nur dann angewandt werden, wenn der Arzt Erfahrung mit MAO-Hemmern hat, seinen Patienten als zuverlässig kennt und ihn sorgfältig aufklärt (Larsen 1988). Speziell indiziert ist eine initiale MAO-Behandlung bei der atypischen Depression (Einschlußkriterium), als deren Charakteristika Quitkin et al. (1988) reaktive Stimmungslabilität, Hypersomnie, Gewichtszunahme, körperliches Schweregefühl und Empfindlichkeit gegen Zurückweisung herausgearbeitet haben. Bedenken gegen die Anwendung von MAO-Hemmern als Mittel der ersten Wahl, speziell gegen die bisher nur verfügbaren irreversiblen MAO-Hemmer wie dem im allgemeinen gut tolerierten Tranylcypromin als einzigem in Deutschland zugelassenen MAO-Hemmer, ergeben sich aus der seltenen aber ernsten unerwünschten Arzneimittelwirkung der hypertonen Krise mit dem Risiko der Subarachanoidalblutung.

Im engeren Sinne ist das keine Nebenwirkung, sondern eine UAW, die in der Regel aus der Wechselwirkung eines MAO-Hemmers mit Tyramin-haltiger Nahrung oder auch mit selbstmedizierten Beruhigungs- und Schmerzmitteln infolge einer Nichtbeachtung der Diätvorschriften entsteht (Nolen et al. 1988).

Vor allem deshalb werden MAO-Hemmer im Gegensatz zu den angloamerikanischen Ländern in Deutschland eher selten gebraucht. Gegen MAO-Hemmer als Mittel der ersten Wahl spricht auch, daß nach einem Mißerfolg erst nach einem arzneimittelfreien Intervall von mindestens 10 Tagen mit einem anderen Antidepressivum weiterbehandelt werden kann, um UAW, in erster Linie hypertone Krisen, zu vermeiden.

Alle diese Bedenken sollen sich durch neue reversible und selektive MAO-Hemmer (Brofaromin, Moclobemid) vermeiden lassen.

16.3.2 Ausreichende Dosierung

Da eindeutige Dosis-Wirkungsbeziehungen für die meisten Antidepressiva, selbst unter Bezug auf Serumkonzentrationen, offenbar nicht bestehen (curvilineare Beziehungen für einige, z. B. Nortriptylin, differente Kinetik auch wirksamer Metabolite für andere, z. B. Amitriptylin, Bindung antidepressiver Wirksamkeit an adaptive Prozesse, z. B. β-Down-Regulation oder Second Messenger-Veränderungen), richtet sich die Dosierung nach empirisch ermittelten Werten, also z. B. 150–300 mg/d bei den trizyklischen Antidepressiva und 20–60 mg/d (–90 mg/d in den USA) bei Monoaminoxidasehemmern (Raskind 1984; Quitkin 1985; Schmauß et al. 1989) sowie nach dem Auftreten von UAW. Sind nach 2 Wochen weder Wirksamkeit noch UAW und/oder Hinweise auf Noncompliance (Olivier-Martin 1986) festzustellen, sollte zunächst die Dosis bis zum Auftreten von UAW erhöht oder verdoppelt werden (Hochdosierung). Bleibt auch dies erfolglos, dann kann noch der Versuch einer intravenösen Applikation bzw. Infusion des Antidepressivums unternommen werden, um ggf. einen ausgeprägten First-Pass-Effekt oder auch eine nicht erkannte Noncompliance zu umgehen.

Infusionen von Maprotilin, Clomipramin (Kielholz 1986) oder Dibenzepin (Panteleeva 1984) sind – wahrscheinlich deshalb – auch bei (relativ) therapieresistenter Depression wirksam; überdies kann das spezielle Setting der Infusion psychotherapeutisch genutzt werden (Pöldinger 1989).

Im Einzelfall kann dann auch noch eine Bestimmung der Serumkonzentration besondere Bedingungen aufdecken.

Da die antidepressive Wirksamkeit von MAO-Hemmern an eine Reduktion der MAO-Aktivität von mehr als 80% gebunden ist (Robinson et al. 1978; Waldmeier 1983), könnte bei fehlender Wirksamkeit – sinnvollerweise allerdings nur bei nichtselektiven MAO-Hemmern – eine Bestimmung der Aktivität der Plättchen-MAO, zumindest aber eine sogar bis 170 mg/d hochdosierte MAO-Behandlung versucht werden (Guze et al. 1987; Amsterdam et al. 1989).

Insgesamt wird unzureichende Dosierung als wesentlicher Grund von Therapieresistenz angesehen (Quitkin 1985).

16.3.3 Ausreichende Behandlungsdauer

Da die antidepressive Wirksamkeit der heute gebräuchlichen Antidepressiva in der Regel erst nach 10–20 Tagen deutlich wird, ist eine Behandlungsdauer von 4 Wochen erforderlich, um die Wirksamkeit einer antidepressiven Arzneimitteltherapie zutreffend beurteilen zu können. Bei kürzerer Behandlungsdauer von 2 Wochen könnten unspezifische Placeboeffekte, bei längerer Behandlungsdauer von 6 Wochen Spontanremissionen die Beurteilung erschweren (Angst et al. 1970; Quitkin et al. 1984). Vor allem bei einer Erstbehandlung und bei langsamer Dosissteigerung, d. h. mehr als 1 Woche bis zum Erreichen der üblichen therapeutischen Dosis sowie bei leichteren Depressionen, sind auch Behandlungsdauern bis zu 6 Wochen vertretbar. Bei Auftreten von UAW indessen sollte eine 2-wöchige Dauer der Behandlung zur Wirksamkeitsbeurteilung ausreichen. Denn die sogenannte und auch theoretisch (über neuroadaptive Prozesse) verständlich gemachte Wirkungslatenz der Antidepressiva besagt nicht, daß die antidepressive Wirksamkeit schlagartig und erst nach 10–20 Tagen einsetzt. Vielmehr zeigen mehrere Untersuchungen, daß die Werte auf Depressionsskalen bei späteren Respondern schon wenige Tage nach Behandlungsbeginn stetig abzufallen beginnen (Woggon et al. 1983).

Da bei manchen Kombinationen, z. B. von Antidepressiva mit Lithium, die Wirksamkeit oft schon innerhalb von wenigen Tagen feststellbar ist, reicht dabei eine Behandlungsdauer von höchstens 2 Wochen (De Montigny 1985; Schoepf 1989). Allerdings empfehlen Price et al. 1986 doch eine dreiwöchige Behandlungsdauer bei dieser Kombination, um ihr Wirksamkeitspotential voll auszuschöpfen.

Nicht selten liegt der unzutreffenden Annahme einer Therapieresistenz eine unzureichende Behandlungsdauer von weniger als 3 Wochen in ausreichender Dosierung zugrunde.

16.3.4 Behandlungserfolg (Response)

Es gibt eine Fülle verschiedener Response-Kriterien (Abrams 1989; Haug et al. 1986). Sie sollten auf veränderungsempfindliche Depressionsskalen bezogen sein, z. B. die Hamilton-Depressionsskala (HAM-D) oder die Bech-Rafaelsen-Depressionsskala, oder auch auf Depressionsskalen aus AMDP oder CPRS. Als brauchbar haben sich folgende Kriterien erwiesen:

- Voll-Response: Reduktion der Depressionswerte in den Bereich, in dem sich Gesunde bewegen, etwa ein HAMD-Wert von weniger als 6.
- Partial-Response: Reduktion der Depressionswerte um mehr als 50% bei höheren Ausgangswerten, etwa von mehr als 20 bei der HAMD, oder um einen Absolutwert von z. B. 5 oder mehr Punkten auf der HAMD bei niedrigeren Ausgangswerten von weniger als 20. Die Feststellung einer Partial-Response ist besonders wichtig, wenn zum durch das Stufenschema vorgegebenen Zeitpunkt über den Übergang in die nächste Stufe entschieden werden muß, um beispielsweise einen dadurch angezeigten Besserungstrend nicht durch vorzeitigen Wechsel der Behandlung zu unterbrechen.
- Nonresponse: Die Kriterien von Response bzw. Partial-Response werden zum vorgegebenen Zeitpunkt nicht erreicht, so daß ein Übergang in die nächste Behandlungsstufe zwingend erscheint.

Liegt nach diesen Kriterien eine Therapieresistenz vor – und wurden definierbare Bedingungen dafür wie situative und Persönlichkeitsfaktoren, weitere Erkrankungen, z. B. Schizophrenie, Sucht, cerebrale oder auch allgemeine somatische Erkrankungen sowie endokrine Dysfunktionen (Hypothyreose!), metabolische Varianten und Wechselwirkungen mit anderen Medikationen ausgeschlossen (Donaldson 1989; MacEwan 1988; Pomara et al. 1984; Schmauß et al. 1989; Vandel et al. 1986; Woggon 1987) –, dann ist die Stufe 3 des Behandlungsschemas indiziert.

Über depressionsspezifische Bedingungen von Therapieresistenz gibt es nur Vermutungen. So spielen möglicherweise bei auf trizyklische Antidepressiva resistenten Depressionen mit Wahn oder mit Rapid Cycling serotonerge Funktionsstörungen eine besondere Rolle (Leonhard 1988).

Tabelle 1. Stufenschema zur Behandlung von Depressionen, insbesondere von therapieresistenten Depressionen

Stufe 1: Klassisches Antidepressivum
4 Wochen
Stufe 2: Anderes Antidepressivum
4 Wochen

relative Therapieresistenz:
← erneute Diagnostik

Stufe 3: Kombination
2–4 Wochen
Stufe 4: MAO-Hemmer
4 Wochen
Stufe 5: Medikationsfreiheit
1–2 Wochen
Stufe 6: Elektrokrampfbehandlung
4 Wochen
Stufe 7: Antidepressivum
? Wochen

absolute Therapieresistenz:
← erneute Diagnostik

Tabelle 2. Regeln für den Stufenwechsel

- Standardisierte Response-Kontrolle alle 2 Wochen
- Wenn bei Monotherapien (Stufen 1, 2, 4) Nonresponse ohne UAW, dann Dosiserhöhung aufs Doppelte oder bis UAW
- Wenn trotzdem nach weiteren 2 Wochen Nonresponse, dann Übergang in nächste Stufe
- Wenn in Stufe 3 nach 2 Wochen Nonresponse, dann weitere Kombination oder Übergang in Stufe 4
- Erneute Diagnostik von Erkrankung und Nonresponse-Bedingungen nach Stufen 2 und 7

16.4 Gestufte Behandlung der Therapieresistenz

So sehr die Fülle verschiedener Behandlungsempfehlungen zur Überwindung von Therapieresistenz deutlich macht, daß es *eine* überzeugende Therapie nicht gibt und wegen unterschiedlicher Bedingungen der Therapieresistenz wohl auch nicht geben kann, so sehr vermißt der Therapeut doch eine sequentielle Strategie zum Einsatz dieser vielen Möglichkeiten (Shaw 1989). Gerade dies aber wird hier anhand primär klinischer Argumente versucht.

Stufe 3: Kombinationen

Wurden die Stufen 1 und 2 wie beschrieben monotherapeutisch erfolglos durchlaufen, dann bietet sich in Stufe 3 eine Kombination an, am einfachsten durch Zugabe eines neuen Arzneimittels zur weiterlaufenden Monotherapie mit dem Antidepressivum der Stufe 2.

a) *Antidepressivum und Lithium.* Es erscheint nach zahlreichen Berichten inzwischen gesichert, daß die Zugabe von Lithium zur antidepressiven Medikation – offenbar vorzugsweise Clomipramin (Scheder 1988; Schrader et al. 1985), auch Fluvoxamin (Delgado 1988) und MAO-Hemmer – bei einem Teil der Fälle (Katona 1988: 60%) die Therapieresistenz zu durchbrechen vermag (Jefferson 1989; Johnson 1987; Schoepf 1989). Eine Untersuchung fand die Kombination besonders bei bipolaren Depressionen wirksam (Nelson 1986). Diese antidepressive Wirksamkeit wird schnell erkennbar, oft schon nach 2–4 Tagen. Möglicherweise genügt bereits eine niedrige Dosierung des Lithium von 0,4 mmol/l (Madakasira 1986). Der Wirkungsmechanismus wird am ehesten in einer serotonergen Aktivierung vermutet (De Montigny et al. 1985; Katona 1988; Price et al. 1985). Diese Überlegungen haben auch zu einer Triple-Kombination von Clomipramin oder Phenelzin mit Lithium und L-5-Hydroxytryptophan, dem in Newcastle sogenannten „5 HT-Cocktail", geführt, die in 7 von 7 (Hale et al. 1987) bzw. 11 von 20 (Barker et al. 1987) Fällen erfolgreich war.

Aber auch die Kombination von Tryptophan allein mit MAO-Hemmern oder serotonergen trzyklischen Antidepressiva wurde empfohlen (Boman 1988), ihre Wirksamkeit jedoch auch bestritten (s. Schmauß et al. 1989).

b) *Antidepressivum und MAO-Hemmer.* Die Zugabe eines MAO-Hemmers zu einer Medikation mit einem anderen Antidepressivum kann eine Therapieresistenz nachhaltig durchbrechen (Schmauß et al. 1989). Bei einer retrospektiven Auswertung von 94 Patienten fanden Schmauß et al. (1988) die Kombination von Amitriptylin mit Tranylcypromin am wirksamsten. Eine Zunahme von UAW fand sich nicht, sofern selektiv Serotonin-reuptakeblockierende Antidepressiva (Fluvoxamin, Clomipramin) vermieden wurden (Schmauß et al. 1989). De la Fuente et al. (1986) berichteten über drei Fälle von therapieresistenter Depression bei bipolarer affektiver Erkrankung, in denen diese Kombination eine Manie provozierte (De la Fuente et al. 1986).

c) *Antidepressiva und Hormone* (T3, Östrogen). Neuere Übersichten lassen erkennen, daß die Hinzufügung von 25–50 μ/d T3 zur antidepressiven Medikation (trizyklische Antidepressiva und MAO-Hemmer) bei 2/3 der Patienten mit therapieresistenter Depression eine Besserung bewirkte (Norman et al. 1988; Schmauß et al. 1989, Wager et al. 1988). Diese Kombination ist auch bei subklinisch bzw. fraglich hypothyreoten Funktionsstörungen des Versuches wert (Des Lauriers et al. 1987). Targum hat bei 7 von 21 therapieresistenten Patienten innerhalb von 7 Tagen nach Zugabe von T3 einen Erfolg beschrieben (Targum et al. 1984). Nicht alle Untersucher, z. B. Gitlin et al. (1987), haben diese Erfolge bestätigen können. Evans et al. berichteten, daß diese Kombination bei zwei Patienten mit bipolarer Psychose eine Manie provozierte (Evans et al. 1986). Im Gegensatz dazu wurden überzeugende Ergebnisse einer Kombination von Antidepressiva mit Östrogenen nicht bekannt (Schmauß et al. 1989; Shapira et al. 1985).

d) *Weitere Kombinationen.* Von zahlreichen weiteren Kombinationen sei nur noch erwähnt, daß einige Autoren durch Hinzufügung von δ-Amphetamin oder Methylphenidat zu trizyklischen Antidepressiva und sogar auch zu MAO-Hemmern (Feighner et al. 1985) eine Therapieresistenz wirksam und sicher durchbrechen konnten (Linet 1989); Ayd betont sogar, daß eine therapieresistente Depression nicht angenommen werden sollte, bevor diese Kombination nicht angewandt wurde (Ayd 1985).

Die mit der Down-Regulation der β-Rezeptoren begründete Kombination von trizyklischen Antidepressiva mit dem α_2-Rezeptor-Antagonisten Yohimbin erwies sich als unwirksam (Charney et al. 1986; Schmauß et al. 1988).

e) *Antidepressiva und Neuroleptika.* Diese Kombination ist bei wahnhaften Depressionen indiziert, schon als Erstbehandlung (Einschlußkriterium: Stufe 1), spätestens aber, wenn eine antidepressive oder auch eine neuroleptische Monotherapie erfolglos blieb (Spiker et al. 1985). Darüber hinaus empfehlen zwar Kielholz (1986) und Pöldinger et al. (1989) bei therapieresistenter Depression vor einer antidepressiven Infusionsbehandlung eine 1-wöchige Medikation mit einem Neuroleptikum zur Relaxation, um einen besseren Zugang zum Patienten zu gewinnen, Möller et al. haben jedoch keinen Vorteil der Kombination gefunden (Möller et al. 1984, 1986).

f) *Antidepressiva und Schlafentzug.* Diese Kombination empfiehlt sich schon bei Behandlungsbeginn (Stufe 1), um dem Patienten schnell eine, wenn auch nur vorübergehende, Entlastung zu verschaffen, Vertrauen in die Behandlung aufzubauen und damit die Wirkungslatenz zu überbrücken. Auch bei Therapieresistenz können zusätzliche Schlafentzüge hilfreich sein (Dessauer et al. 1985; Kuhs et al. 1986).

Stufe 4: MAO-Hemmer-Monotherapie

Sie umfaßt eine MAO-Hemmer-Monotherapie über 4 Wochen mit wöchentlicher Dosissteigerung von 2×10 auf 2×30 mg/d Tranylcypromin. Sie ist indiziert, wenn bei bisher erfolgloser Therapie noch keine MAO-Hemmer angewandt wurden (MacGrath et al. 1987; Lazarus et al. 1986; Vinar 1984; Zisook 1985). Sie könnte auch in Stufe 3 oder sogar in Stufe 2 durchgeführt werden. Voraussetzungen dafür und Bedenken dagegen wurden bereits erwähnt (s. Kap. 16.2.1). Denn zum einen haben mehrere Autoren übereinstimmend eine erhebliche Erfolgsrate von MAO-Hemmern bei gegen zyklische Antidepressiva resistenten Depressionen berichtet (Georgotas et al. 1987; Larsen et al. 1980; Nolen et al. 1988; Pare 1985; Thase et al. 1985). Ein Grund dafür könnte sein, daß sich der antidepressive Wirkungsmechanismus der MAO-Hemmer möglicherweise am stärksten von denen der anderen Antidepressiva unterscheidet. Zum anderen treten bei länger anhaltenden und vielfach vorbehandelten Depressionen ängstliche, neurasthenische, hypochondrische und andere „atypische" oder „neurotisch-reaktive" Züge hervor (Helmchen 1974), die am ehesten auf MAO-Hemmer ansprechen (Larsen 1988; Quitkin et al. 1988; Tollefson 1983; White et al. 1985).

Stufe 5: Keine Medikation

Spätestens dann, wenn auch eine kombinierte Medikation in Stufe 3 oder eine MAO-Hemmer-Monotherapie in Stufe 4 erfolglos blieb, sollte die gesamte Medikation abgesetzt werden. Vor allem bei längerer, unübersichtlicher und vielfältiger Vorbehandlung (Einschlußkriterium) ist dieser Absetzversuch indiziert, da besonders Multimorbidität und Multimedikation nicht nur zur Therapieresistenz beitragen, sondern auch pharmakogene Depressionen bedingen sowie die Depressionsdiagnostik erschweren können (Laux 1983, 1986). Ein weiterer Grund für diese Stufe 5 ist dann gegeben, wenn von einer erfolglosen MAO-Hemmer-Behandlung auf ein anderes Antidepressivum oder auf eine EKT umgestellt werden soll (s. 16.2.1). Sowohl in diesem Fall wie auch bei Patienten mit vorausgegangener Langzeitmedikation sollte das medikationsfreie Intervall möglichst 2 Wochen betragen, um auch nicht seltene Absetz- und Rebound-Affekte (Dilsaver et al.

1983) zutreffend beurteilen zu können. Zur Unterstützung bietet sich der therapeutische Schlafentzug (s. 16.4/Stufe 3, f), z. B. zweimal pro Woche, und evtl. auch eine Placebogabe an.

Stufe 6: Elektrokrampftherapie (EKT)

Sie ist durch die Anwendung der EKT definiert. Diese zeitlich späte Position im Stufenschema entspricht der in Deutschland offenbar besonders ausgeprägten Zurückhaltung von in dieser Behandlungstechnik nicht mehr trainierten und erfahrenen Ärzten (Sauer et al. 1987) ebenso wie von polemisch fehlinformierten und verängstigten Patienten und Angehörigen. Diese ultima ratio-Position der EKT ist jedoch angesichts ihrer Wirksamkeit und Sicherheit nicht uneingeschränkt vertretbar. Deshalb ist diese Stufe keineswegs nur bei Therapieresistenz indiziert, sondern – im Einzelfall, z. B. bei entsprechender Vorerfahrung – sogar als Mittel der ersten Wahl auch bei wahnhaften, schweren endogenen und suizidalen, sowie bei Alters-Depressionen (Coffey et al. 1988; Raskind 1984). Der Behandlungserfolg sollte frühestens 3 Tage nach der letzten EKT von durchschnittlich insgesamt 8 – 12 technisch einwandfreien und ausreichenden (Krampfdauer mehr als 25 Sek.!) EKT-Anwendungen innerhalb von 3 – 4 Wochen beurteilt werden (Abrams 1988).

Stufe 7:

Hat die Depression auf keine der die vorangehenden Stufen konstituierenden Behandlungen (partial-) respondiert, dann sollte erneut mit Antidepressiva behandelt werden. Shapira et al. (1988) haben 12 Patienten mit therapieresistenter Depression trotz ausreichender Pharmakotherapie und EKT beschrieben, von denen 8 Patienten voll auf eine nachfolgend erneute Pharmakotherapie (meist mit Clomipramin, aber auch Maprotilin und Imipramin) und die restlichen 4 Patienten auf Zugabe von Lithium ebenfalls respondierten.

16.5 Absolute Therapieresistenz

Hat der Patient alle Stufen des Behandlungsschemas den Regeln entsprechend durchlaufen und ist trotzdem weiter depressiv, dann kann mit Heimann (1974) von einer absoluten Therapieresistenz gesprochen werden. Heimann hat 1987 für diesen Fall empfohlen, mit dem gleichen Schema noch einmal von vorn zu beginnen. Allerdings gibt es dafür bis auf die Hoffnung auf eine doch noch eintretende Spontanremission keine allzu rationale Begründung. Immerhin haben Shapira et al. (1988) den erwähnten Behandlungserfolg vermutungsweise darauf zurückgeführt, daß die EKT trotz Erfolglosigkeit zentrale Rezeptoren für Antidepressiva sensibilisiert haben könnte, da 4 der 12 Patienten vor der EKT auf die gleiche Medikation nicht respondiert hatten.

Leider sind systematische Untersuchungen zur Wirksamkeit solcher oder analoger Therapiesequenzen bisher nicht bekannt geworden. Deshalb bleiben vorerst nur noch 4 Möglichkeiten übrig: Zum einen die erneute Überprüfung von Diagnose und von faßbaren Bedingungen der Therapieresistenz (Shaw 1988), zum anderen die Durchführung von im konkreten Fall noch nicht angewandten Simultan-

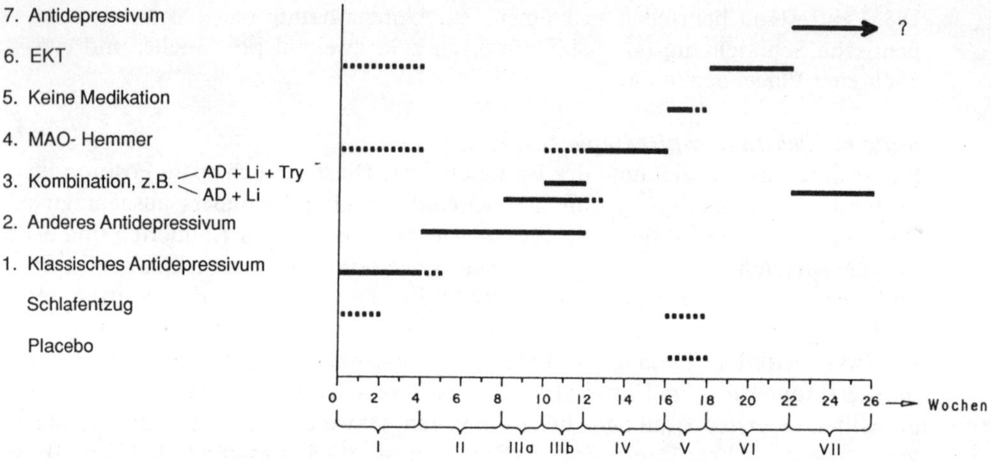

Abb. 1. Stufenschema antidepressiver Somatotherapie (– oblig., ··· fakult.)

Kombinationen der Stufe 3, zum dritten eine wenigstens partiell symptomsuppressive Langzeitmedikation (Aronson et al. 1989) sowie nicht zuletzt die Begleitung des irreversibel depressiv Kranken.

Ihm und seinen Angehörigen soll die gleiche Fürsorge, die Erleichterung und das Mittragen der Krankheitslast gelten wie auch anderen Kranken mit chronischen oder unheilbaren Krankheiten. Darüber hinaus bleiben wir Ärzte – solange es das schwerwiegende Problem der therapieresistenten Depression gibt – aufgerufen, ihre Bedingungen sowohl wissenschaftlich weiter zu erforschen als auch klinisch im Einzelfall sorgfältig zu ergründen, und ihre Entwicklung durch zutreffende Frühdiagnostik und ausreichende Frühbehandlung möglichst hintenzuhalten. Das vorgestellte Stufenschema einer antidepressiven Standardbehandlung soll dabei als didaktischer Leitfaden dienen (s. Abb. 1).

Literatur

Abrams R (1988) A Reply to Andrade and Gangadhar (When is an ECT responder an ECT responder?). Convulsive Ther 5:191–194

Amsterdam JD, Berwish NJ (1989) High dose tranylcypromine therapy for refractory depression. Pharmacopsychiatry 22:21–25

Angst J, Theobald W, Bleuler M, Kuhn R (1970) Tofranil (Imipramine). Stampfli, Bern

Antonuccio DO, Akins WT, Chatham PM, Monagin JA, Tearnan BH, Ziegler BL (1984) An exploratory study: the psychoeducational group treatment of drug-refractory unipolar depression. J Behav Ther Exp Psychiatry 15:309–313

Aronson TA, Shukla S (1989) Long-term continuation antidepressant treatment: A comparison study. J Clin Psychiat 50:285–289

Ayd FJ (1985) Psychostimulant therapy for depressed medically ill patients. Psychiatric Annals 7:462–465

Baldessarini RJ (1989) Current status of antidepressants: clinical pharmacology and therapy. J Clin Psychiatr 50:117–126

Barker WA, Scott J, Eccleston D (1987) The Newcastle chronic depression study: results of a treatment regime. Int Clin Psychopharmacol 2:261–272

Benkert O, Hippius H (1986) Psychiatrische Pharmakotherapie, 4 Aufl Springer, Berlin Heidelberg New York

Blazer D (1988) New concepts in the diagnosis and management of depression. Compr Ther 14:56–60

Boman B (1988) L-tryptophan: a rational anti-depressant and natural hypnotic? Aust NZJ Psychiat 22:83–97

Charney DS, Price LH, Heninger GR (1986) Desipramine-yohimbine combination treatment of refractory depression. Implications for the beta-adrenergic receptor hypothesis of antidepressant action. Arch Gen Psychiat 43:1155–1161

Coffey CE, Figiel GS, Djang WT , Cress M, Saunders WB, Weiner RD (1988) Leukoencephalopathy in elderly depressed patients referred for ECT. Biol Psychiat 24:143–161

Colloque international (1986) Les depressions resistantes aux traitements antidepresseurs. Encephale 12:187–262

De la Fuente JR, Berlanga C, Leon-Andrade C (1986) Mania induced by tricyclic-MAOI combination therapy in bipolar treatment-resistant disorder: case reports. J Clin Psychiat 47:40–41

Delgado PL, Price LH, Charney DS, Heninger GR (1988) Efficacy of fluvoxamine in treatment-refractory depression. J Affective Disord 15:55–60

De Montigny C, Elie R, Caille G (1985) Rapid response to the addition of lithium in iprindole-resistant unipolar depression: a pilot study. Am J Psychiat 142:220–223

Des Lauriers A, Baruch P, Vindreau C, Jouvent R, Wildloecher D (1987) Depressions resistant aux traitements antidepresseurs tricycliques et hypothyroide. Ann Med Interne 138:119–122

Dessauer M, Goetze U, Toelle R (1985) Periodic sleep deprivation in drug-refractory depression. Neuropsychobiology 13:111–116

Dilsaver SC, Greden JF (1983) Antidepressant withdrawal syndromes: evidence for supersensitivity of cholinergic systems as an etiologic factor. J Clin Psychiat 3:330

Dilsaver SC, Kronfol Z, Sackellares JC, Greden JF (1983) Antidepressant withdrawal syndroms: evidence supporting the cholinergic overdrive hypothesis. J Clin Psychiat 3:157–164

Donaldson SR (1989) Tolerance to phenelzine and subsequent refractory depression: three cases. J Clin Psychiat 50:33–35

Evans DL, Strawn STK, Haggerty JJ, Garbutt JC et al. (1986) Appearance of mania in drug-resistant bipolar depressed patients after treatment with L-triiodothyronine. J Clin Psychiat 47:521–522

Faust V, Hole G, Wolfersdorf M (1986) Die sogenannte therapieresistente Depression. Ursachen und Behandlungsmöglichkeiten. Fortschr Med 104:465–468

Feighner JP, Herbstein J, Damlouji N (1985) Combined MAOI, TCA, and direct stimulant therapy of treatment-resistant depression. J Clin Psychiat 46:206–209

Gabbard GO (1988) A contemporary perspective on psychoanalytically informed hospital treatment. Hosp Community Psychiat 39:1291–1295

Georgotas A, Friedman E, McCarthy M et al. (1987) Resistant geriatric depression and therapeutic response to monoamine oxidase inhibitors. Biol Psychiat 18:195–205

Gitlin MJ, Weiner H, Fairbanks L, Hershman JM, Friedfeld N (1987) Failure of T3 to potentiate tricyclic antidepressant response. J Affective Disord 13:267–272

Guze BH, Baxter LR Jr, Rego J (1987) Refractory depression treated with high doses of monoamine oxidase inhibitor. J Clin Psychiat 48:31–32

Hale AS, Procter AW, Bridges PK (1987) Clomipramine, tryptophan and lithium in combination for resistant endogenous depression: seven case studies. Br J Psychiat 151:213–217

Haug HJ, Fähndrich E (1986) Problems in defining response in therapy studies. Pharmacopsychiat 19:170–171

Heimann H (1974) Therapy resistant depressions: Symptoms and syndromes. Pharmakopsychiat 7:139–144

Heimann H (1987) Die chronische Depression. Vortrag auf der Wanderversammlung der südwestdeutschen Neurologen und Psychiater

Helmchen H (1974) Symptomatology of therapy-resistant depressions. Pharmakopsychiat 7:967–980

Helmchen H (1979) Current trends of research on antidepressive treatment and prophylaxis. Comprehens Psychiat 20:201–214

Horenstein M (1986) Place des therapies cognitivo-comportementales dans les depressions resistantes. Encephale 12:231–236

Jansson L, Ost LG (1986) Kognitiv-beteendeterapi vid depression: Med eller utan antidepressiva farmaka? Scand J Beh Therapy 15:95–103

Jefferson JW (1989) Lithium: a therapeutic magic wand. J Clin Psychiat 50:81–86
Johnson GF (1987) Lithium in depression: a review of the antidepressant and prophylactic effects of lithium. Aust NZJ Psychiat 21:356–365
Katona CL (1988) Lithium augmentation in refractory depression. Psychiat Dev 6:153–171
Kielholz P (1986) Treatment for therapy-resistant depression. Psychopathology 19:194–200
Kuhs H, Toelle R (1986) Schlafentzug (Wachtherapie) als Antidepressivum. Fortschr Neurol Psychiat 54:341–355
Kupfer DJ, Freedman DX (1986) Treatment for depression: "Standard" clinical practice as an unexamined topic. Arch Gen Psychiat 43:509–511
Larsen JK (1988) MAO inhibitors: pharmacodynamic aspects and clinical implications. Acta Psychiat Scand 345:74–80
Larsen JK, Rafaelson OJ (1980) Long-term treatment of depression with isocarboxazide. Acta Psychiatr Scand 60:456–463
Laux G (1983) Die sogenannte therapieresistente Depression. In: Faust V, Hole G (eds.): Depressionen. Hippokrates, Stuttgart
Laux G (1986) Chronifizierte Depressionen. Eine klinische Verlaufsuntersuchung unter Berücksichtigung typologischer, therapeutischer und prognostischer Aspekte. PY, p 142
Lazarus LW, Groves L, Gierl B, Pandey G et al. (1986) Efficacy of phenelzine in geriatric depression. Biol Psychiat 21:699–701
Leonhard BE (1988) Biochemical aspects of therapy-resistant depression. Brit J Psychiat 152:453–459
Levine S (1986) The management of resistant depression. Acta Psychiat 86:141–151
Linden M, Schüssler G (1986) Compliance and treatment outcome of antidepressant therapy in private psychiatric practice. Pharmakopsychiat 19:429–433
Linet LS (1989) Treatment of a refractory depression with a combination of fluoxetine and δ-amphetamine (letter). Am J Psychiat 146:803–804
Lydiard RB (1985) Tricyclic-resistant depression: treatment resistance or inadequate treatment? J Clin Psychiat 46:412–417
MacEwan GW, Remick RA (1988) Treatment resistant depression: a clinical perspective. Canad J Psychiat 33:788–792
MacGrath PJ, Stewart JW, Harrison W, Quitkin FM (1987) Treatment of tricyclic refractory depression with a monoamine oxidase inhibitor antidepressant. Psychol Bull 23:169–172
Madakasira S (1986) Carbamazepine for treatment-resistant depressions? (letter). Am J Psychiat 143:1310–1311
Miller IW, Bishop STB, Norman WH, Keitner GI (1985) Cognitive/behavioural therapy and pharmacotherapy with chronic, drug-refractory depressed in patients: a note of optimism. Behav Psychotherapy 13:320–327
Möller H-J, Kissling W, Herberger B, Kuss HJ (1984) Kontrollierte Studie über die möglichen Vorteile einer Kombinationstherapie mit Clomipramin und Haloperidol bei endogen Depressiven. Pharmakopsychiat 17:29–33
Möller H-J, Kissling W, Herberger B, Binz U, Wendt G, Spahn H (1986) Controlled trial on the possible advantages of a combined therapy with maprotiline and haloperidol in endogenous depression. Pharmakopsychiat 19:362–364
Nelson JC, Mazure CM (1986) Lithium augmentation in psychotic depression refractory to combined drug treatment. Am J Psychiat 143:363–366
Nolen WA, van de Putte JJ, Dijken WA, Kamp JS, Lansjaar BA, Kramer HJ, Haffmanns J (1988) Treatment strategy in depression. I. Non-tricyclic and selective reuptake inhibitors in resistant depression: a double-blind partial crossover study on the effects of oxaprotiline and fluvoxamine. II. MAO inhibitors in depression resistant to cyclic antidepressants: two controlled crossover studies with tranylcypromine versus L-5-hydroxytryptophan and nomifensine. Acta Psychiatr Scand 78:668–675/676–683
Norman TR, Sartor DM, McIntyre IM (1988) Clinical and experimental studies on the potentiation of antidepressant drugs by thyroid hormones. Med Sci Research 16:545–550
Olivier-Martin R (1986) Facteurs psychologiques, observances et resistance aux traitements antidepresseurs. Encephale 12:197–203
Ostow M (1985) Pharmacologic treatment of manic and depressive illness. Compr Ther 11:24–30
Panteleeva GP, Borisova KE, Mikhailova NM (1984) Lechenie noverilom bol'nykh s terapevticheski rezistentynmi depressiiami. ZH Nevropat Psikhiat 84:1221–1226

Pare CMB (1985) The present status of monoamine oxidase inhibitors. Br J Psychiat 146:576–584
Pichot P (1974) Therapy resistant depressions. Methodological problems. Pharmakopsychiat 7:80–84
Pöldinger W (1985) Die biologisch-pharmakologisch orientierten Behandlungsmethode der Depressionen unter besonderer Berücksichtigung der Anliegen der Praxis. Wien Klin Wschr 97:165–175
Pöldinger W, Dirnhofer-Bertolini E (1989) Die Behandlung schwerer therapieresistenter Depressionen mit Infusionen von Antidepressiva. Schweiz Rundsch Med Prax 78:188–190
Pomara N, Gershon S (1984) Treatment-resistant depression in an elderly patient with pancreatic carcinoma: case report. J Clin Psychiat 45:439–440
Price LH, Charney DS, Heninger GR (1985) Efficacy of lithium-tranylcypromine treatment in refractory depression. Am J Psychiat 142:619–623
Price LH, Charney DS, Heninger GR (1986) Variability of response to lithium augmentation in refractory depression. Am J Psychiat 143:1387–1392
Quitkin FM (1985) The importance of dosage in prescribing antidepressants. Br J Psychiat 147:593–597
Quitkin FM, Rabkin JG, Ross D, McGrath PJ (1984) Duration of antidepressant drug treatment. Arch Gen Psychiat 41:238–245
Quitkin FM, Stewart JW, McGrath PJ, Liebowitz MR, Harrison WM, Tricamo E, Klein DF, Rabkin JG, Markowitz JS, Wagner SG (1988) Phenelzine vs impramine in the treatment of probable atypical depression: defining syndrome boundaries of selective MAOI responders. Am J Psychiat 145:306–311
Raskind M (1984) Electroconvulsive therapy in the elderly. J Am Geriatrics Soc 23:177–178
Robinson DS, Nies A, Ravaris CL, Ives IO, Bartlett D (1978) Clinical pharmacology of Phenelzine. Arch Gen Psychiat 35:629–635
Sauer H, Lauter H (1987a) Elektrokrampftherapie I Wirksamkeit, Nebenwirkungen. Nervenarzt 58:201–209
Sauer H, Lauter H (1987b) Elektrokrampftherapie II Indikationen, Kontraindikationen und therapeutische Technik. Nervenarzt 58:210–218
Schatzberg AF (1988) Depressive disorders. In: Tupin J et al (eds) Handbook of clinical psychopharmacology. Aronson, Northvale NJ 49–71
Schmauß M, Meller I (1989) Die „therapieresistente" Depression – Ursachen und Behandlungsmöglichkeiten. Psychiat Prax 16:101–108
Schmauß M, Kapfhammer HP, Meyr P, Hoff P (1988) Combined MAO-inhibitor and tri-(tetra)cyclic antidepressant treatment in therapy resistant depression. Prog Neuropsychopharmacol 12:523–532
Schmauß M, Laakmann G, Dieterle D (1988) Effects of alpha 2-receptor-blockade in addition to tricyclic antidepressants in therapy-resistant depression. J Clin Psychopharmacol 8:108–111
Schoepf J (1989) Lithiumzugabe zu Thymoleptika als Behandlung therapieresistenter Depressionen. Nervenarzt 60:200–205
Schrader GD, Levien HE (1985) Response to sequential administration of clomipramine and lithium carbonate in treatment-resistant depression. Br J Psychiat 147:573–575
Shapira B, Oppenheim G, Zoher J, Segal M, Malach D, Belmaker RH (1985) Lack of efficacy of estrogen supplementation in resistant female depressives. Biol Psychiat 20:576–579
Shapira B, Kindler S, Lerer B (1988) Medication outcome in ECT-resistant depression. Convulsive Ther 4:192–198
Shaw DM (1988) Pharmacological management of treatment-resistant depression. Psychopharmacol Ser 5:118–129
Spiker DG, Weiss JC, Dealy RS, Griffin SJ, Hanin I, Neil JF, Perel JM, Rossi AJ, Soloff PH (1985) The pharmacological treatment of delusional depression. Am J Psychiat 142:430–436
Targum SD, Greenberg RD, Harmon RL, Kessler K, Salerian AJ, Fram DH (1984) Thyroid hormone and the TRH stimulant test in refractory depression. J Clin Psychiat 45:345–346
Thase ME, Kupfer DJ (1985) Strategies for tricyclic-resistant depressions. Abstract IV World Congress of Biological Psychiatry, Philadelphia, 271
Tollefson GD (1983) Monoamine oxidase inhibitors: a review. J Clin Psychiat 44:280–288
Vandel B, Vandel S (1986) Facteurs pharmacocinetiques et resistance aux traitements antidepresseurs. Encephale 12:217–222
Vinar O (1984) Tranylcypromine in treatment of resistant depression. Activ Nerv Sup 26:239–241
Wager SG, Klein DF (1988) Drug therapy strategies for treatment-resistant depression. Psychopharm Bull 24:69–74

Waldmeier P (1983) 4.3 Neurobiochemische Wirkungen antidepressiver Therapie. In: Langer G, Heiman H (Hrsg) Psychopharmaka. Springer, Wien New York

White K, Simpson G (1985) Should the use of MAO inhibitors be abandoned. Integr Psychiatry 3:34–45

Woggon B (1987) Pharmakotherapie affektiver Psychosen. In: Kisker KP, Lauter H, Meyers JE, Müller C, Strömgren E (Hrsg) Psychiatrie der Gegenwart 5. Affektive Psychosen. Springer, Berlin Heidelberg New York, S 273–325

Woggon B, Baumann U (1983) Multimethodological approach in psychiatric predictor research. Pharmacopsychiat 16:175–178

Zimmer FT (1989) Verhaltenstherapie und Antidepressiva bei der Behandlung von Depressionen. In: Hand I, Wittchen HU (Hrsg) Verhaltenstherapie in der Medizin. Springer, Berlin Heidelberg New York London Paris Tokyo Hongkong, S 62–81

Zisook S (1985) A clinical overview of monoamine oxidase inhibitors. Psychosomatics 26:240–251

Schlußwort

von Prof. Dr. Möller

Vielen Dank, Herr Professor Helmchen, für diesen zusammenfassenden Abschlußvortrag. Sie haben damit zugleich die Summa dieser Tagung dargestellt, soweit sie die praxisrelevanten Schlußfolgerungen impliziert. Ich glaube, dieser Aspekt war aus klinischer Sicht für uns alle wohl der wichtigste unseres Gespräches. Die Komplexität theoretischer Hintergründe für das Antidepressiva-Nonresponse-Phänomen ist offensichtlich geworden. Die Inkonsistenz unserer Antworten zu diesen theoretischen Hintergrundfaktoren ist deutlich geworden, so daß ich darauf nicht nochmal eingehen möchte.

Ich möchte Ihnen allen Dank sagen für die sehr engagierte Teilnahme, insbesondere für die engagierte Diskussion. Dank sagen möchte ich auch dem Hause Tropon und allen, die zum Gelingen dieses Symposiums beigetragen haben.

Sachverzeichnis